U0358469

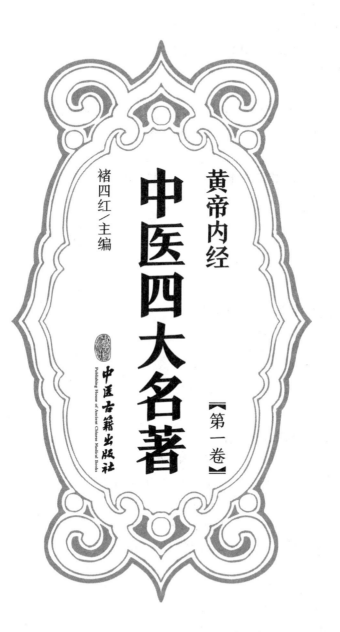

黄帝内经

褚四红/主编

中医四大名著

【第一卷】

中医古籍出版社

Publishing House of Ancient Chinese Medical Books

图书在版编目（CIP）数据

中医四大名著：全4卷 / 褚四红主编. -- 北京：
中医古籍出版社, 2021.12
ISBN 978-7-5152-2273-8

Ⅰ. ①中… Ⅱ. ①褚… Ⅲ. ①中国医药学 – 古籍 – 汇
编 Ⅳ. ①R2–52

中国版本图书馆CIP数据核字(2021)第233188号

中医四大名著（全4卷）

主编　褚四红

策划编辑　姚强
责任编辑　李炎
封面设计　李荣
出版发行　中医古籍出版社
社　　址　北京市东城区东直门内南小街 16 号（100700）
电　　话　010-64089446（总编室）010-64002949（发行部）
网　　址　www.zhongyiguji.com.cn
印　　刷　德富泰（唐山）印务有限公司
开　　本　640mm×910mm　1/16
印　　张　64
字　　数　1048 千字
版　　次　2021 年 12 月第 1 版　2021 年 12 月第 1 次印刷
书　　号　ISBN 978-7-5152-2273-8
定　　价　498.00 元（全 4 卷）

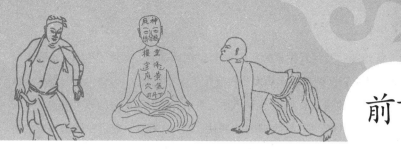

　　中医有数千年的历史，是中国传统文化的根，是中华民族在长期的生活与生产实践中，逐渐积累、不断发展而形成的具有独特理论风格和丰富诊疗经验的医学体系，护佑了一代又一代中国人，已引起全世界医学工作者的重视，形成了学习和研究中医的热潮。

　　早在春秋战国时期，完备的中医理论已经基本形成，之后历代均有所总结和发展。从先秦至晚清，中医名家论著辈出，共同造就了一座富丽堂皇的中医学大厦。这其中，发轫于战国时期的《黄帝内经》，诞生于东汉末年的《伤寒论》与《金匮要略》，以及诞生于清中期的《温病条辨》，对整个中医学起到了筑梁奠基的作用，因此被誉为"中医四大名著"。

　　《黄帝内经》简称《内经》，是我国医学宝库中现存成书最早的一部医学典籍，它全面地阐述了中医学理论体系的基本内容，反映了中医学的理论原则和学术思想。《黄帝内经》医学理论体系的建立为中医学的发展奠定了基础，中医学史上的著名医家和医学流派，都是在《内经》理论体系的基础上发展起来的，所以《黄帝内经》历来被视为中医之祖。

　　《黄帝内经》包括《素问》和《灵枢》两部分，各十八卷，各八十一篇。《素问》重点论述了脏腑、经络、病因、病机、病证、诊法、治疗原则以及针灸等内容。《灵枢》是《素问》的姊妹篇，除了论述脏腑功能、病因、病机之外，重点阐述了经络腧穴、针具、刺法及治疗原则等。

　　《黄帝内经》基本精神及主要内容包括：整体观念、阴阳五行、藏象经络、病因病机、诊法治则、防病养生和运气学说等。"整体观念"强调的是人体本身与自然界，以及人体内各组成部分统一、联系与协调的关系。"阴阳五行"反映了中国古代朴素的唯物论和自然的辩证法思想，是用来说明事物之间对立统一关系的理论，阐释了世间万物相互资生、相互制约、处于不断运动变化之中的机制。"藏象经络"以研究人体五脏六腑、十二经脉、奇经八脉等的生理功能、病理变化及相互关系为主要内容。"病因病机"阐述了各种致病因素作用于人体后是否发病以及疾病发生和变化的内在机理。"诊法治则"是中医认识和治疗疾病的基本原则。"预防养生"系统地阐述了中医的养生学说，主张不治已病而治未病，同时主张养生、摄生、益寿、延年，是养生防病经验的重要总结。"运气学说"研究自然界气候对人体生理、病理的影响，并以此为依据，指导人们趋利避害。

两千多年来，《黄帝内经》一直是炎黄子孙寻求健康养生祛病之道的宝藏。在形式上，它采用了对话的方式，用黄帝与岐伯、伯高、雷公等大臣的对话（以与岐伯的对话为主）来阐述保健思想。后来，人们就用岐伯和黄帝名字的开头"岐黄"表示《黄帝内经》，所以《黄帝内经》又叫"岐黄之书"。同时，因为《黄帝内经》是中医的开创性著作，所以人们又把中医称为"岐黄之术"。

本书参考历代权威版本，结合现代生活习性，精选《黄帝内经》中关于饮食、起居、劳逸、寒温、七情、四时季候、地理环境、水土风雨等增强生命活力及防病益健康的内容，详细谈论了病因、病机、体质、精气、藏象、经络与养生的紧密关系，译文明白严谨，注释详尽准确，并对重点、难点进行了细致翔实的图解，使读者一目了然；深入浅出的图解说明附以300余幅精心绘制的插图，兼具无障碍阅读、趣味性和美观性等优点，让人闲暇浏览便能轻松得其要旨，仔细研读更能体会中华医学之精深。此外，书中还附以大量的人体经络穴位图、针灸手法图、人体生理和病理图等，具有极强的实用性。真正做到一册在手，经典相伴，让非医学专业的你也能够轻松读懂这本传世名著，从中了解到中国传统医学乃至中国文化天人合一、平衡为养的奥义，掌握健康生活、养生、防病、治病之道。

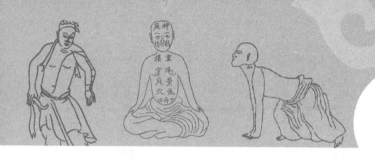

目录

《黄帝内经·素问》

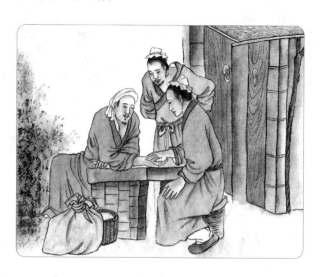

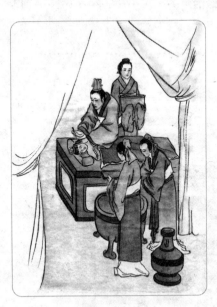

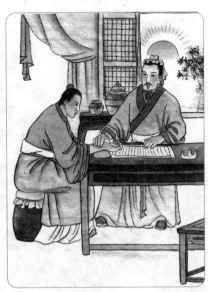

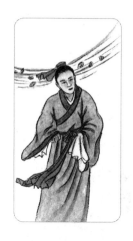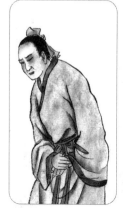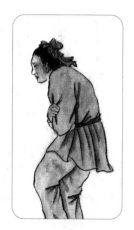

《黄帝内经·灵枢》

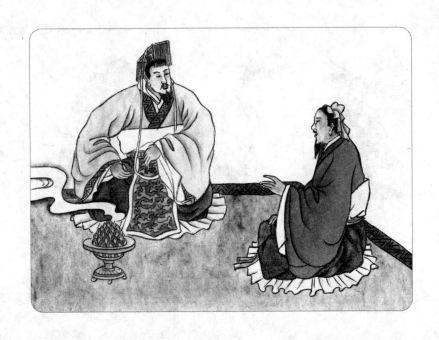

《黄帝内经·素问》

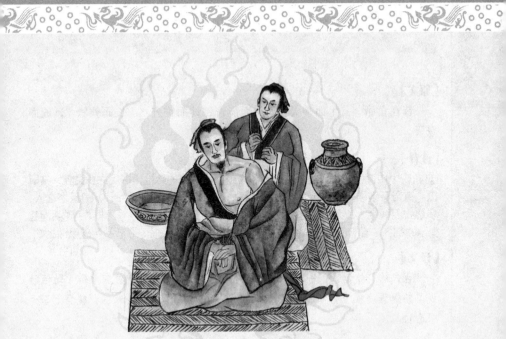

◎上古天真论：长寿者养生秘诀◎

【导读】

本篇是《黄帝内经》的首篇，篇名"上古天真论"。上古，即上古时代，这一时代并非有明确起止时间的历史时期，而是哲学意义上与当今时代相对的概念。《黄帝内经》秉持道家的思想，认为上古时代是人类道德水平最高和最合乎理想的时期，那时人们的生活方式符合养生之道，因而能够获得百岁高寿，尽享天年。天真，即天赋予人的真精真气，上古之人懂得保养精气，能够做到形体与精神活动协调一致，这正是养生之道的核心要义。

本篇的内容主要包括以下几个部分：一、论述上古之人的养生之道，并通过对比指出现今之人早衰而不能长寿的原因；二、揭示人类生、长、壮、老的过程和规律，并指出这一过程以及人的生育功能，关键取决于肾气的盛衰；三、论述真人、至人、圣人和贤人四种人不同的养生方法和各自所达到的境界。

【原文】

昔在黄帝①，生而神灵②，弱而能言，幼而徇齐③，长而敦敏④，成而登天。

【注释】

① 黄帝：传说中的古代圣贤帝王。黄帝是中华民族的始祖，古代许多文献，常冠以"黄帝"字样，以表示学有根本。正如《淮南子·修务训》所说："世俗之人，多尊古而贱今，故为道者必托之于神农、黄帝而后能入说。"② 神灵：聪明而智慧。③ 徇齐：睿智而敏捷。徇，通"徇"，迅疾。齐，敏捷。④ 敦敏：敦厚而勤勉。

【译文】

古代的轩辕黄帝，一生下来就异常聪明，年龄很小时就能言善辩；幼年时就具备很强的领悟能力；长大之后，敦厚而聪敏；到成年的时候，就登上了天子之位。

【原文】

乃问于天师①曰：余闻上古之人，春秋②皆度百岁，而动作不衰；今时之人，年半百而动作皆衰者，时世异耶？人将失之耶？

岐伯对曰：上古之人，其知道③者，法于阴阳④，和于术数⑤，食饮有

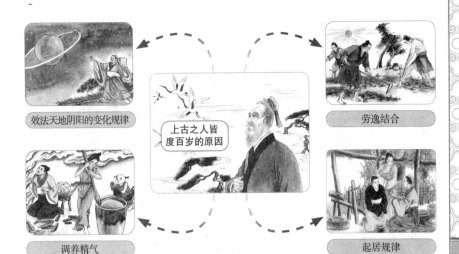

效法天地阴阳的变化规律

上古之人皆度百岁的原因

劳逸结合

调养精气

起居规律

节，起居有常，不妄作劳，故能形与神俱^⑥，而尽终其天年^⑦，度百岁乃去。今时之人不然也，以酒为浆，以妄为常，醉以入房，以欲竭其精，以耗散其真^⑧，不知持满，不时御神^⑨，务快其心，逆于生乐，起居无节，故半百而衰也。

夫上古圣人^⑩之教下也，皆谓之虚邪贼风^⑪，避之有时，恬惔虚无^⑫，真气从之，精神内守，病安从来？是以志闲而少欲，心安而不惧，形劳而不倦。气从以顺，各从其欲，皆得所愿。故美其食，任其服，乐其俗，高下不相慕，其民故曰朴^⑬。是以嗜欲不能劳其目，淫邪不能惑其心。愚智贤不肖，不惧于物^⑭，故合于道。所以能年皆度百岁而动作不衰者，以其德全不危也。

【注释】

①天师：黄帝对岐伯的尊称。②春秋：指人的年龄。③知道：懂得养生之道。④法：取法，效法。阴阳：天地变化的规律。⑤术数：古代称各种技术为术数，包括类似于今天的科学技术及各种技艺等方面的内容。因为在"术"中有"数"的规定，即代数，所以称为"术数"。这里指调养精气的养生方法。⑥形与神俱：形体与精神活动一致。形神是中国哲学及中国医学的重要范畴。古人认为人是形与神的统一体，二者结合化生为人，二者分离人就会死亡。因此，养生的要义就是要做到形与神的统一。⑦天年：人的自然寿命。⑧精：精气。真：真气。《黄帝内经》继承了道家精气论自然观，认为包括人在内的万物由精气所化生，养生之道重在保养真精。⑨御神：控制、调养精神。⑩圣人：古代指道德修养极高的人。《黄帝内经》继承了道家真人、至人、圣人、贤人的说法，以此来划分养生成就的四种境界。⑪虚邪贼风：四时不正之气，泛指自然界各种致病因素。虚邪，中医把一切致病因素称为"邪"。四时不正之气乘人体气虚而侵入致病，故称"虚邪"。贼风，中医认为风为百病之长，因邪风伤人，故称"贼风"。⑫恬惔虚无：

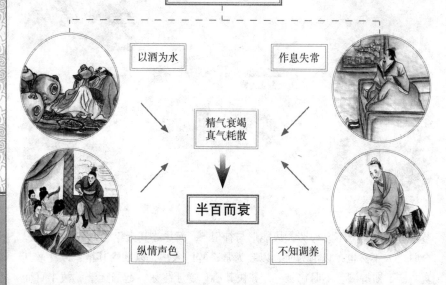

现代人半百而衰

以酒为水　　作息失常

精气衰竭
真气耗散

半百而衰

纵情声色　　不知调养

内心安闲清静而没有任何杂念。⑬"美其食"五句：同《老子·八十章》："甘其食，美其服，安其居，乐其俗。邻国相望，鸡犬之声相闻，民至老死不相往来。"⑭ 不惧于物：即"不攫于物"，不追求酒色钱财等外物。

【译文】

　　黄帝向岐伯问道：我听说上古时代的人，年龄都超过了百岁，但行动没有衰老的迹象；现在的人，年龄刚过五十，而动作就显得衰弱无力了。这是由于时代的不同呢，还是今天的人们不懂得养生之道呢？

　　岐伯回答说：上古时代的人，大多懂得养生之道，能够取法于阴阳变化的规律而起居生活，并加以适应和调和，饮食有节制，作息有一定的规律，既不过度操劳，又不会过度行房事，所以形体和精神都很旺盛，能够协调统一，就能够活到人类自然寿命的期限，超过百岁才离开人世。现在的人就不同了，他们把酒当成水，豪饮而没有节制，把不正常的生活习惯当作常态，醉酒后还勉强行房事，纵情声色，以致精气衰绝，真气耗散，不知道保持精气的强盛，不善于调养精神，一味追求感官快乐，违背了人生的真正乐趣，起居作息没有规律，所以年龄刚过五十就衰老了。

　　上古时期，对通晓养生之道的圣人的教导，所有人都能遵守。人们能够及时躲避虚邪贼风等致病因素，保持内心的清静安闲，消除私心杂念，真气顺畅，精神守持于内而不耗散，疾病怎么会发生呢？因此，人们心志清净安闲，清心寡欲，心境平和而没有焦虑，形体劳作但不感到疲倦，体内真气和顺，每个人都能实现自己的希望和要求。人们不管吃什么食物都感觉甜美，随便穿什么衣服也都感到舒服，喜爱社会的风俗习惯，无论社会地位是高还是低，互相之间都不会羡慕和嫉妒，人们日渐变得自然朴实。所以，任何不正当的嗜好都不会干扰他们的视听，任何淫乱邪侈的事物也都不能惑乱他们的心性。不管是愚笨的还是聪明的，贤明的还是不贤明的，都不会因为外界事物的变化而费心忧虑，所以符合养生之道。人们之所以年龄超过百岁而行动不显衰老，正是由于他们的养生之道完备而无偏颇。

【原文】

帝曰：人年老而无子者，材力①尽邪？将天数然也？

岐伯曰：女子七岁，肾气实，齿更发长。二七而天癸②至，任脉③通，太冲脉④盛，月事以时下，故有子。三七，肾气平均，故真牙⑤生而长极。四七，筋骨坚，发长极，身体盛壮。五七，阳明脉⑥衰，面始焦，发始堕。六七，三阳脉⑦衰于上，面皆焦，发始白。七七，任脉虚，太冲脉衰少，天癸竭，地道不通⑧，故形坏而无子也。

丈夫八岁，肾气实，发长齿更。二八，肾气盛，天癸至，精气溢泻，阴阳和⑨，故能有子。三八，肾气平均，筋骨劲强，故真牙生而长极。四八，筋骨

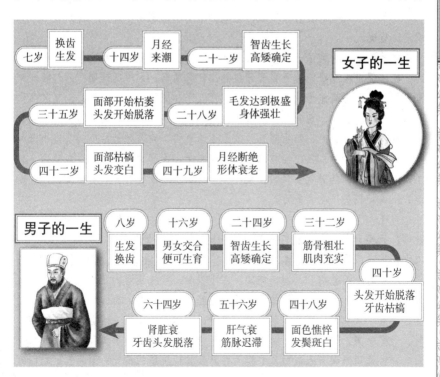

隆盛，肌肉满壮。五八，肾气衰，发堕齿槁。六八，阳气衰竭于上，面焦，发鬓颁白。七八，肝气衰，筋不能动。八八，天癸竭，精少，肾脏衰，形体皆极⑩，则齿发去。肾者主水，受五脏六腑之精而藏之，故五脏盛乃能泻。今五脏皆衰，筋骨解堕，天癸尽矣，故发鬓白，身体重，行步不正，而无子耳。

【注释】

① 材力：筋力。古人认为肝主筋，阴器为众筋之聚，故筋力可代表生殖力。② 天癸：指先天藏于肾精之中，能够促进生殖功能发育成熟的物质。③ 任脉：奇经八脉之一，循行路线为人体前正中线，从承浆穴至会阴穴。主调月经，妊育胎儿。任，接受的意思，即受纳经络之气血。任脉受纳一身阴经之气血，故名"任脉"。④ 太冲脉：奇经八脉之一，能调节十二经的气血，主月经。中医认为冲脉为十二经之海，气血大聚于此，所以称为"冲脉"。⑤ 真牙：智齿。⑥ 阳明脉：指十二经脉中的手阳明、足阳明经脉，这两条经脉上行于头面发际，如果经气衰退，则不能营于头面而致面焦发脱。⑦ 三阳脉：指交会于头部的手足太阳、手足阳明、手足少阳六条经脉。⑧ 地道不通：指女子绝经。女子属阴、属地，所以女性的生理功能称为"地道"。⑨ 阴阳和：男女交合。阴阳，代指男女。和，交合，交媾。⑩ 形体皆极：形体衰弱至极。

【译文】

黄帝问：人年老之后就不能再生育，这是精力衰竭导致的，还是自然规律就是这样呢？

岐伯说：女子到了七岁，肾气就开始旺盛，乳齿更换，头发生长。十四岁时，能够促进生殖机能的天癸开始成熟，任脉通畅，太冲脉旺盛，月经按时来潮，就具备了生育能力。二十一岁时，肾气平和充盈，智齿生出，身高长到最高点。二十八岁时，筋骨强健有力，头发的生长达到最茂盛的阶段，这时身体最强壮。三十五岁时，阳明经脉的气血逐渐衰竭，面容开始枯槁，头发也开始脱落。四十二岁时，三阳经脉的气血开始衰退，面容枯槁，头发逐渐变白。到了四十九岁时，任脉气血衰弱，太冲脉的气血也逐渐衰弱，天癸枯竭，月经断绝，所以就丧失了生育能力。

男子到了八岁，肾气充实，头发开始生长，乳齿更换。十六岁时，肾气旺盛，天癸开始成熟，精气充盈而能外泄，如果男女交合，就可以生育子女。二十四岁时，肾气平和充盈，筋骨强健有力，智齿长出，身高也长到了最高点。三十二岁时，筋骨粗壮，肌肉充实。四十岁时，肾气衰弱，开始脱发，牙齿也开始枯槁。四十八岁时，人体上部的阳明经气逐渐衰竭，面部憔悴，两鬓开始变白。五十六岁时，肝气衰弱，筋脉迟滞，手脚运动不能灵活自如。六十四岁时，天癸枯竭，精气减少，肾脏衰弱，牙齿和头发脱落，形体和神气都非常衰弱。肾脏是用来调节水液的，它接受并储藏其他脏腑的精气，因此五脏功能旺

中医四大名著

盛，肾脏才能向外排泄精气。男子年老以后，五脏功能都已衰退，筋骨衰疲无力，天癸枯竭，所以发鬓斑白，身体沉重，脚步不稳，不能再生儿育女。

【原文】

帝曰：有其年已老而有子者，何也？

岐伯曰：此其天寿①过度，气脉常通，而肾气有余也。此虽有子，男子不过尽八八，女子不过尽七七，而天地②之精气皆竭矣。

帝曰：夫道者，年皆百数，能有子乎？

岐伯曰：夫道者，能却老③而全形，身年虽寿，能生子也。

【注释】

①天寿：先天禀赋。②天地：代指男女。③却老：预防并推迟衰老。

【译文】

黄帝问：有的人年纪已经很老，却仍然能够生儿育女，这是什么原因呢？

岐伯说：这是因为他的天赋超过常人，气血经脉还能畅通，而肾气有余。这样的人虽然还有生育能力，但是就通常而言，男子不超过六十四岁，女子不超过四十九岁，精气就枯竭了。

黄帝问：通晓养生之道的人，年龄达到一百岁左右的时候，还能够生育吗？

岐伯说：通晓养生之道的人，可以预防衰老而保全形体，所以虽然年事已高，也仍然能够生育子女。

【原文】

黄帝曰：余闻上古有真人①者，提挈天地②，把握阴阳。呼吸精气③，独立守神，肌肉若一。故能寿敝天地，无有终时。此其道生。

中古之时，有至人④者，淳德全道，和于阴阳⑤。调于四时⑥，去世离俗。积精全神，游行天地之间，视听八达之外。此盖益其寿命而强者也。亦归于真人。

其次有圣人者，处天地之和，从八风⑦之理，适嗜欲于世俗之间，无恚嗔⑧之心。行不欲离于世，举不欲观于俗。外不劳形于事，内无思想之患。以恬愉⑨为务，以自得为功。形体不敝，精神不散，亦可以百数。

其次有贤人者，法则天地，象似日月。辩⑩列星辰，逆从阴阳⑪。分别四时，将从上古合同于道，亦可使益寿而有极时。

【注释】

①真人：至真之人，此处指养生修养最高的一种人。《黄帝内经》依据养生成就的高低将人分为真人、至人、圣人、贤人四种。②提挈天地：指能够把握自然变化的规律。③呼吸精气：吐故纳新，汲取天地精气的导引行气方法。④至人：指修

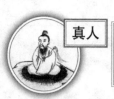

| 真人 | ① 与天地阴阳同步
② 汲取天地精气
③ 超然独处，以保持精神内守
④ 身体与精神合而为一 |

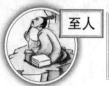

| 至人 | ① 道德淳朴，合乎天地阴阳
② 适应气候变迁
③ 避离世俗，悠游于天地间
④ 见闻能及八方荒远之外 |

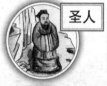

| 圣人 | ① 安居天地之间
② 无生气之心
③ 举动仿效世俗又有独特风格
④ 不过劳，不过思，恬愉自得 |

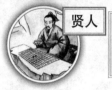

| 贤人 | ① 效法天地变化
② 顺从阴阳消长
③ 依气候调养身体
④ 效仿远古真人的养生之道 |

养很高，仅次于真人的人。⑤和于阴阳：符合阴阳变化的规律。⑥调于四时：适应四时气候的变化。⑦八风：指东、南、西、北、东南、西南、西北、东北八方之风。⑧恚嗔：怨恨愤怒。⑨恬愉：安适愉悦。⑩辩：通"辨"，分辨。⑪逆从阴阳：顺从阴阳升降的变化。

【译文】

　　黄帝说：我听说上古时代有被称为"真人"的人，他们掌握了天地阴阳变化的规律，能够吐故纳新，吸收天地间精纯的清气，超然独处，以保持精神内守，使身体与精神达到高度的协调统一，所以能与天地同寿，没有终了的时候，这就是因得道而长生。

　　中古时代，有被称为"至人"的人，他们具有淳朴完美的道德，能全面地掌握养生之道，符合天地阴阳的变化。顺应四时的变迁，远离世俗生活的干扰，积蓄精气，保全精神，悠游于广阔的天地自然之中，让视听直达八方之外。这就是能够延长寿命，强身健体的人，这种人也可列入"真人"的行列。

　　其次有被称为"圣人"的人，他们平和地安居天地之间，顺从八风的活动规律，使自己的爱好与世俗社会的习惯相适应，没有恼怒埋怨的情绪。行为不背离世俗的一般准则，但举止也不受制于世俗的规矩。在外不使身体因为事务而疲劳，在内不使思想背负过重的负担，以安逸、快乐、愉快为目的，以悠然自得为满足，所以他们的形体不容易衰惫，精神不容易耗损，寿命也可达到百岁左右。

　　其次有被称为"贤人"的人，他们效法天地的变化规律，观察日月的运行，分辨星辰的位置，顺从阴阳的消长，根据四时的变化调养身体，追随上古真人，使生活合乎养生之道。这样的人也能延长自己的寿命而接近自然的天寿。

◎四气调神大论：四季养生法◎

【导读】

　　四气，即春温、夏热、秋凉、冬寒四时之气。调神，即调养精神。大论，则说明了本篇内容的重要性。四时阴阳是万物的根本，人生活在天地之间，与自然界的四时之气相通，必须适应四时气候的变化。此外，精神是人的生命活动的主宰，所以人应当顺应四时气候的变化，并调养好心神。

　　本篇的内容有以下几个方面：一、论述在一年四季中适应气候变化而调养形体和精神的方法；二、指出四时的异常气候对人体的消极影响；三、指出违反四时气候变化规律所导致的伤害；四、提出"不治已病治未病"的预防保健思想。

【原文】

　　春三月，此谓发陈①，天地俱生，万物以荣，夜卧早起，广步于庭，被发②缓形，以使志生，生而勿杀，予而勿夺，赏而勿罚，此春气之应，养生之道也。逆之则伤肝，夏为寒变③。奉长者少。

　　夏三月，此谓蕃秀④，天地气交，万物华实，夜卧早起，无厌于日，使志无怒，使华英成秀⑤，使气得泄，若所爱在外，此夏气之应，养长之道也。逆之则伤心，秋为痎疟⑥。奉收者少，冬至重病。

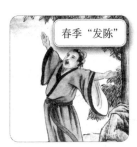
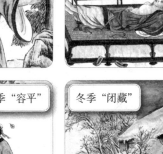

春季"发陈"　夏季"蕃秀"

　　秋三月，此谓容平⑦，天气以急，地气以明，早卧早起，与鸡俱兴，使志安宁，以缓秋刑，收敛神气，使秋气平，无外其志，使肺气清，此秋气之应，养收之道也。逆之则伤肺，冬为飧泄⑧。奉藏者少。

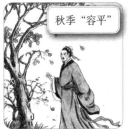

秋季"容平"　冬季"闭藏"

　　冬三月，此谓闭藏，水

冰地坼，无扰乎阳，早卧晚起，必待日光，使志若伏若匿，若有私意，若已有得，去寒就温，无泄皮肤，使气亟夺，此冬气之应，养藏之道也。逆之则伤肾，春为痿厥⑨。奉生者少。

【注释】

①发陈：推陈出新。②被发：披散开头发。被，同"披"。③寒变：夏季所患寒性疾病的总称。④蕃秀：草木繁茂，华美秀丽。秀，华美。⑤华英成秀：这里指人的容貌面色。⑥痎疟：疟疾的总称。⑦容平：盛满，草木到秋天已达成熟的景况。⑧飧泄：完谷不化的泄泻。飧，本意为夕食。⑨痿厥：四肢枯痿，软弱无力。

【译文】

　　春季三个月，是推陈出新、万物复苏的时节。天地之间富有生气，万物欣欣向荣。此时，人们应该晚睡早起，在庭院里散步。披散头发，解开衣带，使形体舒缓，神志随春天的生发之气而畅然勃发。神志活动要顺应春生之气，而不要违逆它。这就是适应春季的气候，保养生发之气的方法。如果违背了这些方法，就会损伤肝脏，使得供给夏季长养之气的能力减弱，这样的话，夏季就会出现寒性病变。

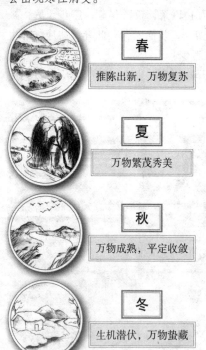

春　推陈出新，万物复苏

夏　万物繁茂秀美

秋　万物成熟，平定收敛

冬　生机潜伏，万物蛰藏

　　夏季三个月，是自然界万物繁茂秀美的时节。此时，天气沉降，地气升腾，天地之气相互交融，植物开花结果，长势旺盛。人们应该晚睡早起，不要厌恶白天太长，保持情绪怡悦，不要愤怒，使面容像含苞待放的花朵一样秀美。要使气机宣泄，通畅自如，精神饱满，对外界事物有着浓厚的兴趣。这就是适应夏季的气候，保护长养之气的方法。如果违背了这些方法，就会损伤心脏，使得供给秋天收敛之气的能力减弱，这样的话，秋天就会患上疟疾。

　　秋季三个月，是自然界万物成熟，平定收敛的季节。此时，天气劲急，地气清肃，人们应早睡早起，起床的时间应与鸡鸣的时间一致。保持情绪的安宁，减轻秋季肃杀之气对人体的侵害。要收敛神气，不急不躁，以使秋季的肃杀之

中医四大名著

气得以平和。不使神思外驰，以保持肺气清肃。这就是与秋季的特点相适应而保养人体收敛之气的方法。如果违背了这些方法，就会损伤肺脏，使得供给冬藏之气的能力减弱，这样的话，冬季就会发生飧泄病。

冬季三个月，是生机潜伏、万物蛰藏的季节。此时，水寒成冰，大地冻裂，不要扰乱体内的阳气，人们应该早睡晚起，等到太阳出来时再起床。要使思想情绪平静伏藏，好像心里很充实又不露声色。心中好像感到非常满足，还要躲避寒冷，保持温暖。不要使皮肤开泄出汗而令阳气耗损。这就是适应冬季的气候而保养人体闭藏之气的方法。如果违背了这些方法，就会损伤肾脏，使得供给春生之气的能力减弱，这样的话，春天就会发生痿厥病。

【原文】

天气，清净光明者也，藏德不止，故不下也。天明①则日月不明，邪害空窍②。阳气者闭塞，地气者冒明。云雾不精③，则上应白露不下。交通不表，万物命故不施④，不施则名木多死。恶气不发，风雨不节，白露不下，则菀槁不荣⑤。贼风数至，暴雨数起，天地四时不相保⑥，与道相失，则未央⑦绝灭。唯圣人从之，故身无奇病，万物不失，生气不竭。

逆春气，则少阳⑧不生，肝气内变。逆夏气，则太阳不长，心气内洞⑨。逆秋气，则太阴不收，肺气焦满。逆冬气，则少阴不藏，肾气独沉⑩。夫四时阴阳⑪者，万物之根本也。所以圣人春夏养阳，秋冬养阴⑫，以从其根，故与万物沉浮于生长之门。逆其根，则伐其本，坏其真⑬矣。故阴阳四时者，万物之终始也，死生之本也。逆之则灾害生，从之则苛疾不起，是谓得道。道者，圣人行之，愚者背之。从阴阳则生，逆之则死；从之则治，逆之则乱。反顺为逆，是谓内格⑭。

是故圣人不治已病治未病，不治已乱治未乱，此之谓也。夫病已成而后药之，乱已成而后治之，譬犹渴而穿井，斗而铸锥，不亦晚乎？

【注释】

①天明：天气清洁光明。张介宾："惟天藏德，不自为用，故日往月来，寒往暑来，以成阴阳造化之道。设使天不藏德，自专其明，是则大明见则小明灭，日月之光隐矣，昼夜寒暑之令废，而阴阳失其和矣，此所以大明之德不可不藏也。所喻之意，盖谓人之本元不固，发越于

| 阴阳失调 | 逆四时之气 | 自然界 | 产生旱涝灾害 |
| | | 人体 | 患病不起 |

外而空窍疏，则邪得乘虚而害之矣。"②空窍：即孔窍。空，孔，洞。③不精："精"与"晴"通，即不晴。④不施：不得生长延续。⑤菀槁不荣：生气蓄积不通而枯槁失荣。⑥"天地"之句：春、夏、秋、冬不能保持阴阳变化的正常规律。⑦未央：即不到一半。⑧少阳：指与春季相应的机能。根据阴阳学说，春季为少阳，夏季为太阳，秋季为少阴，冬季为太阴。⑨内洞：内里空虚。洞，空虚。⑩独沉：一作"浊沉"，功能低下。⑪四时阴阳：指春温、夏热、秋凉、冬寒的四季变化和一年阴阳变化规律。⑫春夏养阳，秋冬养阴：春夏保养心肝，秋冬保养肺肾。⑬坏其真："真"有"身"义，即坏其身。⑭内格：古病名。即关格，临床表现为水谷不入（关闭），二便不通（阻格）。

【译文】

天气，是清净光明的，蕴藏着清净光明的生生之德，运行不止，所以能永远保持它内蕴的力量而不会衰弱消亡。如果天气阴晦，日月就会失去光辉，阴霾邪气也会乘虚而入，酿成灾祸。这样就会导致阳气闭塞不通，沉浊的地气遮蔽光明。云雾弥漫，地气不得上应于天，甘露也就不能降下了。天地之气不能交融，万物的生命就不能成长，就连自然界里的名果珍木也会枯死。邪恶乖戾之气不能发散，风雨失节，甘露当降而不降，草木得不到滋养，就会失去生机，茂盛的禾苗也会枯萎凋败。狂风时时侵袭，暴雨不断袭击，天地四时的变化失去了秩序，违背了正常的规律，致使万物的生命在生长的中途就死亡了。只有圣人能顺应自然的变化，注重养生之道，所以身体就不会患严重的疾病。如果万物也能顺应自然变化，注重养生之道，那么它的生气就不会衰竭。

如果违背了春生之气，少阳之气就不能生发，就会导致肝气内郁而发生病变。如果违背了夏长之气，太阳之气就不能生长，就会引发心气衰竭。如果违背了秋收之气，太阴之气就不能收敛，就会因为肺叶焦热而胀满。如果违背了冬藏之气，少阴之气就不能潜藏，就会导致肾气不能蓄藏，出现泄泻等疾病。一年四季的阴阳变化，是万物的生命之本。所以圣人在春夏季节保养阳气，以适应生

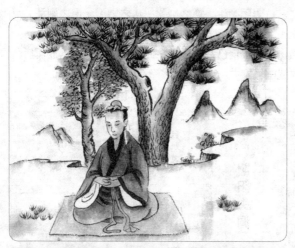

圣人不是等到生病之后再去治疗，而是在疾病发生之前就先预防。

长的需要；在秋冬季节保养阴气，以适应收藏的需要。这样就能符合养生的根本规律，与万物一同在春生、夏长、秋收、冬藏的四时循环中运动发展。如果违背了这一规律，就会损坏人体的本元，使身体受到伤害。所以说，阴阳四时的变化，既是万物生长的由来，又是盛衰存亡的根本。违背了它，就会发生灾害。顺应了它，就不会患上重病。这样才可以说是真正懂得了养生之道。对于这种养生之道，圣人能够切实奉行，愚人却会经常违背。对于四时的阴阳变化规律，顺了就能生存，违背了就会死亡。顺应了它，人体就会健康；违背了它，人体就容易患病。如果不顺应这一规律，反而违背四时的阴阳变化，就会使身体与自然环境相格拒而生病，病名叫关格。

所以，圣人不是等到生病之后再去治疗，而是在疾病发生之前就先预防。这就像治理动乱，不是在动乱已经发生了再去治理，而是在动乱发生之前就先防止。这里所讲的就是这个道理。如果疾病已经发生，然后再去治疗，动乱已经发生了，然后再去治理，那就如同口渴了才去挖井，临上战场才去铸造兵器，那不是太晚了吗？

◎阴阳应象大论：阴阳五行与疾病诊治◎

【导读】

阴阳，既指天地四时之阴阳，又指人体之阴阳。应，即对应、相应。象，指的是自然界万事万物的各种现象。阴阳是中国传统医学以及中国古代哲学的核心概念之一，本篇内容将天地间的各种物象归属于阴阳，又结合五行学说将其分属于五行，所以名为"阴阳应象大论"。

本篇的内容可分为两个方面：一是论述天地万物的阴阳规律，以及人体与阴阳、四时、五行的内在关系；二是具体说明如何运用阴阳学说治疗疾病。

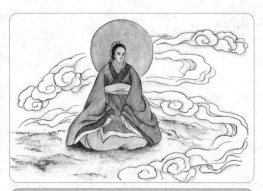

阳能化生为力量，阴能成万物的形体。

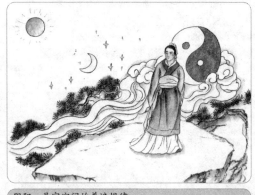

阴阳，是宇宙间的普遍规律。

【原文】

黄帝曰：阴阳者，天地之道也，万物之纲纪①，变化之父母②，生杀之本始③，神明④之府也，治病必求于本⑤。故积阳为天，积阴为地。阴静阳躁，阳生阴长，阳杀阴藏。阳化气，阴成形⑥。寒极生热，热极生寒。寒气生浊，热气生清。清气在下，则生飧泄。浊气在上，则生䐜胀⑦。此阴阳反作，病之逆从⑧也。

故清阳为天，浊阴为地。地气上为云，天气下为雨。雨出地气，云出天气。故清阳出上窍⑨，浊阴出下窍⑩。清阳发腠理，浊阴走五脏。清阳实四肢，浊阴归六腑。

【注释】

① 纲纪：有纲领的意思。总括为纲，分支为纪。② 变化之父母：万物生长变化的根源。父母，这里有根源、起源的意思。③ 生：生长。杀：杀伐，消亡。本始：根本。④ 神明：变化莫测谓之神，万物流行谓之明。推动万物生成和变化的力量称为"神明"。⑤ 本：根源，根本。这里指阴阳。⑥ 阳化气，阴成形：这里的气指能力、力量。形，指形体、物质。⑦ 膜胀：上腹部胀满。⑧ 逆：病的异常称"逆证"。从：病的正常称"顺证"。⑨ 上窍：指眼耳口鼻七窍。⑩ 下窍：指尿道和肛门。

【译文】

黄帝说：阴阳，是宇宙间的普遍规律，是一切事物的纲领，是万物发展变化的起源，也是一切事物新生、成长、变化、毁灭的动力源泉，所以治疗疾病的时候，必须以阴阳为根本去进行考察。用自然界的变化来比喻，阳气积聚而上升，就成为天；阴气凝聚而下降，就成为地。阴主静，阳主动；阳主生发，阴主成长；阳主杀伐，阴主收藏。阳能化生为能量，阴能够成就万物的形体。寒达到了极点就会生热，热达到了极点就会生寒。寒气的凝聚能产生浊阴，热气的升腾能产生清阳。清阳之气在上，如果不能上升，就会发生泄泻。浊阴之气在下，如果不能下降，就会引发胀满之病。这就是违背了阴阳运行规律，因此疾病也有顺证和逆证的区别。

清阳之气变为天，浊阴之气变为地。地气蒸腾上升而成为云，天气凝结下降而成为雨。雨从天而降，但却出自地气，云由地气形成，却出自天气。人体的变化也是这样，清阳之气出于耳、目、口、鼻等上窍，浊阴之气出于前、后两阴下窍；清阳从腠理发散，浊阴内注于五脏；清阳使四肢得以充实，浊阴使六腑能够相安。

【原文】

水为阴，火为阳。阳为气①，阴为味②。味归形③，形归气。气归精④，精归化⑤。精食气⑥，形食味⑦。化生精，气生形⑧。味伤形，气伤精⑨。精化为气，气伤于味⑩。

阴味出下窍，阳气出上窍。味厚者为阴⑪，薄为阴之阳。气厚者为阳，薄为阳之阴。味厚则泄，薄则通。气薄则发泄，厚则发热。壮火⑫之气衰，少

阳	运动	外向	上升	温热	明亮	无形	功能	兴奋	推动	温煦
阴	静止	内守	下降	寒冷	晦暗	有形	物质	抑制	凝聚	滋润

火⑬之气壮。壮火食气⑭，气食少火⑮。壮火散气，少火生气。气味辛甘发散为阳，酸苦涌泄为阴。

【注释】

① 气：这里指功能或活动能力。② 味：泛指有任一性味的食物。③ 形：指形体，包括脏腑、肌肉、血脉、筋骨、皮毛等。归：生成，滋养。④ 气归精：真气化生精。⑤ 精归化：精血充盛，又可化生真气。化，化生。⑥ 精食气：精的生成要仰求营养物质。食，仰求、给养或依赖。⑦ 形食味：形体有赖食物的营养。⑧ 化生精，气生形：气化、生化的作用，既促进了精的生成，同时又充养了形体。⑨ 味伤形，气伤精：味和气也会伤害人体的形和精。⑩ 精化为气，气伤于味：精可以化生气，发挥其功能，饮食五味失调也可以伤气，损伤其功能。⑪ 味厚者为阴：根据中医药学理论，药物之性包括四气五味。四气源于一年四季寒热温凉的变化，所以药气分为温、热、凉、寒四大类。五味源于地气，分为酸、苦、甘、辛、咸五大类。四气源于天，所以属阳，五味源于地，所以属阴；但气味又有厚薄的不同，气厚的为纯阳，味厚的为纯阴，气薄的为阳中之阴，味薄的为阴中之阳。⑫ 壮火：过于亢盛的阳气，这种火实质上已经不是生理性的而是病理性的邪火。⑬ 少火：正常的阳气，这种火属于生理性的，是人体生命活动的动力。⑭ 壮火食气：壮火侵蚀和消耗元气。⑮ 气食少火：元气依赖于少火的充养。

【译文】

水主阴，火主阳。阳是无形的气，阴则是有形的味。食物进入身体中的胃腑，经过腐熟蒸化能化生出水谷中的清气。清气进入五脏而与五脏精气结合，而化生出人体生命所需的营养物质。精依赖于水谷清气的补养，形体依赖于饮食五味的补给。食物经过生化而成为精，精气化后用来充养形体。如果饮食不节制，就会损害形体，气偏盛，也会损伤精。精血充足，又能够化生为气，五味太过又能够伤害气。

属阴的五味从下窍排出，属阳的真气从上窍泄出。五味之中，味浓厚的属纯阴，味清淡的属阴中之阳；阳气之中，气醇厚的属纯阳，气薄弱的属阳中之阴。五味之中，味浓厚的会使人泄泻，味薄弱的能使肠胃通利。阳气之中，气薄弱的能渗泄邪气，气坚厚的能助阳发热。阳气亢盛能使元气衰弱，阳气正常能使元气旺盛。因为亢盛的阳气会侵蚀元气，而元气有赖于正常的阳气，所以过盛的阳气会耗散元气，正常的阳气能使元气增强。气味之中，辛甘而有发散作用的属阳，酸苦而有涌泄作用的属阴。

【原文】

阴胜则阳病，阳胜则阴病。阳胜则热，阴胜则寒。重寒则热，重热则寒。寒伤形，热伤气。气伤痛，形伤肿。故先痛而后肿者，气伤形也；先肿而后痛者，形伤气也。风胜则动，热胜则肿，燥胜则干，寒胜则浮^①，湿胜则濡泄^②。

天有四时五行，以生长收藏，以生寒暑燥湿风。人有五脏化五气^③，以生喜怒悲忧恐。故喜怒伤气，寒暑伤形；暴怒伤阴，暴喜伤阳。厥气^④上行，满脉去形。喜怒不节，寒暑过度，生乃不固。故重阴必阳，重阳必阴。故曰：冬伤于寒，春必温病；春伤于风，夏生飧泄；夏伤于暑，秋必痎疟；秋伤于湿，冬生咳嗽。

【注释】

① 浮：浮肿。② 濡泄：延久的泄泻。③ 五气：五脏之气，由五气而生出五志，即喜、怒、悲、忧、恐五种情志。④ 厥气：逆行之气。

【译文】

如果阴气偏胜，阳气必然受到损害而引发病变。同样，如果阳气偏胜，阴气也必定受到损害而引发病变。阳气偏胜就会表现为热性病，阴气偏胜就会产生寒性病。寒到极点，又会出现热象；热到极点，又会出现寒象。寒邪能够损害人的形体，热邪能损伤人的真气。真气受伤，会引发疼痛；形体受到损害，就会因为肌肉壅滞而肿胀。所以，凡是先痛后肿的，就是因为气病而伤及形体；

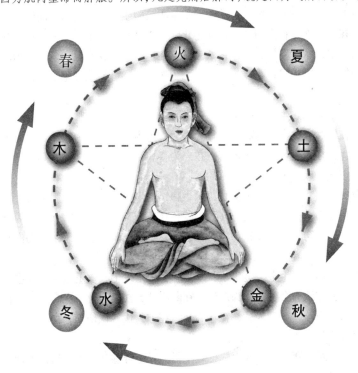

凡是先肿后痛的，就是因为形体先受到了损害，然后影响了真气。体内风邪偏胜，形体就会动摇、颤抖，手足痉挛；热邪偏胜，肌肉就会出现红肿；燥邪偏胜，津液就会出现干枯；寒邪偏胜，就会出现浮肿；湿邪偏胜，就会出现泄泻。

自然界有春、夏、秋、冬四时的更替和木、火、土、金、水五行的变化，形成了生、长、收、藏的规律，产生了寒、暑、燥、湿、风五种气候。人有五脏，五脏化生出五气，产生出喜、怒、悲、忧、恐这些不同的情志。所以，过喜过怒，都会伤气，寒暑外侵，则会损伤形体；大怒会伤阴气，大喜会伤阳气。如果气逆上行，血脉阻塞，就会神气浮越，脱离形体而去。如果喜怒不节制，寒暑不调适，就会危害人的生命。所以说，阴气过盛就要走向它的反面而为阳，阳气过盛也要走向它的反面而为阴。因此，冬季感受的寒邪太多，到了春季就容易患上温病；春季感受的风邪太多，到了夏季就容易患上飧泄症；夏季感受的暑邪太多，到了秋季就容易患上疟疾；秋季感受的湿邪太多，到了冬季就容易发生咳嗽。

【原文】

帝曰：余闻上古圣人，论理人形，列别^①脏腑，端络经脉^②，会通六合^③，各从其经。气穴所发，各有处名，谿谷属骨^④，皆有所起；分部逆从，各有条理；四时阴阳，尽有经纪；外内之应，皆有表里。其信然乎？

岐伯对曰：东方生风，风生木，木生酸，酸生肝，肝生筋，筋生心，肝主目。其在天为玄，在人为道，在地为化。化生五味，道生智，玄生神，神在天为风，在地为木，在体为筋，在藏为肝，在色为苍，在音为角，在声为呼，在变动为握，在窍为目，在味为酸，在志为怒。怒伤肝，悲胜怒；风伤筋，燥胜风；酸伤筋，辛胜酸。

南方生热，热生火，火生苦，苦生心，心生血，血生脾，心主舌。其在天为热，在地为火，在体为脉，在藏为心，在色为赤，在音为徵，在声为笑，在变动为忧，在窍为舌，在味为苦，在志为喜。喜伤心，恐胜喜；热伤气，寒胜热；苦伤气，咸胜苦。

中央生湿，湿生土，土生甘，甘生脾，脾生肉，肉生肺，脾主口。其在天为湿，在地为土，在体为肉，在藏为脾，在色为黄，在音为宫，在声为歌，在变动为哕，在窍为口，在味为甘，在志为思。思伤脾，怒胜思；湿伤肉，风胜湿；甘伤肉，酸胜甘。

西方生燥，燥生金，金生辛，辛生肺，肺生皮毛，皮毛生肾，肺主鼻。其在天为燥，在地为金，在体为皮毛，在藏为肺，在色为白，在音为商，在声为哭，在变动为咳，在窍为鼻，在味为辛，在志为忧。忧伤肺，喜胜忧；热伤皮毛，寒胜热^⑤；辛伤皮毛，苦胜辛。

北方生寒，寒生水，水生咸，咸生肾，肾生骨髓，髓生肝，肾主耳。其在天为寒，在地为水，在体为骨，在藏为肾，在色为黑，在音为羽，在声为呻，在变动为栗，在窍为耳，在味为咸，在志为恐。恐伤肾，思胜恐；寒伤血，燥胜寒⑥；咸伤血⑦，甘胜咸。

故曰：天地者，万物之上下也；阴阳者，血气之男女⑧也；左右者，阴阳之道路也⑨；水火者，阴阳之征兆⑩也；阴阳者，万物之能始⑪也。故曰：阴在内，阳之守也；阳在外，阴之使也。

【注释】

① 列别：分别，分辨。② 端络经脉：审察经脉的相互联系。端络，纵横。③ 六合：四方上下为"六合"。另外，十二经脉的阴阳配合也称"六合"。这里包含两个意思。联系自然界的四方上下六合来类比十二经脉的阴阳六合。④ 谿谷：山间的河沟为"谿"，同"溪"。两山之间的夹道或流水道称"谷"。中医借用来指肌肉会聚之处，因为肌肉会聚处肌腱交叠而形成凹陷似"谿谷"。属骨：骨相连之处。⑤ 热胜皮毛，寒胜热：当作"燥伤皮毛，热胜燥"。⑥ 寒伤血，燥胜寒：当作"寒伤骨，湿胜寒"。⑦ 咸伤血：当作"咸伤骨"。⑧ 血气之男女：借用男女、气血来说明阴阳的相对关系。⑨ "左右者"两句：古人认为，天体自东向西旋转，东为左，西为右，太阳东升西落，故言左右为阴阳的道路。⑩ 征兆：即象征。⑪ 能始：变化生成之本原。能，通"胎"。

季节		气候	方位	五音	五行	
	春	风	东方	角		木
	夏	热	南方	徵		火
	长夏	湿	中央	宫		土
	秋	燥	西方	商		金
	冬	寒	北方	羽		水

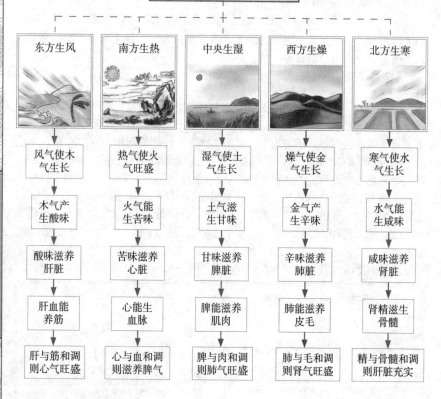

六气与人体配合、万物生化的递变关系

东方生风	南方生热	中央生湿	西方生燥	北方生寒
风气使木气生长	热气使火气旺盛	湿气使土气生长	燥气使金气生长	寒气使水气生长
木气产生酸味	火气能生苦味	土气滋生甘味	金气产生辛味	水气能生咸味
酸味滋养肝脏	苦味滋养心脏	甘味滋养脾脏	辛味滋养肺脏	咸味滋养肾脏
肝血能养筋	心能生血脉	脾能滋养肌肉	肺能滋养皮毛	肾精滋生骨髓
肝与筋和调则心气旺盛	心与血和调则滋养脾气	脾与肉和调则肺气旺盛	肺与毛和调则肾气旺盛	精与骨髓和调则肝脏充实

【译文】

黄帝问：我听说古代圣人，谈论人体的形态，辨别内在的脏腑；审察经脉的分布，联系会通六合，各按其经络循行起止；经气所注入的部位，各有它的名称；肌肉及骨骼相连接的部位，都有各自的起点；分属部位的逆顺，各有它们的条理；四时阴阳的变化，都有一定的规律；外在环境与人体内部的对应关系也各有表里。是否真的是这样呢？

岐伯回答说：东方生风，风能滋养木气，木气可以生酸味，酸味可以养肝，肝血能够养筋，而筋又能养心。肝气与目相关联。它在天为风气，在地为木气，在人体中为筋，在五脏中为肝，在五色中为青，在五音中为角，在五声中为呼，在人体的病变中为握，在七窍中为目，在五味中为酸，在情绪上为怒。大怒会伤肝，但悲伤能够抑制愤怒；风气能伤筋，但燥能够抑制风气；过食酸味能够伤筋，但辛味能够抑制酸味。

南方生热，热能生火，火能生苦味，苦味能滋养心气，心生血，血养脾。心气与舌相关联。它的变化在天为热气，在地为火气，在人体中为血脉，在五脏中为心，在五色中为红，在五音中为徵，在五声中为笑，在人体的病变中为忧，在七窍中为舌，在五味中为苦，在情志的变动上为喜。过喜会损伤心，但惊恐能抑制喜悦；热气能损伤气，但寒气可以平抑热气；过食苦味会伤害气，但咸味能抑制苦味。

中央生湿，湿能使土气生长，土能产生甘味，甘味能养脾气，脾能够滋养肌肉，肌肉强壮能充实肺气。脾气与口相关联。它的变化在天为湿气，在地为土气，在人体中为肌肉，在五脏中为脾，在五色中为黄，在五音中为宫，在五声中为歌，在人体的病变中为干呕，在七窍中为口，在五味中为甘，在情志变动上为思。思虑损伤脾，但怒气能抑制思虑；湿气能损伤肌肉，但风气能抑制湿气；过食甘味能够损伤肌肉，但酸味能抑制甘味。

西方生燥，燥使金气旺盛，金能产生辛味，辛味能充养肺气，肺气能滋养皮毛，皮毛润泽又滋生肾水。肺气与鼻相关联。它的变化在天为燥气，在地为金气，在人体中为皮毛，在五脏中为肺，在五色中为白，在五音中为商，在五声中为哭，在人体的病变中为咳嗽，在七窍中为鼻，在五味中为辛，在情绪上为忧。忧虑损伤肺，但喜能抑制忧；热能损伤皮毛，但寒能抑制热；过食辛味能够损伤皮毛，但苦味能抑制辛味。

北方生寒，寒生水气，水气能产生咸味，咸味能充养肾气，肾气能滋养骨髓，骨髓又能养肝。肾气与耳相关联。它的变化在天为寒气，在地为水气，在人体中为骨髓，在五脏中为肾，在五色中为黑，在五音中为羽，在五声中为呻吟，在人体的病变中为战栗，在七窍中为耳，在五味中为咸，在情绪上为恐。恐惧损伤肾，但思虑能平抑恐惧；寒气损伤骨，但湿气能平抑寒气；过食咸味会损伤骨，但甘味能抑制咸味。

所以说，天地使万物有上下之分；阴阳是化生血气形成男女生命的本源；左右是阴阳运行的通道；而水火则是阴阳的征象；阴阳变化是一切事物生长的原动力。所以说，阴阳是互相为用的：阴在内，为阳气镇守于内；阳在外，为阴气运行于外。

【原文】

帝曰：法^①阴阳奈何？

岐伯曰：阳胜则身热，腠理闭，喘粗为之俯仰，汗不出而热，齿干以烦冤，腹满死，能^②冬不能夏。阴胜则身寒，汗出，身常清^③，数栗而寒，寒则厥，厥则腹满死，能夏不能冬。此阴阳更胜之变，病之形能^④也。

帝曰：调此二者，奈何？

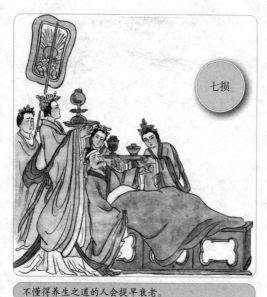

不懂得养生之道的人会提早衰老。

岐伯曰：能知七损八益⑤，则二者可调；不知用此，则早衰之节也。年四十，而阴气自半也，起居衰矣；年五十，体重，耳目不聪明矣；年六十，阴痿，气大衰，九窍不利，下虚上实，涕泣俱出矣。故曰：知之则强，不知则老，故同出而名异耳。智者察同，愚者察异⑥。愚者不足，智者有余。有余则耳目聪明，身体轻强，老者复壮，壮者益治。是以圣人为无为之事，乐恬憺之能，从欲快志于虚无之守，故寿命无穷，与天地终。此圣人之治身也。

【注释】

①法：取法，运用。②能：同"耐"。③清：通"凊"，寒。④形能：能通"态"。⑤七损：指房事中损伤人体精气的七种情况。八益：指房事方面对人体精气有益的八种情况。⑥"智者"两句：聪明人在生病之前注意养生，愚蠢的人发病之后才知道调养。同，指健康。异，指疾病衰老。

【译文】

黄帝问：人该怎样取法于阴阳呢？

岐伯说：阳气太盛，身体就会发热，腠理紧闭，呼吸困难，俯仰反侧。汗出不来并且发热，牙齿干焦，心中烦闷，如果还出现腹部胀满的现象，就是死症。患者能够耐受住冬天，而经受不住夏天。阴气太过，身体就会发冷，出汗较多，身体时常觉得冷，常常打寒战，最后就会出现手足厥冷的现象，手足厥冷之后再有腹部胀满，就是死症。患者能够耐受住夏天，而经受不住冬天。这就是阴阳偏胜失衡在人体上的病变反映。

黄帝问：那么，怎样才能使阴阳调和呢？

岐伯说：能够掌握七损八益的道理，就可以做到阴阳调和；否则，就会提早衰老。就一般人而言，到了四十岁，阴气已经减损了一半，起居行动上就会显得衰老了；到了五十岁，就觉得身体笨重，耳不聪，目不明；到了六十岁，阴气痿弱，肾气大大衰减，九窍功能减退，阴虚于下，阳浮于上，还会不时出现流鼻涕、淌眼泪的现象。所以说：懂得了这个道理去调摄阴阳的人，身体就强健；不懂得调摄阴阳的人，身体就容易衰老。因此，同样都出生和生活在世上，结果却不相同。懂得养生之道的人能洞察普遍规律，不懂得养生之道的人只知道身体衰弱时和强壮时有所不同。不知道调摄阴阳的人，常感到精力不足；注重调摄阴阳的人，却感到精力有余。精力有余，就会耳聪目明，身轻体壮，即使身体本已衰老，

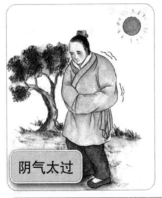

阴气太过

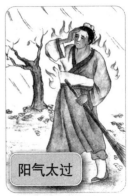

阳气太过

阴气或阳气太过，会使人体的阴阳失去平衡，导致疾病产生。

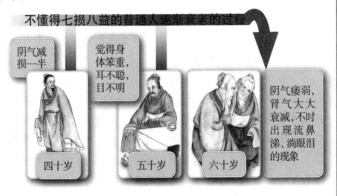

不懂得七损八益的普通人逐渐衰老的过程

阴气减损一半

四十岁

觉得身体笨重，耳不聪，目不明

五十岁

六十岁

阴气痿弱，肾气大大衰减，不时出现流鼻涕、淌眼泪的现象

也可以变得很健硕，本来就强壮的人，就更强壮了。所以，圣人顺应自然而不做无益于养生的事情，以恬静快乐为旨趣，在清虚的环境中寻求最大的幸福，因而能延年益寿，与天地同寿。这就是圣人的养生方法啊！

【原文】

天不足西北，故西北方阴也，而人右耳目不如左明也。地不满东南，故东南方阳也，而人左手足不如右强也。

帝曰：何以然？

岐伯曰：东方阳也，阳者其精并[1]于上，并于上则上明而下虚，故使耳目聪明而手足不便[2]也。西方阴也，阴者其精并于下，并于下则下盛而上虚，故其耳目不聪明而手足便也。故俱感于邪，其在上则右甚，在下则左甚，此天地阴阳所不能全也，故邪居之。

故天有精，地有形。天有八纪[3]，地有五理[4]。故能为万物之父母。清阳

上天，浊阴归地。是故天地之动静，神明为之纲纪。故能以生长收藏，终而复始。惟贤人上配天以养头，下象地以养足，中傍人事⑤以养五脏。天气通于肺，地气通于嗌⑥，风气通于肝，雷气通于心，谷气⑦通于脾，雨气通于肾。六经为川，肠胃为海，九窍为水注之气。以天地为之阴阳，阳之汗，以天地之雨名之；阳之气，以天地之疾风名之。暴气象雷，逆气象阳。故治不法天之纪，不用地之理，则灾害至矣。

【注释】

①并：聚集。②便：便利，灵巧，自如。③八纪：立春、立夏、立秋、立冬、春分、夏至、秋分、冬至八个大节气。④五理：指东、南、西、北、中央五方。⑤人事：日常饮食和情志。⑥嗌：喉下食管处，即咽。⑦谷气：两山间通水之道路称“谷”。人体肌肉与肌肉之间也称“谷”。张志聪：“谷气，山谷之通气也。”

【译文】

天之阳气在西北方是不充足的，所以西北方属阴，而人与天气相应，右耳也就不如左耳敏锐。地之阴气在东南方是不充盈的，所以东南方属阳，而人左边的手足也就不如右边的灵活。

黄帝问：这是什么道理？

岐伯说：东方属阳，阳气的精华聚合在上部，上部旺盛了，下部就必然虚弱，所以才会出现耳聪目明，手足却不便利的情况。西方属阴，阴气的精华聚合在下部，下部旺盛了，上部就必然虚弱，所以才会出现耳不聪目不明，而手足却灵活有力的情况。所以，同样是感受了外邪，如果是在上部，身体右侧就会病得较重；如果在下部，身体左侧就会病得较重。这就是天地阴阳之气不能分布均衡，而人的身体也有阴阳盛衰的区别，所以邪气才能乘虚侵袭并滞留在人体。

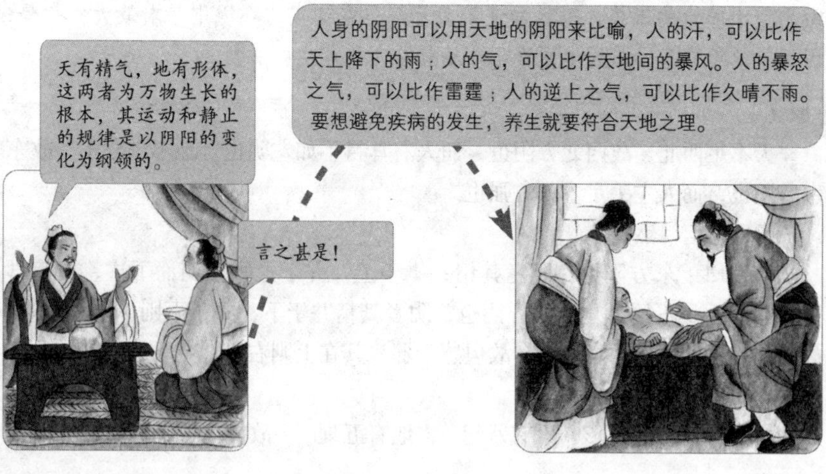
天有精气，地有形体，这两者为万物生长的根本，其运动和静止的规律是以阴阳的变化为纲领的。
言之甚是！
人身的阴阳可以用天地的阴阳来比喻，人的汗，可以比作天上降下的雨；人的气，可以比作天地间的暴风。人的暴怒之气，可以比作雷霆；人的逆上之气，可以比作久晴不雨。要想避免疾病的发生，养生就要符合天地之理。

所以，天有精气，地有形体。天有八节的节序，地有五方的布局。因此，天地能成为万物生长的根本。阳气轻清而升于天，阴气重浊而降于地。因此，天地的运动和静止，是以阴阳的变化莫测为纲领的，因而能使万物的生、长、收、藏，循环往复，永无休止。只有通晓这些道理的人，能配合天气来养护头颅，顺就地气来养护双脚，依傍人事来养护五脏。天之气与肺相通，地之气与咽相通，风木之气与肝相通，雷火之气与心相通，溪谷之气感应于脾，雨水之气滋润于肾。六经好像大河，肠胃好像大海，九窍就像水流灌注的地方。假如以天地的阴阳来比喻人身的阴阳，那么人的汗，就好像天上降下的雨；人的气，就好像天地间的暴风。人的暴怒之气，就好像雷霆；人的逆上之气，就好像久晴不雨。所以，养生如果不符合天地之理，疾病就一定要发生了。

【原文】

故邪风之至，疾如风雨，故善治者治皮毛，其次治肌肤，其次治筋脉，其次治六腑，其次治五脏。治五脏者，半死半生也。故天之邪气，感则害人五脏；水谷之寒热，感则害于六腑；地之湿气，感则害皮肉筋脉。

故善用针者，从阴引阳，从阳引阴[①]。以右治左，以左治右。以我知彼[②]，以表知里，以观过与不及之理。见微得过，用之不殆。

善诊者，察色按脉，先别阴阳。审清浊，而知部分；视喘息[③]，听音声，而知所苦；观权衡规矩[④]，而知病所主；按尺寸[⑤]，观浮沉滑涩，而知病所生。以治则无过，以诊则不失矣。

故曰：病之始起也，可刺而已；其盛，可待衰而已。故因其轻而扬之[⑥]，因其重而减之[⑦]，因其衰而彰之[⑧]。形不足者，温之以气；精不足者，补之以味。其高者，因而越之[⑨]；其下者，引而竭之[⑩]；中满[⑪]者，泻之于内；其有邪者，渍形以为汗[⑫]；其在皮者，汗而发之；其慓悍者，按而收之[⑬]；其实者，散而泻之。审其阴阳，以别柔刚[⑭]。阳病治阴，阴病治阳。定其血气，各守其乡，血实宜决之，气虚宜掣引之。

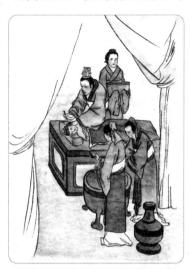

病在刚发生的时候，用刺法就可治愈。

【注释】

①"从阴"两句：取阴经之穴以治疗阳经之病；取阳经之穴以治疗阴经之病。②以我知彼：用正常人与病人比较，来推测病变情况。我，指正常人。彼，指病人。③喘息：

指呼吸的气息和动态。④权衡规矩：指四时的正常脉象，即春弦如规之圆，夏洪如矩之方，秋毛如衡之平，冬沉如权之重。⑤尺：尺部。寸：寸口。⑥轻：病邪轻浅，病在表。扬：用轻宣疏散方法驱邪外泄。⑦重：病邪重深，病在里。减之：以攻邪的方法祛除病邪。⑧衰：正气衰弱。彰之：给予补益之剂。⑨越之：使用涌吐方法。⑩引而竭之：使用通便方法。⑪中满：胸腹胀满。⑫渍形以为汗：即"清以为汗"，用辛凉解肌的疗法。⑬其慓悍者，按而收之：病情发越太过，可以用抑收法。⑭柔刚：柔剂、刚剂。即药性平和或猛烈的药剂。

【译文】

所以，邪风的到来，就像暴风骤雨一样迅猛，所以善于治病的医生，在病邪刚侵入皮毛的时候，就给予治疗；医术稍差的医生，在病邪侵入肌肤时才治疗；医术较差的医生，在病邪侵入筋脉时才治疗；医术更差的医生，在病邪侵入六腑时才治疗；医术最差的医生，在病邪侵入五脏时才治疗。如果病邪已经侵入五脏，那么治愈的希望与死亡的可能性就各占一半。人们如果感受到了天的邪气，就会伤及五脏；如果感受到了饮食的或寒或热，就会损伤六腑；如果感受到了地的湿气，就会伤害皮肉筋脉。

所以，善于运用针刺的医生，要观察经脉虚实，有时要从阴引阳，有时要从阳引阴。取右边的穴位以医治左边的病，取左边的穴位以医治右边的病。以自己的正常状态来比较病人的异常状态，从表面的症状去了解内在的病变，这是为了观察病的太过和不及的原因。如果看清了哪些病是轻微的，哪些病是严重的，再用以指导治疗实践，就不会失败了。

善于诊断的医生，观察病人的气色和按察病人的脉搏，首先要判断疾病属阴还是属阳。审察五色的清浊，就能了解病变发生在哪个部位；通过观察病人的呼吸情况，听病人的声音，从而知道病人的痛苦所在；看四时不同的脉象，从而了解疾病生于哪一脏腑；诊察尺肤的滑涩和寸口的浮沉，从而知道疾病所在的部位。这样，治疗的时候就可以没有过失了，因为诊断没有出现失误。

所以说：病在刚发生的时候，用刺法就可治愈；在病邪盛时，就需要等邪气稍退后再去治疗。所以，病情较轻的时候，要加以宣泄；病情较重的时候，要以攻邪减轻病情；在病邪衰退、正气也虚的时候，则要用补益的方法去治疗。形体羸弱的，应当设法温补阳气；精气不足的，应该用味道厚重的食物补之。如果病在膈上，可以用吐法；病在下部，可以用疏导之法；病邪在中部，胸腹胀满的，可以用泻下之法；病邪在体表的，可以用汤药浸渍的方法发汗；病邪在皮肤的，可以用发汗的方法使病邪外泄；病情发展太重的，可以用抑收法；病属实证的，可以用散法或泻法。诊察病的阴阳，来决定用柔剂还是用刚剂。病在阳的，也可治其阴；病在阴的，也可治其阳。判断病邪在气还是在血，防止相互紊乱，血实的就用逐瘀法，气虚的就用升补法。

◎灵兰秘典论：十二脏腑功能简述◎

【导读】

　　灵兰，即灵台兰室之意。秘典，即秘而不传的珍贵典籍。灵兰秘典，与金匮真言、玉版论要等等都是形容篇中所论的重要性，不反映该篇内容的主旨。

　　本篇的主要内容如下：一是以古代官制中的各个官职做比喻，论述人体十二脏腑的功能和相互联系；二是着重指出心在十二脏腑中的主宰地位及其重要作用。

【原文】

　　黄帝问曰：愿闻十二脏之相使①，贵贱②何如？

　　岐伯对曰：悉乎哉问也！请遂言之。心者，君主之官③也，神明出焉。肺者，相傅④之官，治节出焉。肝者，将军⑤之官，谋虑出焉。胆者，中正之官，决断⑥出焉。膻中⑦者，臣使⑧之官，喜乐出焉。脾胃者，仓廪之官⑨，五味出焉。大肠者，传道⑩之官，变化⑪出焉。小肠者，受盛⑫之官，化物⑬出焉。肾者，作强⑭之官，伎巧⑮出焉。三焦者，决渎⑯之官，水道出焉。膀胱者，州都⑰之官，津液藏焉，气化⑱则能出矣。凡此十二官者，不得相失也。故主明则下安，以此养生则寿，殁世不殆，以为天下则大昌。主不明则十二官危，使道⑲闭塞而不通，形乃大伤，以此养生则殃，以为天下者，其宗大危，戒之戒之！

【注释】

①十二脏：指心、肝、脾、肺、肾、膻中、胆、胃、大肠、小肠、三焦、膀胱十二个脏器。相使：相互联系。②贵贱：主要与次要。③官：职守。④相傅：辅佐君主的宰相。相，为佐君者。傅，为教育太子及诸皇子者。⑤将军：以将军比喻肝的易动而刚强之性。⑥中正：即中精，胆为清净之府，藏清汁。决断：决定判断的能力。⑦膻中：心脏的外围组织，也叫"心包络"。⑧臣使：即内臣。因膻中贴近心，故为心的臣使。⑨仓廪之官：脾胃有受纳水谷和运化精微之能，故称"仓廪之官"。古代储藏有壳的谷物的地方称为仓，储藏去壳后的谷物的地方称为廪。⑩传道：传导运输。道，同"导"。⑪变化：饮食消化、吸收、排泄的过程。⑫受盛：接受和容纳。⑬化物：分别清浊，消化食物。⑭作强：作用强而有力，即指能力充实。⑮伎巧：技巧。⑯决渎：通利水道。⑰州都：水陆会聚的地方。⑱气化：因气的运动而产生的生理变化。⑲使道：人体十二脏

相互联系的通道。

【译文】

黄帝问道：我想听听人体六脏六腑这十二个器官的职责分工，它们之间有主从的差别吗？

岐伯回答说：你问得真详细呀！请让我谈谈这个问题。心，主宰全身，是君主之官，智慧由此产生。肺，是相傅之官，犹如辅佐君主的宰相，因主一身之气而调节全身的活动。肝，主怒，好比将军，谋略由此而出。胆，就像负责决策的官员，具有决断力。膻中，围护着心而接受其命令，是臣使之官，心志的喜怒哀乐，靠它传达出来。脾和胃主司饮食的受纳和消化，是仓廪之官，五味的营养就是靠它们的作用而得以消化、吸收和运输的。大肠是传导之官，能传送食物中的废物，使其变化为粪便排出体外。小肠是受盛之官，承受胃中下行的食物而进一步分化清浊。肾，是作强之官，能够使人发挥强力而产生各种技巧。三焦，就好像总管一样，能使人身上的水道通畅。膀胱是州都之官，蓄藏津液，通过气化作用，方能排出尿液。以上这十二官，尽管职责不同，但必须协调统一，而不能相互脱节。所以，君主如果英明通达，则下属也会安定正常。用这个道理来养生，就可以使人长寿，终生都不会发生严重的病证；以这个道理来治理天下，就会使国家昌盛繁荣。君主如果不能明智通达，那么包括其本身在内的十二官就都要发生危险了，各器官无法发挥正常功能，形体就要受到严重伤害。在这种情况下，就没有办法谈养生了，只会招致灾殃，缩短寿命。同样的道理，昏庸的君主治理天下，政权就岌岌可危了，千万要警惕再警惕呀！

 心主宰全身，神明出焉，与舌相关

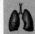 肺主一身之气，调节全身活动，与鼻相关

 肝主怒，主筋，谋略出焉，与目相关

 胆贮存并排泄胆汁，并参与饮食消化

 脾主运化、统血，输布水谷精微，与口相关

 胃为水谷之海，受纳并腐熟五谷

 大肠能传送食物中的废物

 小肠承受胃中下行的食物而进一步分化清浊

 肾藏先天之精，主水，纳气，技巧出焉，与二阴相关

 膀胱蓄藏津液，通过气化作用而排出尿液

【原文】

至道在微，变化无穷，孰知其原①！窘②乎哉，消者瞿瞿③，孰知其要！闵闵④之当，孰者为良！恍惚⑤之数，生于毫氂⑥，毫氂之数，起于度量，千之万之，可以益大，推之大之，

其形乃制。

黄帝曰：善哉！余闻精光^⑦之道，大圣之业，而宣明^⑧大道，非斋戒^⑨择吉日不敢受也。

黄帝乃择吉日良兆，而藏灵兰之室^⑩，以传保焉。

【注释】

① 原：本源。② 窘：困难。③ 瞿瞿：勤奋的样子。④ 闵闵：忧虑的样子。⑤ 恍惚：似有若无。⑥ 毫氂：形容极微小。⑦ 精光：精纯明白。⑧ 宣明：通达光明。⑨ 斋戒：洗心曰斋，诚意曰戒。即诚心诚意。⑩ 灵兰之室：灵台兰室，黄帝藏书的地方。

【译文】

至深的道理是精妙难测的，其变化也没有穷尽，谁能了解它的本源？实在是困难得很呀！有智慧的人勤奋探究，有谁能明白其中的原因呢？纵然很担心自己的身体，谁又能知道如何才好？事物的发展一般都是从似有似无的极其微小的地方开始的，虽然极其微小，也是可以度量的，千倍万倍地增加，事物就会一步步增大。扩大到一定程度，它的形状就明显了。疾病的发展也是这个道理，由极其隐微的征兆逐渐发展而成。

黄帝说：讲得好！我听到了精粹透彻的道理和圣人的事业。如此明白晓畅的宏大理论，如果不专心修省而选择吉祥的日子，实在不敢接受它。

于是，黄帝就挑选吉日，把这些理论珍藏在灵台兰室，很好地保存起来，以便于流传后世。

◎五脏生成：详诊五脏之病◎

【导读】

　　五脏，指人体内的心、肺、肝、脾、肾五个脏器。本篇主要讨论了通过诊色察脉以测候五脏之病的问题，因为五色之脉是由五脏的气血所生成的，所以名为"五脏生成"。

　　本篇的内容要点如下：一是指出五脏与其所合的脉、皮、筋、肉、骨以及色、毛、爪、唇、发等方面的关系；二是论述五味、五色、五脉与五脏之间的关系；三是说明色诊、脉诊在临床上的应用以及色脉合参的重要性。

【原文】

　　心之合①脉也，其荣②色也，其主③肾也。肺之合皮也，其荣毛也，其主心也。肝之合筋也，其荣爪也，其主肺也。脾之合肉也，其荣唇也，其主肝也。肾之合骨也，其荣发也，其主脾也。

　　是故多食咸，则脉凝泣④而变色；多食苦，则皮槁而毛拔⑤；多食辛，则筋急⑥而爪枯；多食酸，则肉胝䐢而唇揭⑦；多食甘，则骨痛而发落。此五味之所伤也。故心欲苦，肺欲辛，肝欲酸，脾欲甘，肾欲咸，此五味之合五脏之气也。

【注释】

①合：配合，外合。心、肝、脾、肺、肾在内，脉、筋、肉、皮、骨在外，外内表里相合，所以叫"心合脉""肺合皮"等。②荣：荣华。五脏精华在体表的反映。③主：制约。④凝泣：凝结而不畅通。泣，通"涩"。⑤毛拔：毛发脱落。⑥筋急：筋脉拘挛。⑦肉胝䐢而唇揭：肉厚而唇缩。胝，手足老茧。揭，掀起。

【译文】

　　心脏与脉络相合，从面色上就能知道肾的情况，因为肾脏能制约心脏。肺脏与皮肤相合，从毛发上就可以推知心脏的情况，因为心脏能制约肺脏。肝脏与筋脉相合，从爪甲上就知道肺脏的情况，因为肺脏能制约肝脏。脾脏与肌肉相合，从口唇上就能知道肝脏的情况，因为肝脏能制约脾脏。肾与骨骼相合，从发毛上就能知道脾脏的情况，因为脾脏能制约肾脏。

　　所以，过食咸味，会导致血脉凝涩，面色发生变化；过食苦味，会导致皮

中医四大名著

肤枯槁，毫毛脱落；过食辛味，会导致筋脉劲急，爪甲枯干；过食酸味，会导致肌肉粗厚皱缩，口唇掀揭；过食甘味，会导致骨骼疼痛，头发脱落。这是偏食五味所造成的损害。所以，心欲得苦味，肺欲得辛味，肝欲得酸味，脾欲得甘味，肾欲得咸味。这是五味与五脏之气的相合关系。

【原文】

故色见青如草兹①者死，黄如枳实②者死，黑如炲③者死，赤如衃血④者死，白如枯骨者死。此五色之见死也。

青如翠羽⑤者生，赤如鸡冠者生，黄如蟹腹者生，白如豕膏⑥者生，黑如乌羽⑦者生。此五色之见生也。生于心，如以缟⑧裹朱；生于肺，如以缟裹红；生于肝，如以缟裹绀⑨；生于脾，如以缟裹栝楼实⑩；生于肾，如以缟裹紫。此五脏所生之外荣也。

色味当五脏⑪。白当肺、辛，赤当心、苦，青当肝、酸，黄当脾、甘，黑当肾、咸。故白当皮，赤当脉，青当筋，黄当肉，黑当骨。

【注释】

① 草兹：死草色，为青中带有枯黑之色。② 枳实：中药名，色青黄。③ 炲（tái）：黑黄色，色如烟灰。④ 衃血：凝血，色黑赤。⑤ 翠：指翡翠，鸟名，羽毛青色。⑥ 豕膏：猪的脂肪，色白而光润。⑦ 乌羽：乌鸦的羽毛，色黑而光泽。⑧ 缟：白绢。⑨ 绀：青赤色。⑩ 栝楼实：药名。为葫芦科植物栝楼的果实，熟时橙黄色。⑪ 色味当五脏：色味与五脏相合。当，合。

【译文】

五脏外荣于面色上的气色，表现出青黑之色，颜色像死草一样，就是死证；出现黄如枳实之色的，就是死证；出现黑如烟灰之色的，就是死证；出现红如凝血之色的，就是死证；出现白如枯骨之色的，就是死证。这是五色中表现为死证的情况。

面色青如翠鸟的羽毛，主生；面色红如鸡冠的，主生；面色黄如蟹腹的，主生；面色白如猪脂的，主生；面色黑如乌鸦毛的，主生。这是从五种面色来判断生气的情况。心有生气，面色就像细白的薄绢裹着朱砂一样；肺有生气，面色就像细白的薄绢裹着红色的东西一样；肝有生气，面色就像白绢裹着红青色的东西一样；脾有生气，面色就像白绢裹着栝楼的果实一样；肾有生气，面色就像白绢裹着紫色的东西一样。这些都是五脏的气血充盈、荣华于外的征象。

五色、五味与五脏的相合关系是这样的：白色和辛味与肺相合，赤色和苦味与心相合，青色和酸味与肝相合，黄色和甘味与脾相合，黑色和咸味与肾相合。因为五脏在外与五体相合，所以白色与皮肤相合，赤色与脉相合，青色与筋相合，黄色与肉相合，黑色与骨相合。

【原文】

诸脉者皆属^①于目，诸髓者皆属于脑，诸筋者皆属于节，诸血者皆属于心，诸气者皆属于肺，此四肢八谿之朝夕^②也。

故人卧血归于肝。目受血而能视，足受血而能步，掌受血而能握，指受血而能摄。卧出而风吹之，血凝于肤者为痹，凝于脉者为泣，凝于足者为厥。此三者，血行而不得反其空^③，故为痹厥也。人有大谷十二分^④，小谿^⑤三百五十四名，少十二俞^⑥，此皆卫气之所留止，邪气之所客^⑦也，针石缘^⑧而去之。

【注释】

①属：注。②八谿：指上肢的肘腕，下肢的膝踝，左右共八处，故称"八谿"。朝夕：通"潮汐"。③空：孔窍。④大谷十二分：大谷，指人体的大关节。在手有肩、肘、腕，在足有踝、膝、髋各三节共计十二处，即"十二分"。⑤小谿：肉之小会，也就是人体腧穴。⑥少十二俞：即少十二关。⑦客：留止。⑧缘：因、用。

【译文】

各条脉络，都连属于目，而诸髓都连属于脑，诸筋都连属于骨节，诸血都连属于心，诸气都连属于肺。同时，气血的运行朝夕来往，不离于四肢八谿的部位。

因此，人睡觉时，血贮藏到肝脏。肝得到血而滋养眼睛，使眼睛能看见东西；脚得到血的充养，就能行走；手掌得到血的充养，就能握住东西；手指得到血的充养，就能拿取物体。假如刚睡醒就外出感受风邪，血液的运行就会滞涩，凝于肌肤的，发生痹证；凝于经脉的，会导致气血运行不畅；凝滞在脚部的，会引发厥冷。造成这三种疾病的原因是气血的运行不畅，不能正常返回到组织间隙的孔穴之处。人体全身共有大谷十二处，小谿三百五十四处，这里面不包括十二脏腑各自的腧穴数目。这些大谷和小谿都是卫气留止的地方，也是邪气客居之所。治疗疾病的时候，可循着这些部位施以针石，以祛除邪气。

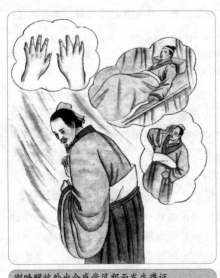

刚睡醒就外出会感受风邪而发生痹证。

【原文】

诊病之始，五决为纪①。欲知其始，先建其母②。所谓五决者，五脉也。

是以头痛巅③疾，下虚上实④，过在足少阴、巨阳⑤，甚则入肾。徇蒙招尤⑥，目冥⑦耳聋；下实上虚，过在足少阳、厥阴，甚则入肝。腹满膜胀⑧，支鬲胠胁⑨，下厥上冒⑩，过在足太阴、

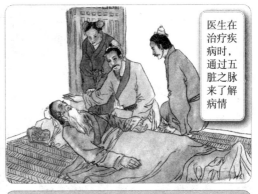

医生在治疗疾病时，通过五脏之脉来了解病情

诊病的根本，要以五决为纲领。

阳明。咳嗽上气⑪，厥在胸中，过在手阳明、太阴，甚则入肺。心烦头痛，病在鬲中，过在手巨阳、少阴，甚则入心。

【注释】

①五决为纪：以五脏之脉为纲纪。②母：指胃气。因胃为水谷之海，是人的生命赖以存在的根本。③巅：巅顶，即头顶。④下虚上实：正气虚于下，邪气实于上。⑤过：即病。巨阳：太阳的别称。⑥徇蒙招尤：眩晕而视物昏暗不清，头颤而摇动不定。⑦目冥：慢性眼病，目暗。⑧腹满：饱闷。膜胀：内外急迫。⑨支鬲胠胁：胸膈和胠胁像有东西撑挂一样。支，挂，支撑。鬲，通"膈"，胸膈。胠，指腋下胁上空软部分。⑩冒：神志不清。⑪上气：逆喘。

【译文】

诊病的根本，要以五决为纲领。要想知道疾病是怎么发生的，先要考察那一脏脉的胃气怎样。所谓五决，就是五脏之脉。

所以，头痛等巅顶部位的疾病，属于下虚上实的，病邪在足少阴和足太阳经，如果病情恶化，可深入转移于肾。头晕眼花，身体摇动，耳聋，属下实上虚的，病邪在足少阳和足厥阴经，病情严重的，可深入转移于肝。腹部胀满，使胸膈阻塞，胁肋疼痛，下体厥冷，上体眩晕，属于下气上逆的，病邪在足太阴和足阳明经。咳嗽气喘，胸中气机逆乱的，病邪在手阳明和手太阴经。病情要加重，就会传入肺脏。心烦头痛，胸膈不适的，病邪在手太阳和手少阴经，病势如加剧，就会传入心脏。

【原文】

夫脉之小大、滑涩、浮沉，可以指别；五脏之象，可以类推①；五脏相音②，可以意识；五色微诊③，可以目察。能合脉色，可以万全。赤，脉之至

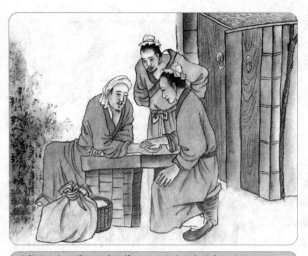

脉象的小大、滑涩、浮沉等，可以通过医生的手指辨认。

也，喘④而坚，诊曰有积气在中，时害于食，名曰心痹，得之外疾，思虑而心虚，故邪从之。白，脉之至也，喘而浮，上虚下实，惊，有积气在胸中，喘而虚，名曰肺痹，寒热，得之醉而使内⑤也。青，脉之至也，长而左右弹，有积气在心下支胠，名曰肝痹，得之寒湿，与疝同法，腰痛足清头痛。黄，脉之至也，大而虚，有积气在腹中，有厥气，名曰厥疝⑥，女子同法，得之疾使四肢，汗出当风。黑，脉之至也，上坚而大，有积气在小腹与阴⑦，名曰肾痹，得之沐浴清水⑧而卧。

凡相五色，面黄目青，面黄目赤，面黄目白，面黄目黑者，皆不死也。面青目赤，面赤目白，面青目黑，面黑目白，面赤目青，皆死也。

【注释】

①"五脏"两句：五脏藏于内，五脏的征象可用取类比象的方法来推测。②相音：察听病人音声之清浊长短疾徐。相，察。③微诊：是说色诊极精微。④喘：通"湍"，急速。⑤使内：指房事。内，房事的避讳语。⑥厥疝：病名。多因脾虚，肝气横逆所致。症见腹中逆气上冲，胃脘作痛，呕吐，足冷，少腹痛引睾丸。⑦阴：指前阴。⑧清水：指凉水。

【译文】

脉象的小、大、滑、涩、浮、沉等，可以通过医生的手指辨别；五脏功能显露在外的，可以通过相类事物的比象来推求；五脏各自相应合的声音，可以凭意会鉴别；五色的细微变化，可以用眼睛来观察。诊断疾病时，如能将色、脉两者结合起来，就可以万无一失了。面部呈现红色，脉象急促而坚实的，可诊为邪气积聚于腹中，常表现为妨害饮食，此病名为心痹。这种病的发生是由于思虑过度致使心气虚弱，邪气趁机侵入。面部呈现白色，脉象急促而浮大的，上虚下实，所以常出现惊恐的症状，病邪积聚于胸中，迫使肺气喘，但肺气本身是虚弱的，病名叫肺痹。这种病是发寒热，并醉酒后行房事而引发的。面部

中医四大名著

五脏的生理病理变化

心痹	肺痹	肝痹	厥疝	肾痹
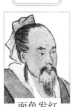	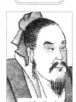	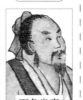		
面色发红	面色发白	面色发青	面色发黄	面色发黑
思虑过度，使心气虚弱，病邪乘虚而入	偶发寒热，并在醉后行房	受了寒湿，病理和疝气一样，所以有腰痛、足冷、头痛等症状	剧烈劳动，出汗后受了风邪的侵袭	用冷水沐浴后就睡觉引起
脉搏湍急而坚强，诊断为病气积聚在中腔，经常影响饮食	脉搏急湍又浮，上虚下实，病气积聚在胸中，气喘而肺虚	脉搏跳动时间长并且左右弹指，病气积聚在心下，支撑两腋下	脉搏大而虚，病气积聚腹中，感觉有一股逆气使身体疼痛	上部脉搏强劲而大，病气积聚在小腹和前阴

呈现青色，脉象长并左右弹击手指的，是病邪积聚于心下，支撑两侧胁肋，此病名叫肝痹。这种病通常由寒湿引起，与疝的病理相同，它的症状是腰痛、足冷、头痛等。面部呈现黄色，脉象大而虚的，是病邪积聚在腹中，有逆气产生，这个病的名字叫作厥疝，女子身上会出现这种情况，多由四肢过劳，出汗后感受风邪所致。面部呈现黑色，脉象尺上坚实而大，是病邪积聚在小腹与前阴，病名叫作肾痹，多因冷水沐浴后睡觉受凉而发生。

　　大凡诊察五色，面黄目青、面黄目赤、面黄目白、面黄目黑，皆为不死的征象，因为面带黄色，表明土气尚存。面青目赤、面赤目白、面青目黑、面黑目白、面赤目青等现象，则皆为死亡的征象，因为面色没有黄色，表明土气已经败绝。

◎脉要精微论：望闻问切四诊法◎

【导读】

　　本篇专门阐述了各种诊断方法，特别强调了切脉和望色的重要性，并论述了脉诊的要领，这些内容丰富多彩而又精微神妙，所以名为"脉要精微论"。

　　本篇的主要内容有：一、指出诊法要以平旦和持脉为常规原则；二、介绍望诊中察看精明、五色以及脏腑、形体的方法；三、说明脉诊的方法和作用；四、说明脉象与四时的关系；五、介绍通过病人的声音、大小便和梦境诊察疾病的方法；六、论述如何根据切脉部位来了解内脏的病变，并对各种脉象所主疾病进行举例说明。

【原文】

　　黄帝问曰：诊法何如？

　　岐伯对曰：诊法常以平旦，阳气未动，阴气未散，饮食未进，经脉未盛，络脉调匀，气血未乱，故乃可诊有过之脉①。

　　切脉动静而视精明②，察五色③，观五脏有余不足，六腑强弱，形之盛衰，以此参伍④，决死生之分。

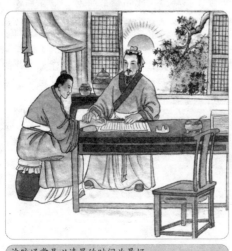

诊脉通常是以清晨的时间为最好。

　　夫脉者，血之府⑤也。长⑥则气治，短⑦则气病，数则烦心⑧，大则病进⑨。上盛则气高⑩，下盛则气胀，代⑪则气衰，细⑫则气少，涩⑬则心痛。浑浑革至如涌泉⑭，病进而色弊；绵绵其去如弦绝⑮，死。

　　夫精明五色者，气之华也。赤欲如白裹朱，不欲如赭⑯；白欲如鹅羽，不欲如盐；青欲如苍璧之泽⑰，不欲如蓝；黄欲如罗裹雄黄⑱，不欲如黄土；黑欲如重漆色⑲，不欲如地苍⑳。五色

脉象及其主病

长脉	正常	脉体充满寸、关、尺三部本位，长而和缓		气血流畅和平为气治	
	异常	超过本位，长而洪、大、实		邪气盛实而正气亦不衰，正邪搏击	
短脉	脉体不足寸、关、尺三部本位		气不足为气病	虚，气虚血少	
				实，气滞血瘀	
数脉	脉来急速，一息六至或以上		数而有力为实热	内心烦热	
			数而无力为虚热		
大脉	正常		脉体宽大而和缓	气血充盛	
	异常		大而有力则为邪热实证	病势正在向前发展	
			大而无力则为虚损，气不内守		
上盛	上部脉大而有力			气逆于上，胸满气喘	
下盛	下部脉大而有力			邪滞于下，腹部胀满	
代脉	脉来缓弱而出现有规律的间歇			脏气衰微，其病危重	
细脉	脉细如线，但应指清晰			正气衰少	
涩脉	脉来不流利，往来艰涩 脉来滚滚而急，如泉水涌出 来时若有若无，微细无力，或像弓弦猝然断绝			血少气滞 疾病加重，气色败坏 气血已绝，生机已断	

五色的正常色与异常色

赤
正常的赤色，既如细白的薄绢裹着朱砂，又如鸡冠

异常的赤色，如同赭石，略带紫色，暗淡而无光泽

青
正常的青色，既如白绢裹着红青色的东西，又如翠鸟的羽毛

异常的青色，看上去像是蓝色

黄
正常的黄色，既如白绢裹着栝楼的果实，又如蟹腹

异常的黄色，像泥土一样，干枯而没有生气

白
正常的白色，既如细白的薄绢裹着红色的东西，又如猪脂

异常的白色，犹如海盐，白中带浊，泛着浮光

黑
正常的黑色，既如白绢裹着紫色的东西，又如乌鸦的羽毛

异常的黑色，像地衣一样，色泽枯槁

太过与不及

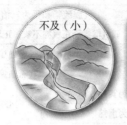

不及（小）

将经脉比作河流，不及、小即如水位不足，太过、大即如水位太高

太过（大）

精微象见矣，其寿不久也[21]。夫精明者，所以视万物，别白黑，审短长。以长为短，以白为黑，如是则精衰矣。

【注释】

① 有过之脉：有病之脉。② 动静：脉象搏动的变化。精明：即目之精光。精，同"睛"。③ 五色：即面部红、黄、青、白、黑五种色泽。④ 参伍：综合比较，对比异同。⑤ 脉者，血之府：脉是血液汇聚的地方。⑥ 长：指长脉，脉体长而超过本位。⑦ 短：指短脉，脉体短而不及本位。⑧ 数：指数脉，即一息五至以上的脉象。烦心：心里烦躁。⑨ 大：指大脉，脉象满指，坚实有力。病进：病势正在发展恶化。⑩ 上盛：上部脉，即寸脉搏动有力。盛，搏动有力。下文"下盛"，即下部脉，尺脉搏动有力。⑪ 代：指代脉，来数中止，不能自还，是一种有规律的间歇脉。⑫ 细：指细脉，应指而细小微弱。⑬ 涩：指涩脉，往来滞涩，如轻刀刮竹。⑭ "浑浑"句：王冰，"浑浑，言脉气乱也。革至者，谓脉来弦而大，实而长也。如涌泉者，言脉汩汩，但出而不返也"。⑮ "绵绵"句：王冰，"绵绵，言微微似有，而不甚应手也。如弦绝者，言脉卒断，如弦之绝去也"。⑯ 赭：赤而紫的颜色。⑰ 苍璧之泽：色泽青而明润。苍，青绿色。璧，玉石。⑱ 罗裹雄黄：黄中透红之色。罗，丝织物。雄黄，药名。⑲ 重漆色：色泽黑而有光泽。重，重复。漆之又漆，谓"重漆"。⑳ 地苍：土地苍黑，枯暗如尘。[21] "五色"两句：吴昆云，"真元精微之气，化作色相，毕现于外，更无藏蓄，是真气脱也，故寿不久"。

【译文】

黄帝问道：诊脉的方法是怎样的呢？

岐伯回答说：诊脉的时间通常是以清晨为最好，此时人还没有劳作，阳气未被扰动，阴气尚未耗散，饮食也未曾进入身体，经脉之气尚未充盛，络脉之气也平和均匀，气血未受到扰乱，因而容易诊察出有病的脉象。

在诊察脉搏动静变化的同时，还应观察双眼的神色，诊察五色的变化，以观察脏腑的强弱虚实及形体的盛衰，将这几个方面综合考察比较，以判断疾病的吉凶和死生。

脉是血液汇聚所在，而血的循行要依赖气的统率。长脉说明气血流畅和平为气治，短脉说明气不足为气病，数脉说明内心烦热，大脉说明邪气方张而病势正在向前发展，上部脉盛说明气逆于上，下部脉盛说明邪滞于下，细脉说明正气衰少，涩脉说明血少气滞。脉来时大而急速如泉水上涌，说明病势正在进展，会有危险；脉

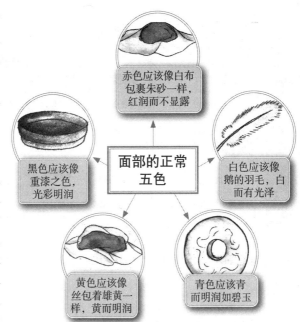

面部的正常五色

赤色应该像白布包裹朱砂一样，红润而不显露

黑色应该像重漆之色，光彩明润

白色应该像鹅的羽毛，白而有光泽

黄色应该像丝包着雄黄一样，黄而明润

青色应该青而明润如碧玉

来时若有若无，微细无力，或是像弓弦猝然断绝而去，说明气血已绝，生机已断，是死亡的征兆。

两目的精明和面部的五色，都是内脏的精气所表现出来的光华。赤色应该像白布包裹朱砂一样，红润而不显露，不应该像赭石那样，色赤带紫，没有光泽；白色应该像鹅的羽毛，白而有光泽，不应该像盐那样白而带灰暗色；青色应该青而明润如碧玉，不应该像青靛那样青而带沉暗色；黄色应该像丝包着雄黄一样，黄而明润，不应该像黄土那样，枯暗无华；黑色应该像重漆之色，光彩明润，不应该像地苍那样，枯暗如尘。假如五脏真色暴露于外，就是真气外脱了，人的寿命也就不长了。两眼精明是用来观察万物、分别黑白、审察长短的，如果长短不明，黑白不清，就是精气衰竭了。

【原文】

五脏者，中之守①也。中盛藏满，声如从室中言，是中气之湿也。言而微，终日乃复言者，此夺气也。衣被不敛，言语善恶，不避②亲疏者，此神明之乱也。仓廪③不藏者，是门户不要④也。水泉⑤不止者，是膀胱不藏也。得守者生，失守者死。

夫五府者，身之强也。头者，精明之府⑥，头倾视深⑦，精神将夺矣。背者，胸中之府，背曲肩随，府将坏矣。腰者，肾之府，转摇不能，肾将惫矣。膝者，筋之府，屈伸不能，行则偻附⑧，筋将惫矣。骨者，髓之府，不能久

五府是身体强健的基础

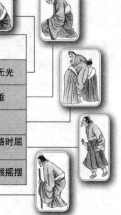

五府	主部位	致病结果	症状
头	精神活动的部位	精神将要衰败	头部低垂，目陷无光
背	胸中脏气聚会的部位	胸中脏气将要败坏	背弯曲而肩下垂
腰	肾气聚集的部位	肾气将要衰惫	不能转动
膝	筋汇聚的地方	筋的功能将要衰惫	膝部不能屈伸，走路时屈身附体
骨	精髓藏留的地方	髓虚，骨的功能将要衰惫	不能久立，走路震颤摇摆

立，行则振掉⑨，骨将惫矣。得强则生，失强则死。

【注释】

①五脏者，中之守：五脏的功能是藏精气而守于内。中，内。守，藏。②不避：不分。③仓廪：指脾胃。谷藏曰"仓"，米藏曰"廪"。仓廪指储藏米谷的仓库。中医认为脾胃有受纳、腐熟水谷，运化精微的功能，故称脾胃为"仓廪"。④门户不要：大便失禁。要，约束。⑤水泉：小便。⑥精明之府：精气聚集的地方。⑦头倾视深：头部侧垂而不能抬起，两目深陷而无光。⑧偻附：曲背低头，即驼背。附，同"俯"。⑨振掉：摇摆晃动。

【译文】

　　五脏的作用是藏精气而守于内。如果邪气充盛于腹中，脏气壅满，讲话的声音重浊不清，像在室中说话一样，就是中焦湿盛的缘故；声气低微，语言不能连续，是正气虚脱的缘故；不知道收拾、整理衣被，不分亲疏远近，时而亲昵和蔼，时而恶言恶语，是神明错乱的缘故；脾胃不能藏纳水谷精气而大便失禁，是中气失守、肛门不能约束的缘故；小便失禁，是膀胱不能闭藏的缘故。如果五脏功能能够内守，人就能生存；如果五脏精气不能固藏，人就会死亡。

　　五府是身体强健的基础。头是精神活动的部位，如果头部低垂，目陷无光，精神就将要衰败。背是胸中脏气聚会的部位，如果背弯曲而肩下垂，胸中脏气就将要败坏。腰是肾气聚集的部位，如果不能转动，肾气就将要衰惫。膝是筋汇聚的地方，如果膝部不能屈伸，走路时屈身附体，筋的功能就将要衰惫。骨是精髓藏留的地方，如果不能久立，走路震颤摇摆，就是髓虚，骨的功能就将要衰惫。总之，如果五府能够恢复强健，人就可以痊愈；如果五府不能恢复强健，人就会死亡。

【原文】

岐伯曰：反四时者，有余为精，不足为消。应太过，不足为精；应不足，有余为消。阴阳不相应，病名曰关格。

帝曰：脉其四时动奈何？知病之所在奈何？知病之所变奈何？知病乍[①]在内奈何？知病乍在外奈何？请问此五者，可得闻乎？

岐伯曰：请言其与天运转也。万物之外，六合之内。天地之变，阴阳之应，彼春之暖，为夏之暑；彼秋之忿[②]，为冬之怒[③]；四变之动[④]，脉与之上下[⑤]。以春应中规[⑥]，夏应中矩[⑦]，秋应中衡[⑧]，冬应中权[⑨]。是故冬至四十五日，阳气微上，阴气微下；夏至四十五日，阴气微上，阳气微下。

阴阳有时，与脉为期。期而相失，知脉所分；分之有期，故知死时。微妙在脉，不可不察。察之有纪，从阴阳始。始之有经，从五行生；生之有度，四时为宜。补泻勿失，与天地如一。得一之情，以知死生。是故声合五音[⑩]，色合五行[⑪]，脉合阴阳。

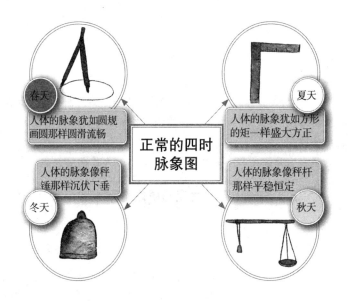

正常的四时脉象图

春天 人体的脉象犹如圆规画圆那样圆滑流畅

夏天 人体的脉象犹如方形的矩一样盛大方正

冬天 人体的脉象像秤锤那样沉伏下垂

秋天 人体的脉象像秤杆那样平稳恒定

【注释】

①乍：突然，猛然。②忿：比喻秋气萧索劲急。③怒：比喻严冬的寒烈气势。④四变之动：春夏秋冬四时的往来变迁。⑤上下：往来。即脉象浮沉盛衰的变化。⑥春应中规：春脉应符合圆规的形象，圆滑流畅。中，符合。规，画圆的工具。⑦夏应中矩：夏脉应符合方矩的形象，盛大方正。矩，画方形的工具。⑧秋应中衡：秋脉应符合秤杆的形象，平稳恒定。衡，秤杆。⑨冬应中权：

冬脉应符合秤砣的形象，沉伏下垂。权，秤砣。⑩ 声合五音：人的声音和五音相应合。⑪ 色合五行：人的气色与五色相应合，即青合木、黄合土、赤合火、白合金、黑合水。

【译文】

岐伯说：人的脉气如果与四时之气相反，邪气胜过精气就会表现为有余，血气先已消耗就会表现为不足。按照时令来讲，脏气当旺，脉气应有余，却反见不足的，是邪气胜过了精气；脉气应不足，却反见有余的，是正不胜邪，血气消耗而邪气猖獗。这种阴阳气血不相从，邪正不相应的情况，发生的疾病名叫关格。

黄帝问：脉象是怎样顺应四时的变化而变动的呢？怎样从脉诊上知道病变的所在呢？怎样从脉诊上知道疾病的变化呢？怎样从脉诊上知道病忽然发生在内部呢？怎样从脉诊上知道病忽然发生在外部呢？您能详细为我讲解一下这五个问题吗？

岐伯说：让我讲一讲人体的阴阳升降与天地的运转循环相适应的情况吧。万物之外，六合之内，天地间的变化，阴阳的相应，如春天的气候温暖，发展为夏天的气候暑热，亦如秋天的劲急之气，发展为冬天的寒杀之气。与这种四时气候的变化类似，人体的脉象也不断变化而升降浮沉。春天人体的脉象犹如圆规画圆那样圆滑，夏天人体的脉象犹如方形的矩一样盛大，秋天的脉象像秤杆那样平稳恒定，冬天的脉象像秤锤那样沉伏下垂。四时阴阳的情况也是这样，冬至到立春的四十五天，阳气微升，阴气微降；夏至到立秋的四十五天，阴气微升，阳气微降。

四时阴阳的升降是有一定的时间和规律的，人体脉象的变化也与之相应。

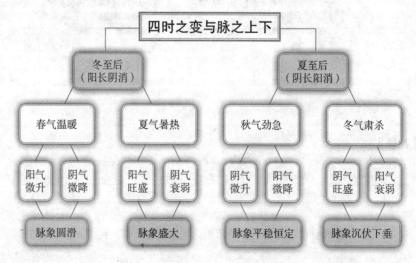

四时之变与脉之上下

冬至后（阳长阴消）　　夏至后（阴长阳消）

春气温暖　　夏气暑热　　秋气劲急　　冬气肃杀

阳气微升　阴气微降　　阳气旺盛　阴气衰弱　　阴气微升　阳气微降　　阴气旺盛　阳气衰弱

脉象圆滑　　脉象盛大　　脉象平稳恒定　　脉象沉伏下垂

如果脉象变化与四时阴阳不相应，就是病态，根据脉象的异常变化就可以知道病发生在哪个脏器，再根据脏气的盛衰和四时衰旺的时期，就可以判断出疾病和死亡的时间。四时阴阳变化之微妙，都在脉上有所反映，因此不可不细心地体察；诊察脉象的纲领，是从辨别阴阳开始。阴阳也有开端，它是借着五行产生的；而它的产生又有一定的法则，就是以四时变化为规律。诊断疾病时要以四时阴阳为准则，遵循四时阴阳的变化规律而没有偏离，人体就能保持相对平衡，并与天地阴阳相统一。如果真正掌握了这种看问题的诀窍，就可以判断疾病的预后和死生。所以，人的声音是和五音相应合的，人的气色是和五行相应合的，人的脉象则是和天地四时的阴阳变化相应合的。

【原文】

是知阴盛则梦涉大水恐惧，阳盛则梦大火燔灼，阴阳俱盛则梦相杀毁伤。上盛则梦飞，下盛则梦堕，甚饱则梦予，甚饥则梦取。肝气盛则梦怒，肺气盛则梦哭。短虫多则梦聚众，长虫多则梦相击毁伤①。

是故持脉有道，虚静为保。春日浮，如鱼之游在波②；夏日在肤，泛泛乎万物有余；秋日下肤③，蛰虫④将去；冬日在骨，蛰虫周密，君子居室。故曰：知内者按而纪之，知外者终而始之。此六者⑤，持脉之大法。

心脉搏坚而长，当病舌卷不能言；其耎而散者，当消环自已⑥。肺脉搏坚而长，当病唾血；其耎而散者，当病灌汗⑦，至令不复散发也⑧。肝脉搏坚而长，色不青，当病坠若搏，因血在胁下，令人喘逆；其耎而散，色泽⑨者，当病溢饮⑩，溢饮者，渴暴多饮，而易⑪入肌皮肠胃之外也。胃脉搏坚而长，其色赤，当病折髀⑫；其耎而散者，当病食痹⑬。脾脉搏坚而长，其色黄，当病少气；其耎而散，色不泽者，当病足胻肿⑭，若水状也。肾脉搏坚而长，其色黄而赤者，当病折腰；其耎而散者，当病少血，至令不复也。

【注释】

① 按：本节内容与本篇的主旨不符，其相似内容见于《灵枢·淫邪发梦》，应当是误收于本篇。② 如鱼之游在波：形容春脉浮而未显。③ 下肤：脉搏由浮而微沉。④ 蛰虫：藏伏于土中过冬的虫。⑤ 六者：指春、夏、秋、冬、内、外。⑥ "心脉搏坚"四句：搏坚而长，脉象搏动坚硬而过于本位。耎而散，虚软而细散。徐春甫："搏、坚，皆为太过。耎而散，皆为不及。五脏各因太过不及而病也。"消环自已，脉象搏动坚硬而过于本位，虚软而细散。张介宾："消，尽也。环，周也。谓期尽一周，即病自已矣。"⑦ 灌汗：形容自汗或盗汗。《脉经》作"漏汗"更为合理。肺脉耎而散为肺虚，肺合皮毛，肺虚则皮毛不固，故自汗或盗汗。⑧ 至令不复散发也：张介宾："汗多亡阳，故不可更为发散也。"⑨ 色泽：面色光泽。张志聪："《金匮要略》云'夫水病人，面目鲜泽'。盖水溢于皮肤，故其色润泽也。"⑩ 溢饮：病名。水气外溢而充满皮肤四肢。⑪ 易：《甲乙经》作"溢"，

更为合理。⑫折髀：股部疼痛如折。髀，股部。⑬食痹：病名。张介宾："食痹者，食入不化，入则闷痛呕汁，必吐出乃止。"⑭足胻肿：胫骨连及足部浮肿。胻，胫骨，即小腿骨。

【译文】

因此，阴气盛会梦见渡大水而恐惧，阳气盛会梦见大火烧灼，阴阳俱盛则会梦见相互残杀。上部盛会梦见飞腾，下部盛会梦见下坠，吃得过饱的时候，就会梦见赠送东西给别人，饥饿时就会梦见去获取东西。肝气盛，做梦就会好发怒气；肺气盛，做梦就会悲哀啼哭。如果腹内短虫多，就会梦见众人集聚；腹内长虫多，则会梦见打架受伤。

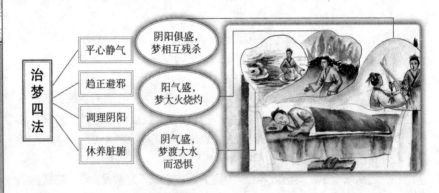

治梦四法
- 平心静气
- 趋正避邪
- 调理阴阳
- 休养脏腑

阴阳俱盛，梦相互残杀

阳气盛，梦大火烧灼

阴气盛，梦渡大水而恐惧

因此，诊脉要有一定的方法和要诀，必须虚心静气，才能保证诊断的正确。脉象随着季节的不同而不同。春天的脉应该上浮在外，好像鱼浮游于水波之中；夏天的脉在皮肤中，洪大而盛，充满指下，就像夏天万物生长的茂盛状态；秋天的脉在皮肤之下，就像蛰虫将要伏藏；冬天的脉沉伏在骨，就像冬眠之虫闭藏不出，人们也都深居简出一样。所以说：要知道内脏的情况，可以从脉象上区别出来；要知道外部经气的情况，可从经脉循行的经络上诊察来推究致病的根源。以上这春、夏、秋、冬、内、外六个方面，就是诊脉的法则。

心脉搏击有力而长，说明心经邪盛，火盛气浮，会出现舌头卷曲而不能言语的症状；如果脉象软而散乱，则是刚脉渐转柔和，等营卫之气循环一周后，疾病就会痊愈。肺脉搏动有力而长，说明火邪犯肺，会出现痰中带血；如果脉象软而散乱，属于肺脉不足，会出现汗出不止的病证，在这种情况下，不能再用发散的方法治疗。肝脉搏动有力而长，面色就会发青，如果不发青，说明病不是从内部产生的，而是跌坠或搏击受伤，因瘀血积于胁下，妨碍了肺气的升降，使人喘逆；如果脉象软而散乱，面目颜色有光泽，就是溢饮病，这是因为口渴暴饮，水不化气，以致水气流入肌肉皮肤之间、肠胃之外而引起的。胃脉搏动有力而长，面色发赤，会出现大腿疼痛，像折断了一样；如果脉象软而散乱，则说明胃气不足，这是食痹病。脾脉搏击有力而长，面色发黄，是脾气不运，症状是少气无力；如果脉象软而散乱，面色没有光泽，就是脾虚，不能运化水湿，会出现足胫浮肿，好像水肿病的样子。肾脉搏击坚定有力而长，面部黄里透红，说明心脾之邪盛而侵犯肾，使肾受损，病症是腰疼严重，好像折断了一样；如果脉象软而散乱，则表明精血虚少，身体不能恢复健康。

【原文】

帝曰：诊得心脉而急，此为何病？病形何如？

岐伯曰：病名心疝①，少腹当有形也。

帝曰：何以言之？

岐伯曰：心为牡脏②，小肠为之使③，故曰少腹当有形也。

帝曰：诊得胃脉，病形何如？

岐伯曰：胃脉实则胀，虚则泄④。

帝曰：病成而变⑤，何谓？

岐伯曰：风成为寒热⑥，瘅成为消中⑦，厥成为巅疾⑧，久风为飧泄⑨，脉风成为疠⑩。病之变化，不可胜数。

帝曰：诸痈肿筋挛骨痛，此皆安生？

岐伯曰：此寒气之钟⑪，八风之变也。

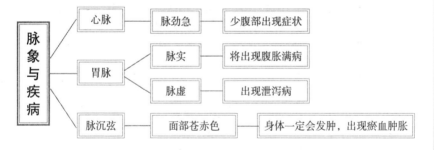

帝曰：治之奈何？

岐伯曰：此四时之病，以其胜治之，愈也⑫。

帝曰：有故病，五脏发动，因伤脉色，各何以知其久暴之病乎？

岐伯曰：悉乎哉问也！征⑬其脉小，色不夺者，新病也；征其脉不夺⑭，其色夺者，此久病也；征其脉与五色俱夺者，此久病也；征其脉与五色俱不夺者，新病也。肝与肾脉并至，其色苍赤，当病毁伤⑮，不见血，已见血，湿若中水也。

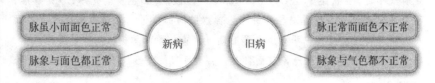

从脉色判断新旧病

新病	旧病
脉虽小而面色正常	脉正常而面色不正常
脉象与面色都正常	脉象与气色都不正常

【注释】

① 心疝：病名。寒邪侵犯心经所致的急性痛证。症见下腹有形块突起，气上冲胸，心暴痛。② 心为牡脏：心脏为阳脏。张介宾："牡，阳也。心属火，而居于膈上，故曰牡脏。"③ 小肠为之使：心与小肠相表里，所以称小肠为"心之使"。④ "胃脉实"两句：高世栻，"胃脉有余而实，则胀。胀，腹胀，脾实之病也。胃脉不足而虚，则泄。泄，溏泄，脾虚之病也。举胃与脾，则凡腑与脏合之脉，可类推，其因腑病脏矣"。⑤ 病成而变：疾病的成因及其变化。⑥ 风成为寒热：风邪造成的病是恶寒发热。王冰："《生气通天论》曰'因于露风，乃生寒热'。故风成为寒热也。"⑦ 瘅成为消中：热邪造成的疾病是多食而易饥的消中。吴昆："瘅，热也。积热之久，善食易饥，名曰消中。"⑧ 厥成为巅疾：厥逆之气上行造成的疾病是癫痫。吴昆："巅、癫同，古通用。气逆上而不已，则上实而下虚，故令忽然癫仆，今世所谓五癫也。"⑨ 久风为飧泄：张志聪，"风乃木邪，久则内干脾土，而成飧泄矣。故曰：'春伤于风，邪气留连，乃为洞泄'"。飧泄，病名，指泄泻完谷不化。⑩ 疠：即麻风病。⑪ 钟：聚集。⑫ "以其胜"两句：即五行气味相胜。张志聪："以胜治之者，以五行气味之胜治之而愈也。如寒淫于内，治以甘热，如东方生风，风生木，木生酸，辛胜酸之类。"⑬ 征：验证，查看。⑭ 夺：失去常态。⑮ 当病毁伤：为暴病损毁所伤。

【译文】

黄帝问：诊脉时，如果心脉劲急，是什么病？病的症状是怎样的呢？

岐伯说：这种病名叫心疝，少腹部位一定有症状出现。

黄帝问：这是什么道理呢？

岐伯说：心为阳脏，心与小肠相表里，脏病下移传到腑，小肠受其影响而引起疝痛，所以少腹部会出现症状。

黄帝问：诊察到胃脉有病，会出现什么病变呢？

岐伯说：胃脉实表明邪气有余，将出现腹胀满病；胃脉虚表明胃气不足，将出现泄泻病。

黄帝问：疾病的形成及其发展变化又是怎样的呢？

岐伯说：感受风邪，可变为寒热病；热邪滞留过久，就成为消中病；气逆上而不止，会成为癫痫病；风气通于肝，风邪经久不愈，木邪侮土，会出现飧泄病；风邪侵入血脉，长久停留则成为疠风病。疾病的发展变化多端，不可胜数。

黄帝问：各种痈肿、筋挛、骨痛的病变，是怎样产生的呢？

岐伯说：这都是因为寒气聚集和八风邪气侵犯人体而发生的变化。

黄帝问：怎样进行治疗呢？

岐伯说：这是四时偏胜的邪气所引起的病变，根据五行相胜的规律去治疗就会痊愈。

黄帝问：有旧病从五脏发动，因而影响到脉色而发生变化，怎样区别它是旧病还是新病呢？

岐伯说：你问得很详细啊！只要验看脉色，就可以区别开来。脉虽小而面色正常的，是新病；脉正常而面色不正常的，是旧病；脉象与气色都不在正常状态的，也是旧病；脉象与面色都正常的，是新病。脉见沉弦，是肝脉与肾脉并至，如果面部是苍赤色的，就是由毁伤瘀血导致的。外部不见血或见血，身体一定会发肿，就如同被湿邪侵犯或被水气中伤的现象，是瘀血肿胀。

【原文】

尺内^①两傍则季胁^②也。尺外以候肾，尺里以候腹。中附上^③，左外以候肝，内以候膈；右外以候胃，内以候脾。上附上^④，右外以候肺，内以候胸中；左外以候心，内以候膻中。前以候前，后以候后^⑤。上竟上者^⑥，胸喉中事也；下竟下者^⑦，少腹、腰、股、膝、胫、足中事也。

粗大^⑧者，阴不足阳有余，为热中^⑨也。来疾去徐^⑩，上实下虚，为厥巅疾。来徐去疾，上虚下实，为恶风^⑪也。故中恶风者，阳气受也。有脉俱沉细数者，少阴厥也。沉细数散者，寒热也。浮而散者，为眴仆^⑫。

诸浮不躁者皆在阳，则为热，其有躁者在手^⑬。诸细而沉者皆在阴，则为骨痛，其有静者在足。数动一代者，病在阳之脉也，泄及便脓血。诸过者切^⑭之，涩者，阳气有余也；滑者，阴气有余也。阳气有余，为身热无汗；阴气有余，为多汗身寒；阴阳有余，则无汗而寒。推而外之^⑮，内而不外，有心腹积也。推而内之，外

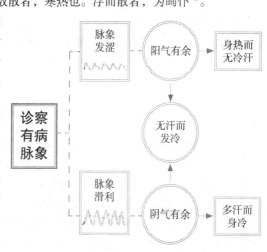

而不内，身有热也。推而上之，上而不下，腰足清也；推而下之，下而不上，头项痛也。按之至骨，脉气少者，腰脊痛而身有痹也。

【注释】

①尺内：指尺脉。②季胁：胸胁的下部。③中附上：指关部脉。④上附上：指寸脉。⑤前以候前，后以候后：切按寸、关、尺三部脉时，手指向掌侧移少许按之，称为"前"，以测候人体的前半边，以手指向臂侧移少许按之，称为"后"，以测候人体的后半边。⑥上竟上者：手指从寸部脉向上（掌侧）移动。竟，到头。⑦下竟下者：手指从尺部脉向下（臂侧）移动。⑧粗大：洪大。⑨热中：内热。张介宾："阳实阴虚，故为内热。"⑩来疾去徐：脉来时急而去时缓。来，脉来搏击应指。去，脉去如波浪落下。⑪恶风：疠风病，即今之麻风病，以其病状险恶，古人以为是感受邪恶之风而致。⑫眴：眩晕。仆：跌倒。⑬其有躁者在手：与下文的"其有静者在足"相应。张介宾："脉浮为阳，而躁则阳中之阳，若浮而兼躁，乃为阳极，故当在手，谓手三阳经也；若沉细而静，乃为阴极，故当在足，谓足三阴经也。"⑭过：有过之脉。切：切脉。⑮推而外之：推脉向外。王冰："脉附臂筋，取之不审，推筋令远，使脉外行。"

【译文】

尺脉两旁的内侧可以诊候季胁部。外侧诊候肾脏，中间诊候腹部。关部脉的左手外侧诊候肝脏，内侧诊候膈部，右手的外侧诊候胃腑，内侧诊候脾脏。寸部脉右手外侧诊候肺脏，内侧诊候胸中，左臂外侧诊候心脏，内侧诊候膻中。前可以诊候病人的胸腹部，后可以诊候病人的肩背之后。以按寸部脉的手指向上移动，可以诊候胸部与喉中的疾病；以按尺部脉的手指向下移动，可以诊候少腹、腰、股、膝、胫、足等处的疾病。

脉象洪大，是由于阴精不足而阳有余，是热中之病。脉象来时迅疾而去时徐缓，是由于上部实而下部虚，会出现厥逆、癫仆一类的疾病。脉象来时徐缓而去时急疾，是由于上部虚而下部实，容易产生疠风一类的疾病。患这种病的原因，是阳气虚而失去了捍卫的功能，从而感受邪气而发病。两手脉都沉细而数的，是少阴经经气逆乱的疾病。如果脉象沉细数而散乱，就是阴血亏损，容易出现阴虚阳亢的虚劳寒热病。脉浮而散乱，容易产生眩晕仆倒的疾病。

如果脉象浮而不躁急，表示病邪在阳分，容易出现发热的症状，疾病在足三阳经；如果脉象浮而躁急，则病在手三阳经。如果脉象细而沉，表示病在阴分，症状为骨节疼痛，疾病在手三阴经；如果脉象细沉而静，表示病在足三阴经。如果脉搏跳动几次就出现一次停歇，说明病在阳分，这是阳热郁滞的脉象，会出现泄利或大便带脓血的疾病。诊察到各种有病的脉象而切按时，如果脉象发涩，说明阳气有余；脉象滑利，说明阴气有余。阳气有余就会身热而无汗；阴气有余就会多汗而身冷；阴气阳气都有余，就会无汗而发冷。如果按脉时轻按不见脉动，重按才见脉象沉而不浮，说明病在内而不在外，是心腹有积聚病。如果按脉时重按不见脉动，轻按才见脉象浮而不沉，说明病在外而不在内，是身体发热之证。如果诊脉时，只有上

尺肤诊法

对于我国古代特有的诊病方法尺肤诊，《黄帝内经》做了较多论述。尺肤诊法诊察病理变化，主要是通过触按，观察尺部即手前臂由腕至肘的肌肤的张力与弹性强度，以及润泽与寒热情况，根据其所显示的缓急、滑涩、冷热、浮沉等方面的表现，对疾病的阴阳、虚实、寒热、表里等病理变化做出推测。

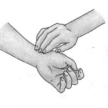

尺肤切诊示意图

部有搏动，下部则脉象虚弱，就是上实下虚，就会出现腰足清冷的疾病。如果诊脉时，只有下部有搏动，上部则脉象虚弱，就是上虚下实，就会出现头项疼痛的疾病。如果重按到骨头才感觉到虚弱的脉动，表明阳气不足，会出现腰脊疼痛及身体的痹证。

◎玉机真脏论：四季脉象与五脏疾病◎

【导读】

玉机，指可以窥探天道的神机，引申为重要之意。真脏，指脉来无胃气的真脏脉。真脏脉出现，为死证。

本篇的主要内容包括：一、论述五脏脉与四时的关系；二、说明疾病的传变顺序，但情志之病或猝发之病除外；三、指出病邪侵入是由浅入深的，要及时治疗，否则会预后不良；四、讲述真脏脉出现预决死期的表现和道理；五、说明要结合气候和环境诊察疾病，并及时治疗；六、介绍五实和五虚的症状和预后。

【原文】

黄帝问曰：春脉如弦，何如而弦？

岐伯对曰：春脉者肝也，东方木也，万物之所以始生也。故其气^①来，软弱轻虚而滑，端直以长，故曰弦。反此者病。

帝曰：何如而反？

岐伯曰：其气来实而强，此谓太过^②，病在外；其气来不实^③而微，此谓不及^④，病在中。

帝曰：春脉太过与不及，其病皆何如？

岐伯曰：太过则令人善怒，忽忽眩冒而巅疾^⑤；其不及，则令人胸痛引背，下则两胁胠^⑥满。

帝曰：善。

【注释】

①气：指脉气。②太过：指脏气过于盛满。③不实：脉不充盈。微：脉来微弱。④不及：

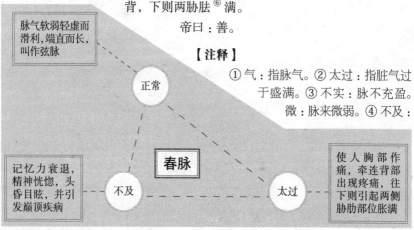

脉气软弱轻虚而滑利，端直而长，叫作弦脉

正常

春脉

不及

太过

记忆力衰退，精神恍惚，头昏目眩，并引发巅顶疾病

使人胸部作痛，牵连背部出现疼痛，往下则引起两侧胁肋部位胀满

中医四大名著

脏气不足。⑤巅疾：巅顶的病，如头痛。⑥胠：腋下胁上空软处。

【译文】

黄帝问道：春季的脉象如弦，怎样才算是弦？

岐伯回答说：春脉通于肝脏，属东方之木，在这个季节里，万物开始生长，因此脉气来时，软弱轻虚而滑利，端直而长，所以叫作弦。如果脉象与此相反，就是病脉。

黄帝问：怎样算是相反呢？

岐伯说：脉气来时，应指坚实有力，叫作太过，表明疾病在外部；脉气来时微弱不实，叫作不及，表明疾病在内部。

黄帝问：春脉太过与不及，会发生怎样的病变？

岐伯说：太过会使人易怒，精神恍惚，头昏目眩，并引发巅顶疾病；不及会使人胸部作痛，牵连背部出现疼痛，往下则引起两侧胁胠部位胀满。

黄帝说：讲得好！

【原文】

帝曰：夏脉如钩，何如而钩？

岐伯曰：夏脉者心也，南方火也，万物之所以盛长也。故其气来盛去衰，故曰钩。反此者病。

帝曰：何如而反？

岐伯曰：其气来盛去亦盛，此谓太过，病在外；其气来不盛去反盛，此谓不及，病在中。

帝曰：夏脉太过与不及，其病皆何如？

岐伯曰：太过则令人身热而肤痛，为浸淫①；其不及则令人烦心，上见咳唾，下为气泄②。

帝曰：善。

【注释】

①浸淫：浸淫疮，一种疮名。②气泄：矢气，俗称"放屁"。

【译文】

黄帝问：夏季的脉象如钩，怎样才算是钩？

岐伯说：夏季脉象通于心脏，属南方之火，在这个季节里，万物生长茂盛。因此，脉气来时充盛，去时轻微，犹如钩的形状，所以叫作钩脉。如果脉象与此相反，就是病脉。

黄帝问：怎样才算是相反呢？

岐伯说：脉气来时充盛去时也充盛，叫作太过，表明疾病在外部；脉气来

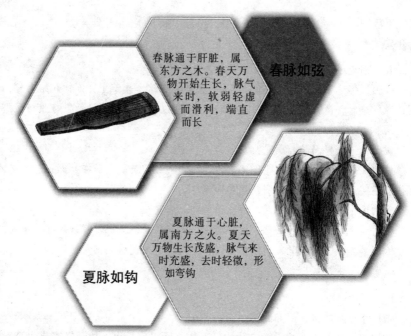

春脉如弦

春脉通于肝脏，属东方之木。春天万物开始生长，脉气来时，软弱轻虚而滑利，端直而长

夏脉如钩

夏脉通于心脏，属南方之火。夏天万物生长茂盛，脉气来时充盛，去时轻微，形如弯钩

时不盛，去时却充盛有余，叫作不及，表明疾病在内部。

黄帝问：夏脉太过与不及，会发生怎样的病变？

岐伯说：太过会使人身体发热，皮肤疼痛，热邪浸淫而成疮；不及会使人心虚烦躁，在上出现咳唾涎沫，在下出现矢气。

黄帝说：讲得好！

【原文】

帝曰：秋脉如浮，何如而浮？

岐伯曰：秋脉者肺也，西方金也，万物之所以收成也。故其气来，轻虚以浮，来急去散，故曰浮。反此者病。

帝曰：何如而反？

岐伯曰：其气来，毛而中央坚①，两傍虚，此谓太过，病在外；其气来，毛而微，此谓不及，病在中。

帝曰：秋脉太过与不及，其病皆何如？

岐伯曰：太过则令人逆气而背痛，愠愠②然；其不及，则令人喘，呼吸少气而咳，上气见血，下闻病音③。

帝曰：善。

【注释】

①毛：指脉气来时，轻浮如毛。中央坚：中央的部位坚实。②愠愠：郁闷不舒畅

的样子。③病音：喘息声。

【译文】

黄帝问：秋天的脉象如浮，怎样才算是浮？

岐伯说：秋季的脉象通于肺脏，属西方之金，在这个季节里，有万物收成的气象。因此，脉气来时轻虚且浮，来急去散，所以叫作浮。如果脉象与此相反，就是病脉。

黄帝问：怎样才算是相反呢？

岐伯说：脉气来时浮软而中间坚实，两旁空虚，叫作太过，表明疾病在外部；脉气来时浮软而微弱，叫作不及，表明疾病在内部。

黄帝问：秋脉太过与不及，会发生怎样的病变？

岐伯说：太过会使人气逆，背部作痛，郁闷而心情不舒畅；不及会使人呼吸气短，咳嗽气喘，气上逆而出血，气在下胸部有喘息的声音。

黄帝说：讲得好！

【原文】

帝曰：冬脉如营①，何如而营？

岐伯曰：冬脉者肾也。北方水也，万物之所以合藏也。故其气来沉以搏，故曰营。反此者病。

帝曰：何如而反？

岐伯曰：其气来如弹石②者，此谓太过，病在外；其去如数③者，此谓不及，病在中。

帝曰：冬脉太过与不及，其病皆何如？

岐伯曰：太过则令人解㑊，脊脉痛，而少气，不欲言；其不及则令人心悬如病饥，䏚④中清，脊中痛，少腹满，小便变赤黄。

帝曰：善。

【注释】

①冬脉如营：指冬季脉气营居于内，即沉脉、石脉。吴昆："营，营垒之营，兵之守者也。冬至闭藏，脉沉石，如营兵之守也。" ②弹石：脉来如弹石击手。③如数：脉虚软。④䏚：指季胁下夹脊两旁的空软处。

【译文】

黄帝问：冬季的脉象如营，怎样才算是营？

岐伯说：冬季的脉象通于肾脏，属北方之水，在这个季节里，有万物闭藏的气象。因此，脉气来时沉而有力，所以叫作营。如果脉象与此相反，就是病脉。

黄帝问：怎样才算是相反呢？

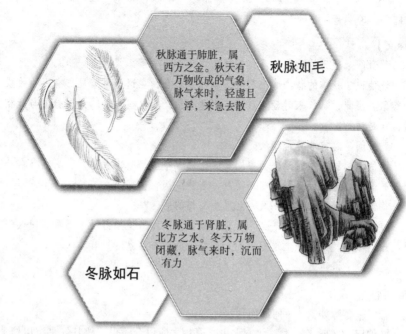

秋脉通于肺脏，属西方之金。秋天有万物收成的气象，脉气来时，轻虚且浮，来急去散

秋脉如毛

冬脉通于肾脏，属北方之水。冬天万物闭藏，脉气来时，沉而有力

冬脉如石

岐伯说：脉气来时如弹击石头一样坚硬，叫作太过，表明疾病在外部；如果脉去时虚浮软弱，就叫作不及，表明疾病在内部。

黄帝问：冬脉太过与不及，会发生怎样的病变？

岐伯说：太过会使人精神不振，身体懈怠，脊骨疼痛，气短，懒于说话；不及会使人心中如同饥饿时一样感到空悬，季胁下空软部位清冷，脊骨作痛，小腹胀满，小便颜色出现异常。

黄帝说：讲得好！

【原文】

帝曰：四时之序，逆从之变异也，然脾脉独何主？

岐伯曰：脾脉者土也，孤脏以灌四傍者也①。

帝曰：然则脾善恶，可得见之乎？

岐伯曰：善者不可得见，恶者可见②。

帝曰：恶者何如可见？

岐伯曰：其来如水之流者，此谓太过，病在外；如鸟之喙者，此谓不及，病在中。

帝曰：夫子言脾为孤脏，中央土以灌四傍，其太过与不及，其病皆何如？

岐伯曰：太过则令人四肢不举；其不及则令人九窍不通，名曰重强③。

帝瞿然④而起，再拜而稽首⑤曰：善。吾得脉之大要，天下至数。五色脉变，揆度奇恒，道在于一⑥。神转不回，回则不转，乃失其机。至数之要，迫近以微，著之玉版，藏之于府，每旦读之，名曰"玉机"。

脾脉的脉象

来时如流水一样散乱 — 太过 — 使人四肢不能举动

来时如鸟喙一样坚锐 — 不及 — 使人九窍不通，身重而不自如

病症名叫重强

【注释】

① "孤脏"句：张介宾，"脾属土，土为万物之本，故运行水谷，化津液以灌溉于肝心肺肾之四脏者也。土无定位，分王四季，故称孤脏"。② "善者"两句：正常的脾脉体现于四季的脉象中有柔软和缓之象，而不能单独出现，所以说"善者不可得见"。有病的脾脉则可单独出现，所以说"恶者可见"。③ 重强：脾病则身体皆重，舌本强，所以说四肢不举及九窍不通。④ 瞿然：惊视貌。⑤ 稽首：古时一种跪拜礼，即叩头至地。⑥ 道在于一：为医之道在于气血神机的运转如一。一，指气血神机。

【译文】

黄帝问：春夏秋冬四时的顺序，导致脉象有逆有从，变化各异，但其中没有说到脾脉，究竟脾脉与哪个时令相通呢？

岐伯说：脾脉属土，位居中央为孤脏，具有灌溉滋养四周其他脏腑的功能。

黄帝问：脾脉的正常与异常可以看得出来吗？

岐伯说：正常的脾脉看不出来，有病的脾脉是可以看出来的。

黄帝问：有病的脾脉是怎样的？

岐伯说：来时如流水一样散乱，叫作太过，表明疾病在外部；来时如鸟喙一样坚锐，叫作不及，表明疾病在内里。

黄帝问：先生说脾为孤脏，位居中央属土，灌溉滋养四周其他脏腑，那么它的太过和不及都会发生些什么病变呢？

岐伯说：太过会使人四肢不能举动，不及会使人九窍不通，身重而不自如，这种病症名叫重强。

黄帝惊异地肃然起立，恭敬地拜了两拜说：讲得好！我懂得诊脉的要领了，这是天下极其重要的道理。考察五色和四时脉象的变化，诊察脉象的正常与异常，它的精要，归结起来在于一个"神"字。神的功用运转不息，不断向前，就可以保持生机；如果违背顺序，倒退向后，就会失掉生机。这是最高深的道

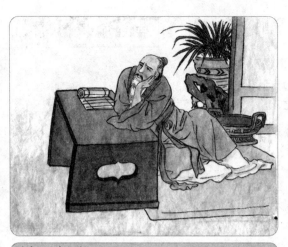

过度忧伤会伤肺。

理，极其精微，把它刻录在玉版上面，藏于枢要内府，每天早上诵读，就把它称为《玉机》吧。

【原文】

五脏受气于其所生①，传之于其所胜②，气舍③于其所生，死于其所不胜。病之且死，必先传行④至其所不胜，病乃死，此言气之逆行⑤也，故死。肝受气于心，传之于脾，气舍于肾，至肺而死。心受气于脾，传之于肺，气舍于肝，至肾而死。脾受气于肺，传之于肾，气舍于心，至肝而死。肺受气于肾，传之于肝，气舍于脾，至心而死。肾受气于肝，传之于心，气舍于肺，至脾而死。此皆逆死也。一日一夜五分之⑥，此所以占⑦死生之早暮也。

黄帝曰：五脏相通，移皆有次。五脏有病，则各传其所胜。不治⑧，法三月若六月，若三日若六日⑨，传五脏而当死，是顺传所胜之次。故曰：别于阳者，知病从来；别于阴者，知死生⑩之期，言知至其所困而死。

是故风者百病之长也⑪。今风寒客于人，使人毫毛毕直，皮肤闭而为热，当是之时，可汗而发也；或痹不仁肿痛，当是之时，可汤熨及火灸刺而去之。弗治，病入舍于肺，名曰肺痹，发咳上气。弗治，肺即传行之肝，病名曰肝痹，一名曰厥，胁痛出食，当是之时，可按若刺耳。弗治，肝传之脾，病名曰脾风，发瘅⑫，腹中热，烦心出黄⑬，当此之时，可按可药可浴。弗治，脾传之肾，病名曰疝瘕，少腹冤热⑭而痛，出白，一名曰蛊⑮，当此之时，可按可药。弗治，肾传之心，筋脉相引而急，病名曰瘛⑯，当此之时，可灸可药。弗治，满十日，法当死。肾因传之心，心即复反传而行之肺，发寒热，法当三岁死，此病之次也。

然其卒⑰发者，不必治于传。或其传化有不以次⑱，不以次入者，忧恐悲喜怒，令不得以其次，故令人有大病矣。因而喜则肾气乘矣，怒则肺气乘矣，思则肝气乘矣，恐则脾气乘矣，忧则心气乘⑲矣。此其道也。故病有五，五五二十五变，反其传化。传，乘之名也。

【注释】

① "五脏"句：五脏所受的病气，来源于它所生的脏。气，指病气。② 传：指病气相传。所胜：指所克之脏。③ 舍：留止。④ 传行：指病气的传变。⑤ 气之逆行：指病气的逆传。⑥ 一日一夜五分之：一昼夜分为五个阶段。配合五脏：平旦属肝，日中属心，薄暮属肺，夜半属肾，午后属脾。⑦ 占：推测。⑧ 不治：不及时治疗。⑨ "法三月"两句：指患病传变过程的快慢。⑩ 死生：偏意复词，指死。⑪ 风者百病之长也：六淫之气始于风，故称风为"长"。⑫ 发瘅：发黄。吴昆："瘅，热中之名。"⑬ 出黄：小便色黄。⑭ 冤热：蓄热，热极而烦闷。⑮ 蛊：病名。指病深日久，形体消瘦，精神萎靡，如虫食物。⑯ 瘈：指筋脉拘急相引一类的病。⑰ 卒：同"猝"。⑱ 次：次序。⑲ 乘：乘虚侵袭。

【译文】

五脏疾病的传变，是受病气于其所生之脏，传给其所克之脏，病气滞留于生己之脏，死于克己之脏。当疾病严重到接近死亡的时候，一定先传行到克己之脏，病人才会死，这是病气的逆传，所以会致人死亡。例如，肝从心脏接受病气，然后病气传行于脾脏，滞留于肾脏，传到肺脏会致死。心从脾脏接受病气，病气传行于肺脏，滞留于肝脏，传到肾脏会致死。脾从肺脏接受病气，病气传行于肾脏，滞留于心脏，传到肝脏会致死。肺从肾脏接受病气，病气传行于肝脏，滞留于脾脏，传到心脏会致死。肾从肝脏接受病气，病气传行于心脏，滞留于肺脏，传到脾脏会致死。以上都是病气的逆传，所以会致死，如果把一日一夜划分为五个阶段，使各个时辰分别与五脏相对应，就可以推测出死亡的大体时间。

肝脏受病传导图

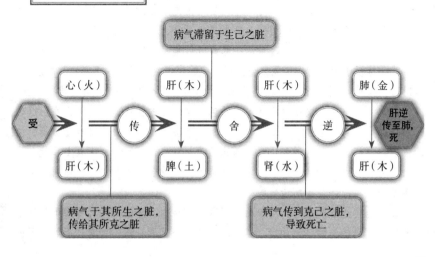

脏腑的相生相克

脏腑的相生

脏腑的相克

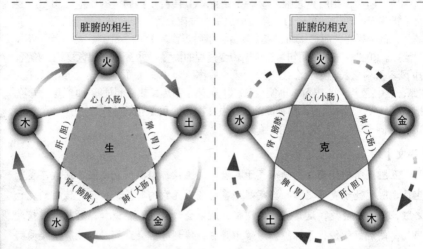

黄帝说：五脏是相互通连的，病气的转移，都有一定的次序。如果五脏有病，病气会各自传行于其所克之脏。如果不能掌握治病的时机，那么长则三个月或六个月，短则三天或六天，病气传遍五脏就会死亡。这是病气相克的顺传次序。所以说，能辨别外证的，可以知道病从哪里来；能辨别里证的，可以知道病的死亡时间，也就是说，各脏将病气传到克己之脏时，就会死亡。

风邪是引起各种疾病的罪魁祸首，所以说它是百病之长。风寒邪气侵入人体后，会使人毫毛竖起，皮肤闭而发热，这时可用发汗的方法治疗；如果风寒之邪侵入经络，出现麻痹不仁或肿痛等症状，可用汤熨（热敷）及火罐、艾灸、针刺等方法来祛散。如果不及时治疗，病气内传于肺，叫作肺痹，会出现咳嗽上气的症状。如果还不及时治疗，就会传行于肝，叫作肝痹，又叫作肝厥，会出现胁痛、吐食的症状，这时可用按摩或者针刺等方法治疗。如果仍不及时治疗，就会传行于脾，叫作脾风，会出现黄疸、腹中热、烦心、小便发黄等症状，这时可用按摩、药物或热汤沐浴等方法治疗。如果还不及时医治，就会传行于肾，叫作疝痕，会出现少腹烦热疼痛，小便色白而混浊的症状，又叫作蛊病，这时可用按摩或用药物治疗。如果还不医治，病就会由肾传到心，发生筋脉牵引拘挛，叫作瘈病，这时可用灸法或用药物治疗。如果仍治不好，十天之后就会死亡。如果病邪由肾传到心，心又将病反传到肺，就会引发寒热证，该病发生后三年就会死亡，这是疾病传变的一般次序。

如果是突然暴发的病，就不必根据这个相传的次序医治。有些病不是完全按照这个次序传变的，比如忧、恐、悲、喜、怒这五种情志之病，病邪就不依照这个次序传变而突然发病。比如因为喜极而伤心，心气虚弱则肾气会乘虚侵袭心；因为大怒而伤肝，则肺气会乘虚侵袭肝；因为思虑过度而伤脾，则肝气会乘虚侵袭脾；因为惊恐而伤肾，肾气内虚则脾气会乘虚侵袭肾；因为过忧而伤肺，肺气内虚则心气会乘虚侵袭肺。这是五种情志过于激动，使病邪不依次序传变的道理。所以，五脏的疾病虽然只有五种，但是通过传变，就有五五二十五种病变，这和正常的传化是相反的。所谓传化，就是乘虚侵犯的意思。

【原文】

大骨枯槁^①，大肉陷下^②，胸中气满，喘息不便，其气动形，期六月死，真脏脉见，乃予之期日。

大骨枯槁，大肉陷下，胸中气满，喘息不便，内痛引肩项，期一月死，真脏见，乃予之期日。

大骨枯槁，大肉陷下，胸中气满，喘息不便，内痛引肩项，身热，脱肉破䐃^③。真脏见，十月^④之内死。

大骨枯槁，大肉陷下，肩髓内消^⑤，动作益衰，真脏来见，期一岁死，见其真脏，乃予之期日。

大骨枯槁，大肉陷下，胸中气满，腹内痛，心中不便，肩项身热，破䐃脱肉，目眶陷，真脏见，目不见人，立死；其见人者，至其所不胜之时则死。

【注释】

①大骨枯槁：形容人体的大骨软弱无力。张介宾："如肩、脊、腰、膝，皆大骨也。"②大肉陷下：张介宾："尺肤、臀肉，皆大肉也。"腿、臂、臀等处的肌肉都叫大肉。陷下，即形容消瘦枯削。③脱肉破䐃：王冰，"䐃者，肉之标。脾主肉，故肉如脱尽，䐃如破败也"。脱肉，形容遍体肌肉消瘦。破䐃，形容䐃部破败。肘、膝、髀、厌高起处肌肉为䐃。④十月：张介宾，"五脏俱伤，而真脏又见，当十日内死。十日者，天干尽而旬气易也。月字误，当作日"。⑤肩髓内消：意为骨髓内消，肩膀不振。张志聪："肩髓者，大椎之骨髓，上会于脑，是以项骨倾者，死不治也。"

【译文】

全身大的骨骼软弱，臂腿等部位的主要肌肉瘦削，胸中满闷，呼吸困难，呼吸时身体随之振动，六个月内就会死亡，如果出现了真脏脉，就可以预知死亡日期。

全身大的骨骼软弱，臂腿等部位的主要肌肉瘦削，胸中满闷，呼吸困难，胸部疼痛，牵引肩项也发生疼痛，一个月内就会死亡，如果出现了真脏脉，就可以预知死亡日期。

全身大的骨骼软弱，臂腿等部位的主要肌肉瘦削，胸中满闷，呼吸困难，

肌体与真脏脉的关系

全身大的骨骼软弱，臂腿等部位的主要肌肉瘦削	胸中满闷，呼吸困难	出现真脏脉	六个月内死亡
	胸中满闷，呼吸困难 胸痛牵引肩项	出现真脏脉	一个月内死亡
	胸中满闷，呼吸困难 胸痛牵引肩项，发热	出现真脏脉	十日之内死亡
	两肩下垂不能抬起， 骨髓消损	没有出现真脏脉	一年之内死亡
	胸中满闷，腹中疼痛 发热、看不见	出现真脏脉	立即死亡

胸部疼痛，向上牵引肩项疼痛，全身发热，肌肉消瘦破溃，如果出现了真脏脉，十日之内就会死亡。

全身大的骨骼软弱，臂腿等部位的主要肌肉瘦削，两肩下垂不能抬起，骨髓消损，动作衰颓无力，如果真脏脉没有出现，一年内就会死亡，如果出现了真脏脉，就可以预知死亡日期。

全身大的骨骼软弱，臂腿等部位的主要肌肉瘦削，胸中满闷，腹中疼痛，心中气郁不舒，肩项身上都发热，肌肉破溃，眼眶下陷，如果真脏脉出现，精气衰绝，眼睛看不见人，就会立即死亡；如果尚能看见人，是精气尚未枯竭，等到病气传至其所不胜之脏时，就会死亡。

【原文】

急虚身中卒至①，五脏绝闭，脉道不通，气不往来，譬如堕溺②，不可为期。其脉绝不来，若人一息五六至，其形肉不脱，真脏虽不见，犹死也。

真肝脉至，中外急，如循刀刃责责然③，如新张弓弦，色青白不泽④，毛折，乃死。真心脉至，坚而搏，如循薏苡子⑤累累然，色赤黑不泽，毛折，乃死。真肺脉至，大而虚，如以毛羽中人肤，色白赤不泽，毛折，乃死。真肾脉至，搏而绝，如指弹石辟辟然⑥，色黑黄不泽，毛折，乃死。真脾脉至，弱而乍数乍疏，色黄青不泽，毛折，乃死。诸真脏脉见者，皆死不治也。

黄帝曰：见真脏曰死，何也？

岐伯曰：五脏者，皆禀气于胃，胃者五脏之本也。脏气者，不能自至于手太阴，必因于胃气，乃至于手太阴⑦也。故五脏各以其时，自为而至于手太阴也⑧。故邪气胜者，精气衰也。故病甚者，胃气不能与之俱至于手太阴，故真脏之气独见。独见者病胜脏^⑨也，故曰死。

帝曰：善。

【注释】

①急虚身中卒至：正气一时暴绝，外邪突然中于身，客邪突然至于内脏而产生的病变。②堕：跌落下坠。溺：落水淹没。③责责然：刀作响的声音，即震震然，形容可畏的样子。④不泽：不光润。⑤薏苡子：中药名。即薏苡仁。累累然：形容心之真脏脉象短而坚实。⑥辟辟然：形容肾的真脏脉象沉而坚硬。⑦手太阴：指寸口脉。⑧"故五脏"两句：五脏之气各自在一定的时候，以不同的脉象出现于手太阴寸口。⑨病胜脏：邪气亢盛，正气衰竭。

【译文】

如果正气暴虚，外邪突然侵入人体，仓促得病，五脏气机闭塞，周身脉道不通，大气不能往来，就像从高处坠落，或是落水淹没一样，就无法预测死亡的具体日期。如果脉息断绝而不再来，或是跳动异常急促，一次呼气脉搏就跳动五六次，虽然形体没有衰败，真脏脉也没有出现，仍然是要死亡的。

肝脏的真脏脉来时，内外劲急，就像按在刀口上一样震震作响，又像按在新开的弓弦上一样硬直，面部呈现出青白色而没有光泽，毫毛枯焦，就意味着要死亡了。心脏的真脏脉来时，坚硬而搏手有力，就像触摸到薏苡子那样小而圆实，面部呈现出赤黑色而没有光泽，毫毛枯焦，就意味着要死亡了。肺脏的真脏脉来时，大而空虚，好像用毛羽拂拭人的皮肤一样轻虚，面部呈现出白赤色而没有光泽，毫毛枯焦，就意味着要死亡了。肾脏的真脏脉来时，搏手有力，就像拉断绳索那样有力，又像用手弹击石头一样坚实，面部呈现出黑黄色而没有光泽，毫毛枯焦，就意味着要死亡了。脾脏的真脏脉来时，软弱无力，快慢不匀，面部显现出黄青色而没有光泽，毫毛枯焦，就意味着要死亡了。总之，凡是见到五脏的真脏脉，都是不治之症。

黄帝问：见到真脏脉，就要死亡，这是什么道理呢？

岐伯说：五脏的营养，都依赖于胃腑水谷的精微之气，因此胃是五脏的根本。五脏的脉气，不能自行到达手太阴寸口，而是必须借助于胃气的输注，才能到达手太阴。所以，五脏的脉气能够在各自所主的时间，以各自的脉象出现于手太阴寸口。如果邪气过盛，必定使精气衰绝，所以疾病严重时，胃气就不能与五脏的脉气一齐到达手太阴，使得某一脏的真脏脉单独出现。真脏脉单独出现，就是邪气过盛而脏气受损，所以说是要死亡的。

黄帝说：讲得好！

【原文】

黄帝曰：凡治病，察其形气色泽，脉之盛衰，病之新故，乃治之，无后其

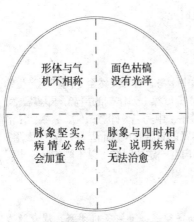

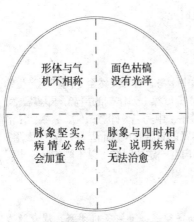

形体与气机不相称	面色枯槁没有光泽
脉象坚实，病情必然会加重	脉象与四时相逆，说明疾病无法治愈

四种不易治愈的疾病

时。形气相得，谓之可治；色泽以浮①，谓之易已；脉从四时，谓之可治。脉弱以滑②，是有胃气，命曰易治，取之以时。形气相失，谓之难治；色夭不泽③，谓之难已；脉实以坚，谓之益甚；脉逆四时，为不可治。必察四难④而明告之。

所谓逆四时者，春得肺脉，夏得肾脉，秋得心脉，冬得脾脉，其至皆悬绝⑤沉涩者，命曰逆四时。未有脏形⑥，于春夏而脉沉涩，秋冬而脉浮大，名曰逆四时也。

病热脉静，泄而脉大，脱血而脉实，病在中脉实坚，病在外脉不实坚者，皆难治。

黄帝曰：余闻虚实，以决死生，愿闻其情。

岐伯曰：五实死，五虚死。

帝曰：愿闻五实五虚。

岐伯曰：脉盛、皮热、腹胀、前后不通、闷瞀⑦，此谓五实。脉细、皮寒、气少、泄利前后、饮食不入，此谓五虚。

帝曰：其时有生者，何也？

岐伯曰：浆粥入胃，泄注止，则虚者活；身汗得后利⑧，则实者活。此其候也。

【注释】

①色泽以浮：气色亮泽，颜色明润。②脉弱以滑：指有病之脉虚弱而流利。③色夭不泽：颜色晦暗而无光泽。④四难：指病人出现的"形气相失""色夭不泽""脉实以坚""脉逆四时"四种病危的症状。⑤悬绝：即某一脏之脉独见，与其他各部悬异殊绝。⑥四时未有脏形：五脏脉气未能随四时变化而显现于外。⑦闷瞀：郁闷烦乱。瞀，目不明。⑧后利：指大便通利。

【译文】

黄帝说：凡是治病，首先要诊察人的形体、气机、色泽，以及脉象的虚实、疾病的新旧等，然后及时进行治疗，这样才不会错过最佳时机。病人的形体和气机相称，是可治之症；面色光润鲜明，疾病就容易治愈；脉搏与四时相适应，说明可以治愈。脉象弱而流利，是有胃气的表现，疾病也容易治疗，但必须抓紧时间进行治疗。形体与气机不相称，说明疾病难以治愈；面色枯槁，没有光泽，说明疾病难以治愈；脉象坚实，病情必然会加重；脉象与四时相逆，说明

中医四大名著

疾病无法治愈。一定要仔细诊察这四种不易治愈的疾病，清楚地告诉病人。

所谓脉与四时相逆，是指春季见到肺脉，夏季见到肾脉，秋季见到心脉，冬季见到脾脉，而且脉来时悬绝无根，或是沉涩不起，这就叫作逆四时。如果五脏的脉气不能随着时令表现在外部，在春夏的时令反见沉涩的脉象，秋冬的时令反见浮大的脉象，就都叫作四时。

热病的脉象应该洪大反而平静，泄泻的脉象应该微小反而洪大，脱血病的脉象应该虚弱反而坚实，疾病在内里脉象反而实坚，疾病在外部脉象反而不实坚，都是病证与脉象相反的情况，这样的疾病都很难治愈。

黄帝说：我听说根据病情的虚实可以预测生死，希望听您讲讲这其中的道理。

岐伯说：五实和五虚都是死症。

黄帝问：请问什么叫作五实、五虚？

岐伯说：脉来势盛是心受邪气过盛，皮肤发热是肺受邪气过盛，腹胀是脾受邪气过盛，大小便不通是肾受邪气过盛，心烦意乱是肝受邪气过盛，这叫作五实。脉细是心气不足，皮肤发冷是肺气不足，气短是肝气不足，大便泄泻是肾气不足，不欲饮食是脾气不足，这叫作五虚。

黄帝问：得了五实、五虚之证，有时也有痊愈的，又是什么道理？

岐伯说：如果病人能够吃些粥浆，慢慢地恢复胃气，大便泄泻停止，那么五虚之证也可以痊愈；如果原来身热无汗的，现在能够出汗，原来大小便不通的，现在大小便通利了，那么五实之证也可以痊愈。这就是根据虚实而决断死生的道理。

五实五虚的表现及转机

五实	脉来势盛	心受邪气过盛	五脏皆实	死
	皮肤发热	肺受邪气过盛		
	腹胀	脾受邪气过盛	身热无汗的能够出汗了，大小便不通的通利了	活
	大小便不通	肾受邪气过盛		
	心烦意乱	肝受邪气过盛		
五虚	脉细	心气不足	五脏皆虚	死
	皮肤发冷	肺气不足		
	气短	肝气不足		
	大便泄泻	肾气不足	能吃些粥浆，慢慢恢复胃气，大便泄泻停止	活
	不欲饮食	脾气不足		

◎宣明五气：五味与五脏的关系◎

【导读】

宣明，即宣扬阐明之意。五气，即五脏之气。本篇上接"脏气法时论"篇的内容，对于人体五脏之气的功能变化规律进行了更加深入细致的宣扬和阐明，所以名为"宣明五气"。

本篇主要讲述了与五脏之气相关的五味所宜、发病情况、饮食禁忌、药食性味、病情变化、脏腑功能、脉象表现等内容，以作为诊断治疗时的指导原则。

【原文】

五味所入：酸入肝，辛入肺，苦入心，咸入肾，甘入脾，是谓五入。

五气所病[1]：心为噫[2]，肺为咳[3]，肝为语[4]，脾为吞[5]，肾为欠、为嚏[6]，胃为气逆、为哕、为恐[7]，大肠、小肠为泄[8]，下焦溢为水[9]，膀胱不利为癃，不约为遗溺[10]，胆为怒[11]。是谓五病。

五精所并[12]：精气并于心则喜，并于肺则悲，并于肝则忧，并于脾则畏，并于肾则恐。是谓五并，虚而相并者也。

五脏所恶：心恶热，肺恶寒，肝恶风，脾恶湿，肾恶燥。是谓五恶。

五脏化液：心主汗[13]，肺主涕，肝主泪，脾主涎[14]，肾主唾[15]。是谓五液。

【注释】

①五气所病：五脏之气的病变。杨上善："五脏从口中所出之气，皆是人常气之变也。"②心为噫：噫，嗳气。王冰："象火炎上，烟随焰出，心不受秽，故噫出之。"③肺为咳：王冰，"象金坚劲，扣之有声，邪击于肺，故为咳也"。④肝为语：语，以事告人，告诉。王冰："象木枝条，而形支别，语宣委曲，故出于肝。"⑤脾为吞：王冰，"象土包容，物归于内，翕如皆受，故为吞也"。⑥肾为欠、为嚏：王冰，"象水下流，上生云雾，气郁于胃，故欠生焉"。⑦胃为气逆、为哕、为恐：哕，呃逆，打嗝。王冰："胃为水谷之海，肾与为关，关闭不利，则气逆而上行也，以包容水谷，性喜受寒，寒谷相薄，故为哕也。寒盛则哕起，热盛则恐生。何者？胃热则肾气微弱，故为恐也。"⑧大肠、小肠为泄：王冰，"大肠为传导之腑，小肠为受盛之腑，受盛之气既虚，传导之司不禁，故为泄利也"。⑨下焦溢为水：王冰，"下焦为分注之所，气窒不泻，则溢而为水"。⑩"膀胱"两句：

王冰，"膀胱为津液之府，水注由之。然足三焦脉实，约下焦而不通，则不得小便；足三焦脉虚，不约下焦，则遗溺也"。⑪胆为怒：王冰，"中正决断，无私无偏，其性刚决，故为怒也"。⑫五精所并：并，合并，会聚一处。五脏精气相乘并于一脏，化生实邪为病。⑬心主汗：津液渗入脉中，转化为血液，归属于心，而血中津液，又可渗出于脉外，其中随卫气外泄的部分，就是汗。⑭脾主涎：涎，口液。杨上善："脾足太阴脉，通于五谷之液，上出廉泉，故名为涎。"⑮肾主唾：张介宾，"唾生于舌下，足少阴肾脉，循喉咙，挟舌本也"。

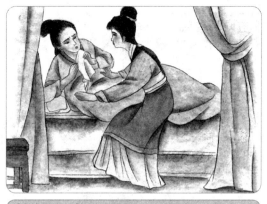

肺气失调使人咳嗽。

【译文】

饮食五味进入胃中后，各自进入与其相应的脏腑：酸味入肝，辛味入肺，苦味入心，咸味入肾，甘味入脾，这就是五入。

五脏之气失调后所发生的病变：心气失调会嗳气，肺气失调会咳嗽，肝气失调会多言，脾气失调会吞酸，肾气失调则会哈欠，打喷嚏。胃气失调则气逆为哕，会有恐惧感；大肠、小肠病则不能泌别清浊，传送糟粕，而为泄泻；下焦不能通调水道，则水液泛溢于皮肤而为水肿；膀胱之气化不利，则为癃闭，不能约制，则为遗尿；胆气失调则易发怒。这是五脏之气失调而发生的病变。

五脏之精气相并所发生的疾病：精气并于心则喜，精气并于肺则悲，精气并于肝则忧，精气并于脾则畏，精气并于肾则恐。这就是所说的五并，都是五脏乘虚相并所致。

五脏各有所厌恶：心厌恶热，肺厌恶寒，肝厌恶风，脾厌恶湿，肾厌恶燥。这是五脏所恶。

五脏化生的液体：心之液化为汗，肺之液化为涕，肝之液化为泪，脾之液化为涎，肾之液化为唾。这是五脏化生的五液。

【原文】

五味所禁：辛走气，气病，无多食辛；咸走血，血病，无多食咸；苦走骨，骨病，无多食苦；甘走肉，肉病，无多食甘；酸走筋，筋病，无多食酸。是谓五禁，无令多食。

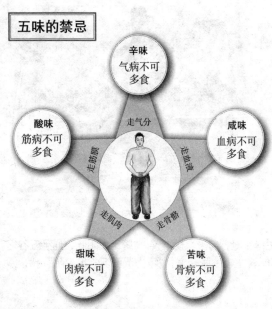

五味的禁忌

辛味
气病不可
多食

酸味
筋病不可
多食

咸味
血病不可
多食

走气分

走筋膜

走血液

走肌肉

走骨骼

甜味
肉病不可
多食

苦味
骨病不可
多食

五病所发：阴病发于骨，阳病发于血，阴病发于肉，阳病发于冬，阴病发于夏①。是谓五发。

五邪所乱：邪入于阳则狂②，邪入于阴则痹③，搏阳则为巅疾④，搏阴则为瘖⑤，阳入之阴则静，阴出之阳则怒。是谓五乱。

五邪所见：春得秋脉，夏得冬脉，长夏得春脉，秋得夏脉，冬得长夏脉，名曰阴出之阳，病善怒，不治⑥。是谓五邪，皆同命，死不治。

【注释】

① "阳病发"两句：肝为阳脏，其病发源于冬；肺为阴脏，其病发源于夏。② 邪入于阳则狂：狂，精神狂乱，相当于今躁狂型精神病。杨上善："热气入于阳脉，重阳故为狂病。" ③ 邪入于阴则痹：杨上善："寒邪入于阴脉，重阴故为血痹。" ④ 巅疾：头部的疾患，如头痛、眩晕，以至昏仆等病证。⑤ 搏阴则为瘖：瘖，嘶哑。张介宾："邪搏于阴，则阴气受伤，故声为音哑。阴者，五脏之阴也。盖心主舌，而手少阴心脉上走喉咙，系舌本；手太阴肺脉，循喉咙；足太阴脾脉，上行结于咽，连舌本，散舌下；足厥阴肝脉，循喉咙之后，上入颃颡，而筋脉络于舌本；足少阴肾脉，循喉咙，系舌本。故皆主病瘖也。" ⑥ "名曰"及以下九字：为错简衍文。

【译文】

疾病所禁食的五味：辛味走气分，气病不可多食辛味；咸味走血液，血病不可多食咸味；苦味走骨骼，骨病不可多食苦味；甜味走肌肉，肉病不可多食甜味；酸味走筋膜，筋病不可多食酸味。这就是五味的禁忌，要自我节制，不能多食。

五脏发病的部位和季节各不相同：肾为阴脏而主骨，阴病多发生于骨骼；心为阳脏而主血脉，阳病多发生于血液；饮食五味伤脾，发病多为肌肉痿弱无力；阳虚而病，阳病多发生于冬季；阴虚而病，阴病多发生于夏季。这就是五病所发。

五脏为邪所扰的病变：病邪侵入阳分，则阳偏盛，会出现狂病；病邪侵入

中医四大名著

阴分，则阴偏盛，会出现痹病；病邪侵入阳分，与阳气相争则阳气受伤，会出现头部疾患；病邪侵入阴分，与阴气相争则阴气受伤，会出现喑哑之疾；病邪从阳分入于阴分，则从阴而表现得安静；病邪由阴分出于阳分，则从阳而容易发怒。这就是所谓五乱。

五邪脉所表现的脉象：春天见到秋天的毛脉，是金克木；夏天见到冬天的石脉，是水克火；长夏见到春天的弦脉，是木克土；秋天见到夏天的钩脉，是火克金；冬天见到长夏的濡脉，是土克水。这就是所谓的五邪脉，其预后相同，都属于不治的死证。

【原文】

五脏所藏：心藏神，肺藏魄，肝藏魂，脾藏意，肾藏志。是谓五脏所藏。

五脏所主：心主脉，肺主皮，肝主筋，脾主肉，肾主骨。是谓五主。

五劳①所伤：久视伤血，久卧伤气，久坐伤肉，久立伤骨，久行伤筋。是谓五劳所伤。

五脏的五行归属

五行	火	金	木	土	水
五脏	心	肺	肝	脾	肾
五味所入	苦入心	辛入肺	酸入肝	甘入脾	咸入肾
五气所病	心为噫气	肺为咳嗽	肝为多言	脾为吞酸	肾为哈欠、喷嚏
五精所并	并于心则喜	并于肺则悲	并于肝则忧	并于脾则畏	并于肾则恐
五恶	热	寒	风	湿	燥
五脏化液	汗	涕	泪	涎	唾
五禁	咸	辛	酸	甜	苦
五脏病发	发于血液	发于夏季	发于冬季	发于肌肉	发于骨骼
五邪所见	夏见石脉	秋见钩脉	春见毛脉	长夏见弦脉	冬见濡脉
五藏	神	魄	魂	意	志
五主	血脉	皮毛	筋膜	肌肉	骨骼
五伤	久视伤血	久卧伤气	久行伤筋	久坐伤肉	久立伤骨

五脉应象：肝脉弦，心脉钩，脾脉代，肺脉毛，肾脉石。是谓五脏之脉。

【注释】

① 五劳：指长期疲劳过度而形成的五种劳伤。

【译文】

　　五脏所藏的精神活动：心脏藏神，肺脏藏魄，肝脏藏魂，脾脏藏意，肾脏藏志。这就是五脏所藏。

　　五脏各有所主：心主宰血脉，肺主宰皮毛，肝主宰筋膜，脾主宰肌肉，肾主宰骨骼。这就是五主。

　　五种过度的疲劳可以伤耗五脏的精气：久视则劳于精气而伤血，久卧则阳气不伸而伤气，久坐则血脉灌输不畅而伤肉，久立则劳于肾及腰、膝、胫等而伤骨，久行则劳于筋脉而伤筋。这就是五劳所伤。

　　五脏与四时相应的脉象：肝脉应春，其脉象端直而长，为弦；心脉应夏，其脉象来盛去衰，为钩；脾旺于长夏，其脉象虚弱，为代；肺脉应秋，其脉象轻虚而浮，为毛；肾脉应冬，其脉象沉坚，为石。这就是所谓的应于四时的五脏平脉。

中医四大名著

◎八正神明论：针刺也要有规律◎

【导读】

　　八正，即一年当中春分、夏至、秋分、冬至、立春、立夏、立秋、立冬八个节气的正气，在本篇中代指四时八正、日月星辰的变化。神明，即心领神会，明白透彻的意思，在本篇中喻指上工神医高超的诊疗水平。

　　本篇的主要内容包括：一、说明用针刺治疗，必须结合四时八正、日月星辰的变化，准确把握这些变化对人体气血虚实的影响；二、介绍针刺补泻中"方"和"圆"的关键要领；三、提出诊疗水平上"形"与"神"两种不同的境界。

【原文】

　　黄帝问曰：用针之服①，必有法则焉，今何法何则？

　　岐伯对曰：法天则地，合以天光。

　　帝曰：愿卒闻之。

　　岐伯曰：凡刺之法，必候日月星辰，四时八正②之气，气定乃刺之。是故天温日明，则人血淖③液而卫气浮；天寒日阴，则人血凝泣而卫气沉。月始生，则血气始精，卫气始行；月郭④满，则血气实，肌肉坚；月郭空，则肌肉减，经络虚，卫气去，形独居。是以因天时而调血气也。是以天寒无刺，天温无疑；月生无泻，月满无补；月郭空无治。是谓得时而调之。因天之序，盛虚之时，移光定位⑤，正立而待之。故曰月生而泻，是谓重虚；月满而补，血气盈溢，络有留血，命曰重实；月郭空而治，是谓乱经。阴阳相错，真邪不

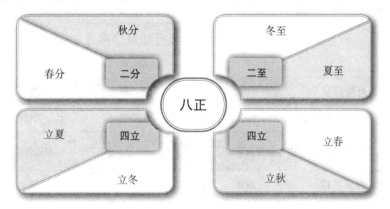

别，沉以留止，外虚内⑥乱，淫邪乃起。

【译文】

黄帝问道：用针的技术，必然有一定的方法准则，究竟有什么方法、什么准则呢？

岐伯回答说：要取法于天地阴阳，并结合日月星辰之光来研究。

黄帝说：希望详尽地了解一下。

岐伯说：大凡针刺之法，均在于必须观察日月星辰盈亏消长及四时八正的气候变化，这样才可以运用针刺的方法。如果气候温和，日色晴朗，人的血液就流行滑润而卫气上浮于表，血容易泻，气容易行；气候寒冷，天气阴霾，那么人的血行也会滞涩不畅而卫气沉伏于里。月亮初生的时候，人体的血气开始流利，卫气开始畅行；月亮正圆的时候，人体的血气充实，肌肉坚实；月黑无光的时候，人体的肌肉消瘦，经络空虚，卫气衰减，形体独居。所以，要顺着天时而调节血气。因此，天气寒冷，不要进行针刺；天气温和，不要犹疑迟缓；月亮初生的时候，不可以用泻法；月亮正圆的时候，不可以用补法；月黑无光的时候，不要进行针刺。这就是所谓顺应天时而调治气血的法则。要按照天时推移的次序，结合人身血气的盛衰，来确定气的所在，并聚精会神地等待治疗的最好时机。所以说，月牙初生时用泻法，就会使内脏虚弱，叫作重虚；月亮正圆时用补法，就会使血气充溢于皮表，以致络脉中血液滞留，这叫作重实；月黑无光的时候用针刺，就会扰乱经气，叫作乱经。这样的治法必然引起阴阳相错，真气与邪气不分，使病变反而得以深入，致使络脉外虚，

月亮变化时的不当疗法及结果

月亮变化	月初生	月正圆	月黑无光
不当的疗法	用泻法	用补法	用针刺
治疗效果	会使内脏虚弱	会使血气充溢于皮表，以致络脉中血液滞留	会扰乱经气
病症名称	重虚	重实	乱经

经脉内乱，所以病邪就会乘之而起。

【原文】

帝曰：星辰八正何候？

岐伯曰：星辰者，所以制日月之行也。八正者，所以候八风之虚邪，以时至者也；四时者，所以分春秋冬夏之气所在，以时调之也。八正之虚邪，而避之勿犯也。以身之虚，而逢天之虚，两虚相感，其气至骨，入则伤五脏。工候救之，弗能伤也。故曰：天忌^①不可不知也。

帝曰：善。其法星辰者，余闻之矣，愿闻法往古者。

岐伯曰：法往古者，先知《针经》也。验于来今者，先知日之寒温，月之虚盛，以候气之浮沉，而调之于身，观其立有验也。观于冥冥者，言形气荣卫之不形于外，而工独知之。以日之寒温，月之虚盛，四时气之浮沉，参伍相合而调之。工常先见之，然而不形于外，故曰观于冥冥焉。通于无穷者，可以传于后世也，是故工之所以异也。然而不形见于外，故俱不能见。视之无形，尝之无味，故谓冥冥，若神仿佛^②。虚邪者，八正之虚邪气也。正邪^③者，身形若用力，汗出，腠理开，逢虚风，其中人也微，故莫知其情，莫见其形。上工救其萌芽^④，必先见三部九候之气，尽调不败而救之，故曰上工。下工救其已成，救其已败。救其已成者，言不知三部九候之相失，因病而败之也。知其所在者，知诊三部九候之病脉处而治之。故曰守其门户焉，莫知其情而见邪形也。

【注释】

① 天忌：天时的宜忌。② 仿佛：模糊不清。③ 正邪：与能致人生病的虚邪相对，为自然界正常之风。当人体虚弱汗出、腠理开张时也能伤人，故曰"正邪"。④ 萌芽：指疾病刚刚发生时的状态。

【译文】

黄帝问：观察星辰、八正、四时可以候察什么呢？

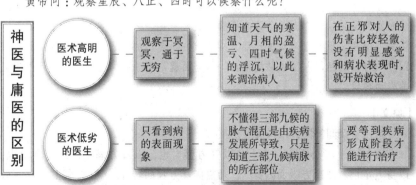

神医与庸医的区别

医术高明的医生 — 观察于冥冥，通于无穷 — 知道天气的寒温、月相的盈亏、四时气候的浮沉，以此来调治病人 — 在正邪对人的伤害比较轻微、没有明显感觉和病状表现时，就开始救治

医术低劣的医生 — 只看到病的表面现象 — 不懂得三部九候的脉气混乱是由疾病发展所导致，只是知道三部九候病脉的所在部位 — 要等到疾病形成阶段才能进行治疗

岐伯说：观察星辰的方位，可以确定日月循行的规律。观察八节常气的交替，可以预测出异常的八方之风是什么时候来的，是怎样对人造成危害的；观察四时，可以区分春夏秋冬正常气候的所在，以便根据时序来调养气血，避免八方不正之风的侵犯。假如体质虚弱，再遭受自然界虚邪贼风的侵袭，两虚相感，邪气就可以侵犯筋骨，再深入一步，就可以伤害五脏。懂得气候变化的医生，就能及时挽救病人，使其不至于受到严重的伤害。所以说，天时的宜忌，不可以不了解。

黄帝说：讲得好。关于取法星辰运行规律来调理治病的道理，我已经知道了，希望再听您讲讲有关怎样效法往古的道理。

岐伯说：要取法和运用前人的学术，先要懂得《针经》。要想把古人的针术运用在现在的治疗中，一定要先知道天气的寒温、月相的盈亏、四时气候的浮沉，以此来调治病人，就可以看到这种方法确实是有效的。所谓"观于冥冥"，就是说荣卫气血的变化虽不显露于外，而医生却能懂得。这就是把天气的寒温、月相的盈亏、四时气候的浮沉等情况，进行综合分析，做出判断，然后进行调治。因此，医生对于疾病，经常会有先见之明，然而疾病并未显露于外，所以说这是"观于冥冥"。所谓"通于无穷"，是说医生能够运用这种方法，通达各种事理，他的高超医术就可以流传于后世，这是学识经验丰富的医生不同于一般人的地方。然而，病情不会显露在表面，所以一般人都不容易发现，看不到形迹，尝不出味道，所以叫作冥冥，好像神灵一样似有若无、难以捉摸。虚邪，就是四时八节的虚邪贼风。正邪，就是人在劳累时出汗和腠理张开，偶尔遭受虚风侵袭。正邪对人的伤害比较轻微，没有明显的感觉，也没有明显的病状表现，所以一般医生观察不出病情，也看不到它的病象。医术高明的医生，在疾病初起时就开始救治，先去诊候三部九候的脉气，并进行早期救治，不使脉气衰败，这样疾病就容易治愈，所以被称为医术高明的"上工"。医术低劣的"下工"临证，是要等到疾病已经形成，甚至是到了恶化阶段，才进行治疗。之所以要等到疾病形成阶段才能进行治疗，是因为不懂得三部九候的脉气混乱是由疾病发展所导致的，因而会致使疾病发展而恶化。医术低劣的医生之所谓知道疾病的所在，只不过是知道三部九候病脉的所在部位而已。所以，这就像把守门户一样，已经陷入了被动的地位。其原因就是不了解病理，而只看到了病症的表面现象。

【原文】

帝曰：余闻补泻，未得其意。

岐伯曰：泻必用方。方者，以气方盛①也，以月方满也，以日方温也，以身方定也。以息方吸而内针②，乃复候其方吸而转针③，乃复候其方呼而徐

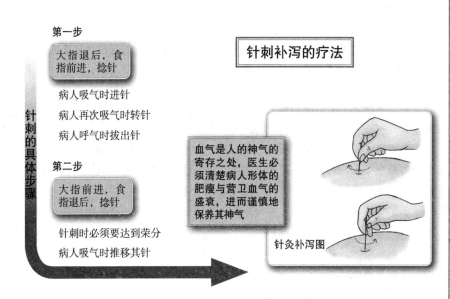

针刺补泻的疗法

第一步

大指退后，食指前进，捻针

病人吸气时进针

病人再次吸气时转针

病人呼气时拔出针

第二步

大指前进，食指退后，捻针

针刺时必须要达到荣分

病人吸气时推移其针

针刺的具体步骤

血气是人的神气的寄存之处，医生必须清楚病人形体的肥瘦与营卫血气的盛衰，进而谨慎地保养其神气

针灸补泻图

引针④。故曰泻必用方，其气乃行焉。补必用员⑤，员者行也，行者移也，刺必中其荣⑥，复以吸排针⑦也。故员与方，排针也。故养神者，必知形之肥瘦，荣卫血气之盛衰。血气者，人之神，不可不谨养。

帝曰：妙乎哉论也！合人形于阴阳四时，虚实之应，冥冥之期，其非夫子孰能通之？然夫子数言形与神，何谓形？何谓神？愿卒闻之。

岐伯曰：请言形，形乎形，目冥冥。问其所病，索之于经，慧然在前。按之不得，不知其情，故曰形。

帝曰：何谓神？

岐伯曰：请言神。神乎神，耳不闻，目明心开而志先，慧然独悟，口弗能言⑧。俱视独见⑨，适⑩若昏，昭然独⑪明，若风吹云，故曰神。三部九候为之原，九针之论不必存也。

【注释】

①方盛：正盛。②内针：进针。内，同"纳"。③转针：捻转针。④引针：拔出针。⑤员：同"圆"。⑥荣：指荣分、血脉，重要的经穴。⑦排针：推移其针。⑧口弗能言：不能用言语形容。⑨俱视独见：众人共同察看，但唯独他能看见。⑩适：至，到来。⑪昭然：明白显著的样子。独：又。

【译文】

黄帝说：我听说针刺有补法和泻法两种，却不懂得它的内在含义。

岐伯说：泻法必须掌握一个"方"字。所谓"方"，就是邪气正盛，月亮正满，天气正温和，身心尚稳定的时候。并且，要在病人吸气的时候进针，再等到他吸气的时候转针，还要等他呼气的时候慢慢地拔出针来。所以说泻必用"方"，才能发挥泻的作用，使邪气泻去而正气运行，病就会痊愈。补法必须掌握一个"圆"字。所谓"圆"，就是行气，行气就是导移其气以到达病所，针刺时必须达到荣分，还要在病人吸气时推移其针。所以说，"圆"与"方"，都要用排针之法。一个医术高超而善用针术的医生，必须清楚病人形体的肥瘦与营卫血气的盛衰。因为血气是人的神的寄存之处，必须谨慎地保养。

黄帝说：多么精妙的讲述啊！把人体的变化和阴阳四时的虚实联系起来，虚实的感应，无形的病况，要不是先生，谁能够明白呢！然而先生屡次说到形和神，究竟什么叫形？什么叫神？请您详尽地讲一讲。

岐伯说：请让我先讲形。所谓形，就是说还没有对疾病看得很清楚。要问明发病的原因，再仔细诊察经脉变化，病情才能清楚地摆在面前。要是按寻后仍然不能明白实情，那么就不容易知道他的病情了。因为靠诊察形体，才能了解病情，所以叫作形。

黄帝问：什么叫神？

岐伯说：请让我再讲神。所谓神，就是耳朵不闻杂声，眼睛不见异物，心志开朗明澈，非常清醒地领悟其中的道理，这种心领神会的领悟，不能用言语来形容。这就好比观察一个东西，大家都没有看到，但他却能够独自看得清楚；好像在黑暗之中，大家都感到昏黑，但他却能够昭然独明；好像风吹云散一样。这就叫作神。对神的领会，是以三部九候脉法作为本源的，能够达到这种程度，就不必拘泥于九针之论了。

◎天元纪大论：五运六气话养生◎

【导读】

　　天元纪，意为本篇所阐述的天地运气是宇宙万物生化的本元和纲纪。大论，意为本篇所论理深篇长、玄妙精微。本篇是论述"五运六气"学说的第一篇。

　　本篇的主要内容是阐述运气学说的基本法则，介绍了五运、六气、四时、形气等概念的含义及其相互之间的关系，说明了运气对宇宙万物的作用和影响。

【原文】

　　黄帝问曰：天有五行，御五位[①]，以生寒、暑、燥、湿、风。人有五脏，化五气，以生喜、怒、思、忧、恐。《论》[②]言：五运相袭而皆治之，终期[③]之日，周而复始。余已知之矣，愿闻其与三阴三阳之候奈何合之？

　　鬼臾区[④]稽首再拜对曰：昭乎哉问也！夫五运阴阳者，天地之道也，万物之纲纪，变化之父母，生杀之本始，神明之府也，可不通乎！故物生谓之化[⑤]，物极谓之变[⑥]，阴阳不测谓之神[⑦]，神用无方谓之圣[⑧]。夫变化之为用也，在天为玄，在人为道，在地为化。化生五味，道生智，玄生神。神在天为风，在地为木；在天为热，在地为火；在天为湿，在地为土；在天为燥，在地为金；在天为寒，在地为水。故在天为气，在地成形，形气相感而化生万物矣[⑨]。然天地者，万物之上下也；左右者，阴阳之道路也；水火者，阴阳之征兆也；金木者，生成之终始也[⑩]。气有多少，形有盛衰，上下相召，而损益彰矣。

【注释】

①御：控制、统御。五位：即东、南、中央、西、北五个方位。②《论》：即《素问·六节藏象论》。③期：一年。④鬼臾区：人名，黄帝的大臣。⑤物生谓之化：万物的生长是由五运阴阳变化造成的，称为"化"。⑥物极谓之变：万物生长发展到极点而发生变化，称为"变"。⑦阴阳不测谓之神：阴阳变化神妙莫测，称为"神"。出自《易传·系辞》。⑧神用无方谓之圣：神的作用变化无穷叫作"圣"。方，边的意思。《易传》云："神无方，而易无体。"⑨"形气"句：在天的无形之气与在地的有形之质（五行）相互感应，从而化生万物。⑩"金木"两句：天地万物大都生发于春，收成于秋，一生一成，而成为万物的终始。金，代指秋。木，代指春。

　　黄帝问道：天有木、火、土、金、水五行，统率东、西、南、北、中五个方位，从而产生寒、暑、燥、湿、风等气候变化。人有五脏，化生五气，从而产生喜、怒、思、忧、恐等情志变化。《六节藏象论》中说道：五运之气递相因袭，各有其固定的顺序，到了一年终结的那天是一个周期，然后重新开始循环。这些道理我已经知道了，我还想再听听，五运和三阴三阳这六气是怎样结合的呢？

　　鬼臾区恭敬地两次行礼回答说：你这个问题问得很高明啊！五运和阴阳是自然界变化的根本规律，是自然万物的总的纲领，是事物发展变化的起源和生长毁灭的根本，是宇宙间无穷尽的变化的根本动力，这些道理怎么能不通晓呢！所以，事物的开始发生叫作"化"，发展到极点叫作"变"，难以探测的阴阳变化叫作"神"，神的作用变化无边、没有方所，叫作"圣"。阴阳变化的作用，在天就表现为深远无穷的宇宙，在人则表现为社会人事的道理，在地则表现为万物的生化。地能够化生物质，从而产生了万物的五味；人认识了自然规律，就产生了智慧；天深奥难测，所以产生了无穷尽的变化。神明的作用，在天为风，在地为木；在天为热，在地为火；在天为湿，在地为土；在天为燥，在地为金；在天为寒，在地为水。所以在天为无形的六气，在地为有形的五行，形和气相互交相感应，就能变化和产生万物。天覆于上，地载于下，所以天地是万物的上下范围；阳升于左，阴降于右，所以左右是阴阳升降的道路；水属阴，火属阳，所以水火是阴阳的象征；万物生发于春属木，成实于秋属金，所以秋春是生长收成的终结和开始。阴阳之气并不是一成不变的，它有多少的不同，有形物质在发展过程中也有旺盛和衰老的区别，在上之气和在下之质交相感应，事物或者强盛，或者衰弱的形象就都显露出来了。

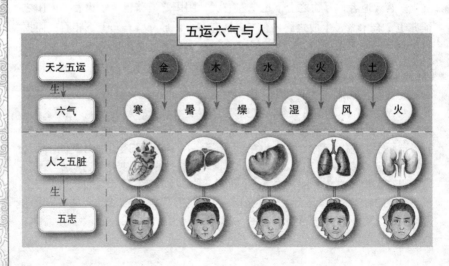

五运六气与人

天之五运	金	木	水	火	土
生↓					
六气	寒	暑	燥	湿	风	火
人之五脏					
生↓					
五志					

【原文】

帝曰：愿闻五运之主时也何如？

鬼臾区曰：五气运行，各终期日[①]，非独主时也。

帝曰：请闻其所谓也。

鬼臾区曰：臣积考《太始天元册》[②]文曰：太虚寥廓[③]，肇基化元[④]，万物资[⑤]始，五运终天，布气真灵，揔统坤元[⑥]。九星[⑦]悬朗，七曜周旋[⑧]，曰阴曰阳，曰柔曰刚。幽显既位[⑨]，寒暑弛张。生生化化[⑩]，品物[⑪]咸章。臣斯十世，此之谓也。

【注释】

① 期日：即一年三百六十五日。②《太始天元册》：相传为古代的占候之书，已佚。③ 太虚寥廓：宇宙苍茫辽阔，无边无际。④ 肇基化元：化生万物的本原和开始。肇，开始。元，根源，本始。⑤ 资：依靠。⑥ 揔统坤元：天之气统辖着生化万物的大地。揔，总。统，统摄，统辖。坤元，大地。⑦ 九星：指天蓬、天芮、天冲、天辅、天禽、天心、天柱、天任、天英。⑧ 七曜周旋：七曜环绕旋转。七曜，古时指日、月、土、火、木、金、水。⑨ 幽显既位：昼夜的明暗有固定的规律。幽，暗。显，明。⑩ 生生化化：指万物不断地生长变化。⑪ 品物：指万物。

【译文】

黄帝问：我想听听，关于五运分主四时的情况是怎样的呢？

鬼臾区说：五气运行，每气各尽一年的三百六十五日，并不是单独只主四时的。

黄帝说：请你把其中的道理讲给我听听。

鬼臾区说：臣很早就已经考查过《太始天元册》，里面说：广阔无边的天空，是万物化生的本元基础，万物依靠它开始生长，五运终而复始地运行于宇宙之中，布施天地真元之气，统摄大地生化的本元。九星悬照天空，七曜按周天之度旋转，于是在天有了阴阳的不断变化，在地有了柔刚的不同性质。昼夜的幽暗和显明按一定的规律出现，寒冷和暑热按一定的季节更替。这些生生不息之机，变化无穷之道，宇宙万物的不同形象，都表现出来了。我家研究这些道理已经十世了，所研究的也就是前面所讲的这些道理。

【原文】

帝曰：善。何谓气有多少，形有盛衰？

鬼臾区曰：阴阳之气，各有多少，故曰三阴三阳也。形有盛衰，谓五行之治，各有太过不及[①]也。故其始也，有余而往，不足随之；不足而往，有余从之。知迎知随，气可与期。应天为天符[②]，承岁为岁直[③]，三合[④]为治。

五运	六气		阴阳	称谓
木	风		厥阴	厥阴风木
火	暑、火	君火	少阴	少阴君火
		相火	少阳	少阳相火
土	湿		太阴	太阴湿土
金	燥		阳明	阳明燥金
水	寒		太阳	太阳寒水

【译文】

黄帝说：讲得好。气有多少，形有盛衰，指的是什么？

鬼臾区说：阴气和阳气各有多少的不同，厥阴为一阴，少阴为二阴，太阴为三阴，少阳为一阳，阳明为二阳，太阳为三阳，所以说有三阴三阳。形有盛衰，指天干所主的运气，各有太过和不及的区别。例如：如果开始是太过的阳年，阳年过后，随之而来的就是不及的阴年，不及的阴年过后，随后而来的就是太过的阳年。只要明白了迎之而至的是属于什么气，随之而至的是属于什么气，对一年中运气的盛衰情况，就可以预先知道。一年的中运之气与司天之气相符的，属于"天符"之年，一年的中运之气与年支的五行相同的，属于"岁直"之年，一年的中运之气与司天之气和年支的五行均相合的，则属于"三合"之年，也就是"治"。

【原文】

帝曰：上下相召①，奈何？

鬼臾区曰：寒暑燥湿风火，天之阴阳②也，三阴三阳上奉之。木火土金水火，地之阴阳③也，生长化收藏下应之。天以阳生阴长，地以阳杀阴藏。天有阴阳，地亦有阴阳。故阳中有阴，阴中有阳。所以欲知天地之阴阳者，应天之气，动而不息④，故五岁而右迁⑤；应地之气，静而守位，故六期而环会⑥。动静相召，上下相临，阴阳相错，而变由生也。

【注释】

①上下相召：天的六气与地的五行相互配合。马元台："上者天也，下者地也。上下相召者，天右旋之阴阳加于地下，地左转之阴阳临于天上而相召，以治岁治步也。"②天之阴阳：即风、寒、暑、湿、燥、火六气，这六气分属三阴三阳。③地之阴阳：即主时之气的五行阴阳。④"应天"两句：地之运有五，而天之气

有六,五六相合,六多五少,少则动速,所以说"动而不息"。张介宾:"应天之气,五行之应天干也。动而不息,以天加地而六甲周旋也。"⑤五岁而右迁:每五年五运自东向西转换一次。如甲子年为土运,至己巳年又为土运,这就是五岁而右迁。⑥"应地"三句:天之六气与地之五运相合,而六气对五运来说,因其多一,是比较静止的,所以说"静而守位",六年一周,所以说"六期而环会"。张介宾:"应地之气,天气之应天支也,静而守位,以地承天而地支不动也。"

【译文】

黄帝问:天气和地气相互感召的情况是怎样的呢?

鬼臾区说:寒、暑、燥、湿、风、火,是天的阴阳,三阴三阳与之相应。木、火、土、金、水、火,是地的阴阳,生长化收藏与之相应。

天是阳生阴长的,地是阳杀阴藏的。天气有阴阳,地气也有阴阳。因此说,天地相合,阳中有阴,阴中有阳。这就是我们要知道天地之阴阳的原因。五行应于天干而为五运,常动而不息,因此经过五年就右迁一步;六气应于地支,为三阴三阳,其运行较迟,静守其位,因此经过六年才循环一周。动和静互相感召,天气和地气互相加临,阴气和阳气互相交错,运气的变化就产生了。

【原文】

帝曰:上下周纪[①],其有数乎?

鬼臾区曰:天以六为节,地以五为制。周天气者,六期为一备;终地纪者,五岁为一周。君火以明,相火以位[②]。五六相合,而七百二十气为一纪[③],凡三十岁;千四百四十气,凡六十岁而为一周[④]。不及太过,斯皆见矣。

【注释】

①上下周纪:天干在上,五岁为一周;地支在下,七百二十气为一纪。②"君火"两句:张志聪,"是以君火以明而在天,相火以位而在下。盖言地以一火而成五行,天以二火而成六气也"。地之阴阳虽亦有二火,然因为君火主神明,只有相火主运,所以运仅有五,而气有六。明,王冰注文改作"名"。③七百二十气为一纪:气指节气,一年共有二十四个节气,五与六结合,5×6=30年,称为一纪,24气×30=720气。④一周:指一甲子六十年。甲子相合共得六十个不同的年份,所以六十年为一周。

【译文】

黄帝问:天气和地气,循环周旋,有没有一定的规律呢?

鬼臾区说:司天之气,以六为节,司地之气,以五为制。司天之气,六年循环一周,称为一备;司地之气,五年循环一周,称为一周。主运之气的火运,君火有名而不主令,相火代君宣化火令。六气和五运互相结合,三十年中共有

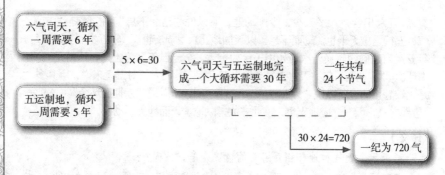

七百二十个节气，称为一纪，经过一千四百四十个节气，共六十年而成为甲子一周。在这六十年中，气和运的太过和不及，都可以显现出来了。

【原文】

帝曰：夫子之言，上终天气，下毕地纪，可谓悉矣。余愿闻而藏之，上以治民，下以治身，使百姓昭著，上下和亲，德泽下流，子孙无忧，传之后世，无有终时。可得闻乎？

鬼臾区曰：至数之机①，迫迮以微②，其来可见，其往可追，敬之者昌，慢之者亡，无道行私，必得夭殃，谨奉天道，请言真要。

【注释】

①至数之机：五运六气交错循环，六十年中有一定的规律，所以叫作"至数之机"。至数，指五运六气相合的定数。②迫迮以微：切近而细微。张介宾："谓天地之气数，其精微切近，无物不然也。"

【译文】

黄帝说：先生所谈论的，上则说完了天气，下则穷尽了地理，可以说是很详尽了。我想在听后把它们牢记心中、保存下来，上可以治疗百姓的疾苦，下可以保养自己的身体，并使百姓也都明白这些道理，上下和睦亲爱，德泽广泛流行，并能传之于子孙后代，使他们无忧无虑，并且没有终止的时候，可以再听你谈谈吗？

鬼臾区说：五运六气结合的机理，切近深细而精微奥妙。它来的时候，是可以看见的；它去的时候，是可以追溯的。遵从这些规律，就能保持健康；违背这些规律，就要招致灾害，甚至死亡；不遵守五运六气的规律，而只按个人的意志去盲目行事，必然要遇到天降的灾殃；所以，必须谨慎地顺应五运六气的自然天道。现在请让我根据自然规律讲讲其中的至理要道吧。

【原文】

帝曰：善言始者，必会于终；善言近者，必知其远。是则至数极，而道不惑，所谓明矣。愿夫子推而次之，令有条理，简而不匮，久而不绝，易用难忘，为之纲纪。至数之要，愿尽闻之。

鬼臾区曰：昭乎哉问！明乎哉道！如鼓之应桴，响之应声也。臣闻之，甲己之岁，土运统之；乙庚之岁，金运统之；丙辛之岁，水运统之；丁壬之岁，木运统之；戊癸之岁，火运统之。

【译文】

黄帝说：凡是善于谈论事物的起始的人，必然也能知道它的结果；善于谈论近处的事情的人，必然也能推及远处的事理。只有这样，对五运六气的道理才不会感到困惑，对其具体方术才能深刻地把握，这就是所谓的彻底明了的境界。请先生把这些道理进一步加以推演，使其更有条理，简明而又无遗漏，永远相传而不至于绝亡，容易掌握而不会忘记，使其成为医道的纲领。五运六气的至理要道，我想听你详细地讲讲。

鬼臾区说：你说的道理很明白，提的问题也很高明啊！好像鼓槌敲击在鼓上的应声，又好像发出声音立即得到回响一样。臣听说过，甲年和己年都是由土运统领；乙年和庚年都是由金运统领；丙年和辛年都是由水运统领；丁年和壬年都是由木运统领；戊年和癸年都是由火运统领。

【原文】

帝曰：其于三阴三阳，合之奈何？

鬼臾区曰：子午之岁，上见少阴①；丑未之岁，上见太阴；寅申之岁，上见少阳；卯酉之岁，上见阳明；辰戌之岁，上见太阳；巳亥之岁，上见厥阴。少阴所谓标也，厥阴所谓终也②。厥阴之上，风气主之；少阴之上，热气主之；太阴之上，湿气主之；少阳之上，相火主之；阳明之上，燥气主之；太阳之上，寒气主之。所谓本也，是谓六元③。

帝曰：光乎哉道！明乎哉论！请著之玉版，藏之金匮，署曰《天元纪》。

【注释】

①"子午"两句：逢子年午年，则少阴司天，因三阴三阳为六气之上奉于天，所以称"上见"。②"少阴"两句：张介宾，"标，首也。终，尽也。六十年阴阳之序，始于子午，故少阴谓标，尽于巳亥，故厥阴为终"。③六元：张介宾，"三阴三阳者，由六气之化为之主，而风化厥阴，热化少阴，湿化太阴，火化少阳，燥化阳明，寒化太阳，故六气谓本，三阴三阳谓标也。然此六者，皆天元一气之所化，一分为六，故曰六元"。

【译文】

黄帝问：三阴三阳与五运是怎样相配合的呢？

鬼臾区说：子年午年是少阴司天；丑年未年是太阴司天；寅年申年是少阳

司天；卯年酉年是阳明司天；辰年戌年是太阳司天；巳年亥年是厥阴司天。地支十二，始于子年，终于亥年，子是少阴司天，亥是厥阴司天，所以按照这个顺序排列，少阴是起首，厥阴是终结。

厥阴司天，以风气为主；少阴司天，以热气为主；太阴司天，以湿气为主；少阳司天，以相火为主；阳明司天，以燥气为主；太阳司天，以寒气为主。因为风、热、湿、火、燥、寒是三阴三阳的本气，它们是天元一气化之为六，所以叫作六元。

黄帝说：您所说的道理真是光明伟大啊，您的论述真是明白真切啊！我将把它刻在玉版上，藏在金匮内，署名叫作《天元纪》。

◎至真要大论：人体与天地变化◎

【导读】

　　至真要，意为本篇所论极为精深而重要。至，极致之意。真，精深、精微。要，重要、切要。本篇总括前面八篇内容的精义，所论内容精深而重要，故以此名篇。

　　本篇的主要内容有：一、论述六气司天、在泉，有正化、有胜复的规律；二、讲述六气运行所致疾病的病状、诊断和治疗，包括标本寒热、调治逆从、五味阴阳、制方奇偶等内容。

【原文】

　　黄帝问曰：五气①交合，盈虚更作②，余知之矣。六气分治③，司天地者，其至何如？

　　岐伯再拜对曰：明乎哉问也！天地之大纪④，人神之通应⑤也。

　　帝曰：愿闻上合昭昭⑥，下合冥冥⑦，奈何？

　　岐伯曰：此道之所主，工之所疑也。

【注释】

①五气：五运之气。②盈虚更作：五运的太过、不及与相互更替。③六气分治：指风、寒、湿、热、燥、火六气分时主治。④天地之大纪：天地变化的主要规律。⑤人神之通应：人体与自然变化相适应。神，指自然现象。⑥昭昭：指司天之气。⑦冥冥：指在泉之气。

【译文】

　　黄帝问道：五运之气相互交和主岁，太过与不及交替为用，我已经知道了。六气分时主治，其主管的司天、在泉之气到来时引起的变化是怎样的？

　　岐伯行礼再拜，回答说：您的提问太高明了！这是天地变化的基本规律，也是人体的机能与天地变化相适应的规律。

　　黄帝说：我希望您讲讲人体与司天、在泉之气相适应的情况，怎么样？

　　岐伯说：这是医学至理中的核心部分，也是一般医生所疑惑不解的。

【原文】

　　帝曰：愿闻其道也。

　　岐伯曰：厥阴司天，其化以风；少阴司天，其化以热；太阴司天，其化以湿；少阳司天，其化以火；阳明司天，其化以燥；太阳司天，其化以寒。以所临脏位^①，命其病者也。

【注释】

① 所临脏位：六气下临所应的脏器。如初之气是厥阴风木之位，也就是肝脏起适应活动的脏位。客气加临于主气，就等于客气加临于人体的内脏，从而对内脏发生影响。

【译文】

黄帝说：我想听听其中的道理。

岐伯说：厥阴司天，气从风化；少阴司天，气从热化；太阴司天，气从湿化；少阳司天，气从火化；阳明司天，气从燥化；太阳司天，气从寒化。根据客气所临的脏位，来确定疾病的名称。

【原文】

帝曰：地化奈何？

岐伯曰：司天同候，间气皆然。

帝曰：间气何谓？

岐伯曰：司左右者，是谓间气也。

帝曰：何以异之？

岐伯曰：主岁者纪岁，间气者纪步也。

【译文】

黄帝问：在泉之气的气化是怎样的？

岐伯说：与司天之气遵循同一规律，间气也是如此。

黄帝问：什么是间气呢？

岐伯说：间隔于司天和在泉之气左右的，就叫作间气。

黄帝问：它与司天、在泉之气有何分别？

岐伯说：司天、在泉之气是主岁之气，主管一年的气化，间气则主一步（六十日）的气化。

【原文】

帝曰：善。岁主奈何？

岐伯曰：厥阴司天为风化，在泉为酸化，司气^①为苍化，间气为动化。少阴司天为热化，在泉为苦化，不司气化，居气^②为灼化。太阴司天为湿化，在泉为甘化，司气为黅化，间气为柔化。少阳司天为火化，在泉为苦化，司气为丹化，间气为明化。阳明司天为燥化，在泉为辛化，司气为素化，间气为清化。太阳司天为寒化，在泉为咸化，司气为玄化，间气为藏化。故治病者，必明六化分治，五味五色所生，五脏所宜，乃可以言盈虚，病生之绪也。

【注释】

①司气：指五运之气。张介宾："司气，言五运之气也。木运司气，故色化青苍，丁壬年是也。"
②居气：即间气，特指少阴君火，无所不居。新校正："少阴不曰间气，而云居气者，盖称君火无所不居，不当间之也。"

一岁主气情况分析表

三阴三阳	岁运	司天	在泉	间气
厥阴	苍化	风化	酸化	动化
少阴	不司气化	热化	苦化	灼化
太阴	黔化	湿化	甘化	柔化
少阳	丹化	火化	苦化	明化
阳明	素化	燥化	辛化	清化
太阳	玄化	寒化	咸化	藏化

【译文】

黄帝说：讲得对。一岁之中气化的情况是怎样的呢？

岐伯说：厥阴司天为风化，在泉为酸化，岁运为苍化，间气为动化。少阴司天为热化，在泉为苦化，岁运不司为气化，间气为灼化。太阴司天为湿化，在泉为甘化，岁运为黔化，间气为柔化。少阳司天为火化，在泉为苦化，岁运为丹化，间气为明化。阳明司天为燥化，在泉为辛化，岁运为素化，间气为清化。太阳司天为寒化，在泉为咸化，岁运为玄化，间气为藏化。所以，作为治病的医生，必须清楚六气所司的气化，以及五味、五色的产生与五脏的所宜，然后才能够理清气化的太过、不及和疾病发生的关系。

【原文】

帝曰：厥阴在泉而酸化先，余知之矣。风化之行也，何如？

岐伯曰：风行于地，所谓本也①，余气同法。本乎天者，天之气也；本乎地者，地之气也②。天地合气，六节③分，而万物化生矣。故曰：谨候气宜④，无失病机。此之谓也。

【注释】

①"风行"两句：风气运行于地，本于地之气而为风化。②"本乎天"一句：张介宾，"六气之在天，即为天之气，六气之在地，即为地之气。上下之位不同，而气化之本则一"。③六节：主气一年所分之六步，每步为六十日八十七刻半。④气宜：六气所宜的时令。

　　黄帝说：厥阴在泉而从酸化，我已经知道了。风的气化运行情况又是怎样的呢？

　　岐伯说：风气行于地，是本于地之气而为风化，其他火、湿、燥、热、寒诸气也是这样。因为六气本属于天的就是天之气，本属于地的就是地之气，天地之气相互化合，六节之气划分而后万物才能化生。所以说：要谨慎地审查六气适宜的时令，不可违反病机。说的就是这个意思。

【原文】

　　帝曰：其主病^①，何如？

　　岐伯曰：司岁备物^②，则无遗主矣。

　　帝曰：司岁物，何也？

　　岐伯曰：天地之专精^③也。

　　帝曰：司气者，何如？

　　岐伯曰：司气者主岁同，然有余不足也。

　　帝曰：非司岁物，何谓也？

　　岐伯曰：散也，故质同而异等也。气味有薄厚，性用有躁静，治保有多少^④，力化^⑤有浅深。此之谓也。

【注释】

①主病：指主治疾病的药物。②司岁备物：根据司岁之气采备药物。③专精：即精专，精粹。张介宾："岁物者，得天地精专之化，气全力厚。"④治保有多少：张志聪："谓治病保真之药食，或宜多用，或宜少用也。"治保，治病保真的药物。⑤力化：指药力作用。

【译文】

　　黄帝问：那些主治疾病的药物怎样？

　　岐伯说：根据岁气来采备其所生化的药物，药物就不会有所遗漏了。

　　黄帝问：要采备岁气所生化的药物，这是为什么？

　　岐伯说：因为得岁气的药物能得到天地纯净之精气，药效最佳。

　　黄帝问：司岁运的药物是怎样的？

　　岐伯说：司岁运的药物与主岁气的药物相同，其不同在于岁运有太过与不及的区别。

　　黄帝问：不得司岁之气生化的药物，情况会怎样呢？

　　岐伯说：其气分散而不精专，所以与得司岁之气化的药物相比，形质虽然相同，却有等级品质的差别。气味有厚薄的不同，性能有躁静的不同，用量有多少的不同，药力所及也有深浅的区别。说的就是这个道理。

【原文】

帝曰：岁主脏害[①]，何谓？

岐伯曰：以所不胜命之，则其要也。

帝曰：治之奈何？

岐伯曰：上淫于下，所胜平之[②]；外淫于内，所胜治之。

帝曰：善。平气何如？

岐伯曰：谨察阴阳所在而调之，以平为期。正者正治，反者反治[③]。

【注释】

① 岁主脏害：五运之气异常可向内伤及五脏。张志聪："岁主者，谓六气之主岁。脏，五脏也。盖言五脏内属五行，而外合五运，五运之气，受胜制之所伤，则病入五脏而为害矣。"② 平之：治之。③ "正者"两句：王冰，"阴病阳不病，阳病阴不病，是为正病，则正治之，谓以寒治热，以热治寒也。阴位已见阳脉，阳位已见阴脉，是为反病，则反治之，谓以寒治寒，以热治热也"。

【译文】

黄帝问：主岁之气伤害五脏，应当怎样来理解？

岐伯说：用脏气所不胜之气来说明，就是这个问题的要领。

黄帝问：治疗的方法是怎样的？

岐伯说：司天之气淫胜于下的，以其所胜之气来平调；在泉之气淫胜于内的，以其所胜之气来治疗。

黄帝说：讲得好。但也有岁气平和之年得病的，应该如何治疗？

岐伯说：仔细观察阴阳病变的所在，来加以调整，使其达到平衡。正病用正治法，反病用反治法。

【原文】

帝曰：夫子言察阴阳所在而调之，论言人迎与寸口相应，若引绳小大齐等，命曰平。阴之所在寸口，何如？

岐伯曰：视岁南北[①]，可知之矣。

帝曰：愿卒闻之。

岐伯曰：北政之岁，少阴在泉，则寸口不应；厥阴在泉，则右不应；太阴在泉，则左不应。南政之岁，少阴司天，则寸口不应；厥阴司天，则右不应；太阴司天，则左不应。诸不应者，反其诊[②]，则见矣。

帝曰：尺候何如？

岐伯曰：北政之岁，三阴在下，则寸不应；三阴在上，则尺不应。南政之岁，三阴在天，则寸不应；三阴在泉，则尺不应。左右同。故曰：知其要者，一言而终；不知其要，流散无穷。此之谓也。

【注释】

① 南北：即下文所说的南政、北政。南政、北政有二说：一说认为五运中除甲己土运为南政外，其他均为北政；另一说认为戊癸火运为南政，其他为北政。② 反其诊：用相反的方法诊脉。如仰手而沉，覆其手则沉为浮。

【译文】

黄帝说：先生说观察阴阳之所在来调治，医论中说人迎和寸口脉相应，像牵引绳索一样大小相等的，称为平脉。那么阴脉在寸口的脉象是怎样的呢？

岐伯说：看主岁的是南政还是北政，就可以得知了。

黄帝说：请您详尽地讲给我听。

岐伯说：北政的年份，少阴在泉，则寸口脉沉伏而不应于指；厥阴在泉，则右寸口脉沉伏而不应于指；太阴在泉，则左寸口脉沉伏而不应于指。南政的年份，少阴司天，则寸口脉沉伏而不应于指；厥阴司天，则右寸口脉沉伏而不应于指；太阴司天，则左寸口脉沉伏而不应于指。凡是寸口脉沉伏而不应于指的，尺寸倒候或覆其手就可以诊见了。

黄帝问：尺部的脉候是怎样的呢？

岐伯说：北政的年份，三阴在泉，则寸口不应；三阴司天，则尺部不应。南政的年份，三阴司天，则寸口不应；三阴在泉，则尺部不应。左右脉是相同的。所以说，能掌握其要领的，用很少的语言就可以概括，如果不知其要领，就会茫然无绪。说的就是这个道理。

【原文】

帝曰：善。天地之气，内淫而病，何如？

岐伯曰：岁厥阴在泉，风淫所胜，则地气不明，平野昧，草乃早秀。民病洒洒振寒，善伸数欠，心痛支满，两胁里急，饮食不下，鬲咽不通，食则呕，腹胀善噫，得后与气，则快然如衰，身体皆重。

岁少阴在泉，热淫所胜，则焰浮川泽，阴处反明。民病腹中常鸣，气上冲胸，喘，不能久立，寒热，皮肤痛，目瞑，齿痛，頄肿，恶寒发热如疟，少腹中痛，腹大。蛰虫不藏。

岁太阴在泉，草乃早荣，湿淫所胜，则埃昏岩谷，黄反见黑①，至阴之交②，民病饮积，心痛，耳聋，浑浑焞焞③，嗌肿喉痹，阴病血见，少腹痛肿，不得小便，病冲头痛，目似脱，项似拔，腰似折，髀不可以回，腘如结，腨如别。

【注释】

① 黄反见黑：即土色反见于北方水之处。张志聪："黄乃土色，黑乃水色，土胜浸淫，故黄反见黑。"② 至阴之交：指土色见于水位，为与至阴之气色交合。张志

聪："乃三气四气之交，土司令也。"③浑浑焞焞：形容听觉模糊不清和头目不清明。浑浑，浑浊不清的样子。焞焞，星光暗弱的样子。

【译文】

黄帝说：讲得好。司天在泉之气，向内侵入人体而发病的情况是怎样的？

岐伯说：厥阴在泉之年，风气淫盛，则地气不明，原野昏暗不清，草类提前繁茂。人们多病洒洒然振栗，恶寒，常常伸腰哈欠，心痛而有撑满感，两侧胁里拘急不舒，饮食不下，胸膈咽部不利，进食后则呕吐，腹胀，多嗳气，大便或放屁后感觉轻松，好像病情有所减轻，全身沉重。

少阴在泉之年，热气淫盛，河川湖泽中阳气蒸腾，阴处反觉光明。人们多患腹中时常鸣响、逆气上冲胸脘、气喘不能久立、寒热、皮肤痛、视力模糊、牙痛、面颊肿、恶寒发热如疟状、少腹疼痛、腹部胀大等病。此时因为气候温热，虫类迟迟不伏藏。

太阴在泉之年，草类提早繁茂，湿气淫盛，山岩峡谷之间昏暗浑浊，土色见于水位，水湿与至阴土气相交和。人们多患痰饮积聚、心痛、耳聋、头目不清、咽喉肿胀、喉痹、阴病出血、少腹疼痛、小便不通、气上冲而致头痛、眼痛如欲脱出、项部似拔、腰似折断、大腿不能转动、膝弯积滞不灵、小腿肚好像裂开了一样等疾病。

【原文】

岁少阳在泉，火淫所胜，则焰明郊野，寒热更至。民病注泄赤白，少腹痛，溺赤，甚则血便。少阴同候①。

岁阳明在泉，燥淫所胜，则霜雾清暝。民病喜呕，呕有苦，善太息，心胁痛，不能反侧，甚则嗌干面尘，身无膏泽，足外反热。

岁太阳在泉，寒淫所胜，则凝肃惨栗。民病少腹控睾、引腰脊，上冲心痛，血见，嗌痛颔肿。

【注释】

① 少阴同候：张介宾，"其余诸病，皆与前少阴在泉同候"。

【译文】

少阳在泉之年，火气淫盛，则郊野火焰明照，天气时寒时热。人们多病泄泻如注，下痢赤白，少腹疼痛，小便赤色，甚至便血。其余症候与少阴在泉之年相同。

阳明在泉之年，燥气淫盛，则雾气清冷昏暗。人们多病经常呕吐，呕吐苦水，经常叹息，心胁部疼痛不能转侧，甚至咽喉干燥，面暗如蒙尘，身体干枯而无光泽，足外侧反热。

太阳在泉之年，寒气淫盛，则天地间有凝肃惨栗之象。人们多病少腹疼痛牵引睾丸、腰脊，向上冲心而痛，出血，咽喉疼痛，颔部肿。

【原文】

帝曰：善。治之奈何？

岐伯曰：诸气在泉，风淫于内，治以辛凉，佐以苦，以甘缓之，以辛散之。热淫于内，治以咸寒，佐以甘苦，以酸收之，以苦发之。湿淫于内，治以苦热，佐以酸淡，以苦燥之，以淡泄之。火淫于内，治以咸冷，佐以苦辛，以

六气在泉的症状

风气太过而侵入人体

厥阴在泉

振栗恶寒，常打哈欠，心痛，胁里拘急不舒等

治以辛凉，佐以苦，以甘缓之，以辛散之

热气太过而侵入人体

少阴在泉

腹中鸣响，逆气上冲胸脘，寒热气喘，牙痛等

治以咸寒，佐以甘苦，以酸收之，以苦发之

湿气太过而侵入人体

太阴在泉

痰饮积聚，心痛，耳聋，头目不清，喉痹等

治以苦热，佐以酸淡，以苦燥之，以淡泄之

治以咸冷，佐以苦辛，以酸收之，以苦发之

少阳在泉

泄泻如注，下痢赤白，少腹疼痛，小便赤色等

火气太过而侵入人体

治以苦温，佐以甘辛，以苦下之

阳明在泉

呕吐苦水，经常叹息，心胁疼痛不能反侧等

燥气太过而侵入人体

治以甘热，佐以苦辛，以咸泻之，以辛润之，以苦坚之

太阳在泉

少腹疼痛牵引睾丸、腰脊，心痛，出血等

寒气太过而侵入人体

酸收之，以苦发之。燥淫于内，治以苦温，佐以甘辛，以苦下之。寒淫于内，治以甘热，佐以苦辛，以咸泻之，以辛润之，以苦坚之。

【译文】

黄帝说：讲得好。应该怎样治疗呢？

岐伯说：凡是在泉之气，风气太过而侵入人体的，主治用辛凉药，辅佐用苦味药，以甘味药缓和肝木，以辛味药疏散风邪。热气太过而侵入人体的，主治用咸寒药，辅佐用甘苦药，以酸味药收敛阴气，以苦味药发泄热邪。湿气太过而侵入人体的，主治用苦热药，辅佐用酸淡药，以苦味药燥湿，以淡味药渗泄湿邪。火气太过而侵入人体的，主治用咸冷药，辅佐用苦辛药，以酸味药收敛阴气，以苦味药发泄火邪。燥气太过而侵入人体的，主治用苦温药，辅佐用甘辛药，以苦味药泄下。寒气太过而侵入人体的，主治用甘热药，辅佐用苦辛药，以咸味药泻水寒，以辛味药来温润，以苦味药巩固阳气。

【原文】

帝曰：善。天气之变，何如？

岐伯曰：厥阴司天，风淫所胜，则太虚埃昏，云物以扰，寒生春气，流水不冰，蛰虫不去。民病胃脘当心而痛，上支两胁，鬲咽不通，饮食不下，舌本强，食则呕，冷泄腹胀，溏泄，瘕，水闭，病本于脾。冲阳绝，死不治。

少阴司天，热淫所胜，怫热，大雨且至，火行其政。民病胸中烦热，嗌干，右胠满，皮肤痛，寒热咳喘，唾血血泄，鼽衄嚏呕，溺色变，甚则疮疡胕肿，肩背臂臑，及缺盆中痛，心痛，肺䐜，腹大满，膨膨而咳喘，病本于肺。尺泽绝，死不治。

太阴司天，湿淫所胜，则沉阴且布，雨变枯槁。胕肿，骨痛，阴痹。阴痹者，按之不得，腰脊头项痛，时眩，大便难，阴气不用，饥不欲食，咳唾则有血，心如悬，病本于肾。太谿绝，死不治。

【译文】

黄帝说：讲得好。司天之气的变化又是怎样的呢？

岐伯说：厥阴司天，风气淫胜，则天空尘埃昏暗，云雾为风鼓荡而扰动不宁，寒季行春令，流水不能结冰，蛰虫不去潜伏。人们多病胃脘、心部疼痛，上撑两胁，咽膈不通利，饮食不下，舌本强硬，食则呕吐，冷泻，腹胀，大便溏泄，气聚成瘕，小便不通，发病的根源在脾脏。如果冲阳脉绝，多属不治的死证。

少阴司天，热气淫胜，则天气郁热，热极则大雨降下，君火行其政令。人们多病胸中烦热，咽喉干燥，右胁胀满，皮肤疼痛，寒热，咳喘，唾血，便血，衄血，鼻塞流涕，喷嚏，呕吐，小便颜色异常，严重时会患疮疡，浮肿，肩、背、臂、臑以及缺盆等处疼痛，心痛，肺胀，腹部胀满，气喘咳嗽，发病的根源在肺脏。如果尺泽脉绝，多属不治的死证。

太阴司天，湿气淫胜，则天气阴沉，乌云满布，雨多反使草木枯槁。人们多病浮肿，骨痛，阴痹而按之不得痛处，腰脊头项疼痛，经常眩晕，大便困难，阳痿，饥饿而不欲进食，咳唾则有血，心悸如悬，发病的根源在肾脏。如果太谿脉绝，多属不治的死证。

【原文】

少阳司天，火淫所胜，则温气流行，金政不平。民病头痛，发热恶寒而疟，热上，皮肤痛，色变黄赤，传而为水，身面胕肿，腹满仰息，泄注赤白，疮疡，咳唾血，烦心，胸中热，甚则鼽衄，病本于肺。天府绝，死不治。

阳明司天，燥淫所胜，则木乃晚荣，草乃晚生。筋骨内变，大凉革候，名木敛，生菀于下，草焦上首，蛰虫来见。民病左胠胁痛，寒清于中，感而疟，咳，腹中鸣，注泄鹜溏，心胁暴痛，不可反侧，嗌干，面尘，腰痛，丈夫㿉疝，妇人少腹痛，目眜①眦，疡疮痤痈，病本于肝。太冲绝，死不治。

太阳司天，寒淫所胜，则寒气反至，水且冰，运火炎烈，雨暴乃雹。民病血变于中，发为痈疡，厥心痛，呕血，血泄，鼽衄，善悲，时眩仆，胸腹满，手热，肘挛，掖肿，心澹澹大动，胸胁胃脘不安，面赤目黄，善噫，嗌干，甚则色炲②，渴而欲饮，病本于心。神门绝，死不治。所谓动气，知其脏也。

【注释】

①眜：冒。②炲：烟尘形成的黑色。

【译文】

少阳司天，火气淫胜，则温热之气流行，秋金之令失其清肃。人们多病头痛，发热恶寒而发疟疾，热气上行，皮肤疼痛，颜色黄赤，传于里则变为水病，身面浮肿，腹部胀满，仰面喘息，泄泻暴注，赤白下痢，疮疡，咳嗽吐血，心烦，胸中热，甚至鼻流涕出血，发病的根源在肺脏。如果天府脉绝，多属不治的死证。

阳明司天，燥气淫胜，则树木繁荣推迟，草类生长较晚。在人体则筋骨发生变化，大凉之气使天气反常，树木生发之气被抑制而郁伏于下，草类的花叶均现焦枯，应该蛰伏的虫类反而外出活动。人们多病左胠胁疼痛，感受寒凉清肃之气之后则为疟疾，咳嗽，腹中鸣响，暴注泄泻，大便稀溏，心胁突然剧痛不能转侧，咽喉干燥，面色如蒙尘，腰痛，男子㿉疝，妇女少腹疼痛，眼目昏眜不明，眼角疼痛，疮疡痈痤，发病的根源在肝脏。如果太冲脉绝，多属不治的死证。

太阳司天，寒气淫胜，则寒气非时而至，水多结冰，如遇戊癸火运炎烈，则有暴雨冰雹。人们多病血脉变化于内，发生痈疡，厥逆心痛，呕血，便血，衄血，鼻塞流涕，善悲，时常眩晕仆倒，胸腹胀满，手热，肘臂挛急，腋部肿，心悸不安，胸胁胃脘不舒，面赤目黄，善嗳气，咽喉干燥，甚至面黑如炲，口渴欲饮，发病的根源在心脏。如果神门脉绝，多属不治的死证。所以说，由脉气的搏动，可以测知其脏器的发病情况。

【原文】

帝曰：善。治之奈何？

岐伯曰：司天之气，风淫所胜，平①以辛凉，佐以苦甘，以甘缓之，以酸泄之。热淫所胜，平以咸寒，佐以苦甘，以酸收之。湿淫所胜，平以苦热，佐以酸辛，以苦燥之，以淡泄之。湿上甚而热，治以苦温，佐以甘辛，以汗为故而止。火淫所胜，平以咸冷，佐以苦甘，以酸收之，以苦发之，以酸复之，热淫同。燥淫所胜，平以苦温，佐以酸辛，以苦下之。寒淫所胜，平以辛热，佐以甘苦，以咸泻之。

平以咸寒，佐以苦甘，以酸收之

平以辛凉，佐以苦甘，以甘缓之，以酸泄之

平以苦热，佐以酸辛，以苦燥之，以淡泄之

少阴司天易患之病：

胸中烦热，咽喉干燥，右胁胀满，皮肤疼痛，寒热，咳喘，唾血，便血等

厥阴司天易患之病：

胃脘、心部疼痛，上撑两胁，咽膈不通，饮食不下，食则呕吐，冷泄，腹胀，大便溏泄等

太阴司天易患之病：

浮肿，骨痛，阴痹而不知痛处，腰脊头项疼痛，经常眩晕，大便困难，饥饿而不欲进食等

司天过胜的症状和治疗

太阳司天易患之病：

血脉变化于内，发生痈疡，厥逆，心痛，呕血，便血，衄血，鼻塞流涕，善悲等

少阳司天易患之病：

头痛，发热恶寒而发疟疾，皮肤疼痛，小便黄赤，身面浮肿，腹部胀满，喘息，泄泻等

阳明司天易患之病：

左肤胁疼痛，疟疾，咳嗽，腹中鸣响，泄泻暴注，大便稀溏等

平以辛热，佐以甘苦，以咸泻之

平以苦温，佐以酸辛，以苦下之

平以咸冷，佐以苦甘，以酸收之，以苦发之，以酸复之

【注释】

①平：治疗，平抑。

【译文】

黄帝说：讲得好。应该怎样治疗呢？

岐伯说：司天之气，风气淫胜，治疗用辛凉药，佐以苦甘药，以甘味药缓其急，以酸味药泻其邪。热气淫胜，治疗用咸寒药，佐以苦甘药，以酸味药收敛阴气。湿气淫胜，治疗用苦热药，佐以酸辛药，以苦味药燥湿，以淡味药泻湿邪。如果湿邪甚于上部而有热，治疗用苦味温性之药，佐以甘味药，以汗解法恢复其常态即可。火气淫胜，治疗用咸冷药，佐以苦甘药，以酸味药收敛阴气，以苦味药泻火邪，以酸味药复其真气。热淫与火淫所胜相同。燥气淫胜，治疗用苦温药，佐以酸辛药，以苦味药下其燥结。寒气淫胜，治疗用辛热药，佐以甘苦药，以咸味药泻其寒邪。

【原文】

帝曰：善。邪气反胜①，治之奈何？

岐伯曰：风司于地②，清反胜之③，治以酸温，佐以苦甘，以辛平之。热司于地，寒反胜之，治以甘热，佐以苦辛，以咸平之。湿司于地，热反胜之，治以苦冷，佐以咸甘，以苦平之。火司于地，寒反胜之，治以甘热，佐以苦辛，以咸平之。燥司于地，热反胜之，治以平寒，佐以苦甘，以酸平之，以和为利。寒司于地，热反胜之，治以咸冷，佐以甘辛，以苦平之。

【注释】

①邪气反胜：本气反被己所不胜之气克胜。如风木司天，反被燥金之气克胜。②风司于地：即厥阴风木在泉。③清反胜之：张介宾："凡寅申岁，厥阴风木在泉，而或气有不及，则金之清气反胜之。"清，清凉的金气。

【译文】

黄帝说：讲得好。本气不足而邪气反胜所致之病，应当怎样治疗？

岐伯说：风气在泉，而反被清气胜的，治疗用酸温药，佐以苦甘药，以辛味药平调之。热气在泉，而寒气反胜的，治疗用甘热药，佐以苦辛药，以咸味药平调之。湿气在泉，而热气反胜的，治疗用苦冷药，佐以咸甘药，以苦味药平调之。火气在泉，而寒气反胜的，治疗用甘热药，佐以苦辛药，以咸味药平调之。燥气在泉，而热气反胜的，治疗用平寒药，佐以苦甘药，以酸味药平调之，以冷热平和为方制所宜。寒气在泉，而热气反胜的，治疗用咸冷药，佐以甘辛药，以苦味药平调之。

【原文】

帝曰：其司天邪胜①，何如？

岐伯曰：风化于天②，清反胜之，治以酸温，佐以甘苦。热化于天，寒反胜之，治以甘温，佐以苦酸辛。湿化于天，热反胜之，治以苦寒，佐以苦酸。火化于天，寒反胜之，治以甘热，佐以苦辛。燥化于天，热反胜之，治以辛寒，佐以苦甘。寒化于天，热反胜之，治以咸冷，佐以苦辛。

【注释】

① 司天邪胜：司天之气被邪气反胜。② 风化于天：即风气司天。

【译文】

黄帝问：司天之气被邪气反胜所致之病，应当怎样治疗？

岐伯说：风气司天而清凉之气反胜的，治疗用酸温药，佐以甘苦药。热气司天而寒水之气反胜的，治疗用甘温药，佐以苦酸辛药。湿气司天而热气反胜的，治疗用苦寒药，佐以苦酸药。火气司天而寒气反胜的，治疗用甘热药，佐以苦辛药。燥气司天而热气反胜的，治疗用辛寒药，佐以苦甘药。寒气司天而热气反胜的，治疗用咸冷药，佐以苦辛药。

【原文】

帝曰：六气相胜，奈何？

岐伯曰：厥阴之胜，耳鸣头眩，愦愦欲吐，胃鬲如寒，大风数举，倮虫不滋，胠胁气并，化而为热，小便黄赤，胃脘当心而痛，上支两胁，肠鸣，飧泄，少腹痛，注下赤白，甚则呕吐，鬲咽不通。

少阴之胜，心下热，善饥，脐下反动，气游三焦。炎暑至，木乃津，草乃萎。呕逆烦躁，腹满痛，溏泄，传为赤沃①。

太阴之胜，火气内郁，疮疡于中，流散于外，病在胠胁，甚则心痛，热格②，头痛，喉痹，项强，独胜则湿气内郁，寒迫下焦，痛留顶，互引眉间，胃满。雨数至，湿化乃见，少腹满，腰脽重强，内不便，善注泄，足下温，头重，足胫胕肿，饮发于中，胕肿于上。

【注释】

① 赤沃：即赤痢之类。张介宾："赤沃者，利血、尿赤也。"② 热格：热气阻格于上。

【译文】

黄帝问：六气偏胜引起人体发病的情况是怎样的？

岐伯说：厥阴风气偏胜，症见耳鸣头眩、胃中翻腾混乱而欲吐、胃脘横膈处寒冷，大风屡起，倮虫不能滋生，人们多病胠胁气滞，化而成热，则小便黄赤，胃脘当心处疼痛，向上支撑两胁胀满，肠鸣，飧泄，少腹疼痛，下痢赤白，病甚则呕吐，咽膈之间堵塞不通。

少阴热气偏胜，症见心下热、常觉饥饿、脐下有动气上逆、热气游走三焦、炎暑到来，树木因之流津，草类因之枯萎，人们多病呕逆，烦躁，腹部胀满疼痛，大便溏泻甚至传变成血痢。

太阴湿气偏胜，火气郁结于内则酿成疮疡，流散在外则病生于肤胁，甚则心痛，热气阻格在上部，所以发生头痛、喉痹、颈项强硬等症状。如果单纯由于湿气偏胜而内郁，寒迫下焦，就会出现头顶疼痛并牵引至眉间，胃中满闷。多雨之后，湿化之象开始出现，人们就会出现少腹满胀、腰臀部沉重而强直、房事不利、泄泻如注、足下温暖、头部沉重、足胫浮肿、水饮发于内而浮肿出现于上部等疾病。

【原文】

少阳之胜，热客于胃，烦心心痛，目赤欲呕，呕酸善饥，耳痛溺赤，善惊谵妄，暴热消烁，草萎水涸，介虫乃屈，少腹痛，下沃赤白。

阳明之胜，清发于中，左胠胁痛，溏泄，内为嗌塞，外发癞疝。大凉肃

厥阴风气偏胜，大风屡起，人们多肤胁气滞，化而成热，小便黄赤，胃脘当心处疼痛，肠鸣飧泄，少腹疼痛，下痢赤白，呕吐，咽膈不通

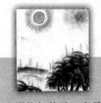

少阴热气偏胜，炎暑到来，人们多呕逆，烦躁，腹部胀满疼痛，大便溏泻甚至传变成血痢

太阴湿气偏胜，天气多雨，人们多少腹满胀，腰臀部沉重而强直，房事不利，泄泻如注，足下温暖，头部沉重，足胫浮肿等

六气相胜的疾病

阳明燥金偏胜，大凉肃杀之气施布，草木之花叶改色，有毛的虫类死亡，人们多胸中不舒，咽喉窒塞而咳嗽

少阳火气偏胜，暴热之气消烁津液，草木枯萎，河水干涸，介虫屈伏不动，人们多少腹疼痛，下痢赤白

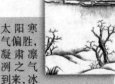

太阳寒气偏胜，凝肃凛冽之气到来，冰冻非时而出现，羽类之虫延迟生化，人们多患痔疮，疟疾，寒气入胃等

杀，华英改容，毛虫乃殃，胸中不便，嗌塞而咳。

太阳之胜，凝凓且至，非时水冰，羽乃后化。痔疟发，寒厥入胃，则内生心痛，阴中乃疡①，隐曲不利，互引阴股，筋肉拘苛，血脉凝泣，络满色变，或为血泄，皮肤否肿，腹满食减，热反上行，头项囟顶，脑户中痛，目如脱，寒入下焦，传为濡泻。

【注释】

① 阴中乃疡：阴部生疮疡。

【译文】

少阳火气偏胜，热气侵入胃中，人们易患烦心、心痛、目赤、欲呕、呕酸、易饥饿、耳痛、小便赤色、易惊、谵妄等病，暴热之气消烁津液，草木枯萎，河水干涸，介虫屈伏不动，人们多患少腹疼痛、下痢赤白等病。

阳明燥金偏胜，则清凉之气发于内，导致人左胠胁疼痛，大便溏泄，在内则表现为咽喉窒塞，呼吸吞咽不利，在外则为癞疝。大凉肃杀之气施布，草木之花叶改色，有毛的虫类死亡，人们多患胸中不舒、咽喉窒塞而咳嗽等病。

太阳寒气偏胜，凝肃凛冽之气到来，冰冻非时而出现，羽类延迟生化。人们多发痔疮、疟疾，寒气入胃而发心痛，阴部生疮疡，房事不利，疼痛连及两股内侧，筋肉拘急麻木，血脉凝滞，所以络脉郁滞充盈而色变，或为便血，皮肤因气血郁塞而肿胀，腹中胀满，饮食减少，热气上逆，因而头项、巅顶、脑户等处疼痛，眼珠疼如脱出，寒气侵入下焦，传变成为水泻。

【原文】

帝曰：治之奈何？

岐伯曰：厥阴之胜，治以甘清，佐以苦辛，以酸泻之。少阴之胜，治以辛寒，佐以苦咸，以甘泻之。太阴之胜，治以咸热，佐以辛甘，以苦泻之。少阳之胜，治以辛寒，佐以甘咸，以甘泻之。阳明之胜，治以酸温，佐以辛甘，以苦泻之。太阳之胜，治以甘热，佐以辛酸，以咸泻之。

【译文】

黄帝问：怎样治疗这些疾病？

岐伯说：厥阴风气偏胜致病，治疗用甘清药，佐以苦辛药，用酸味药泻其胜气。少阴热气偏胜致病，治疗用辛寒药，佐以苦咸药，用甘味药泻其胜气。太阴湿气偏胜致病，治疗用咸热药，佐以辛甘药，用苦味药泻其胜气。少阳火气偏胜致病，治疗用辛寒药，佐以甘咸药，用甘味药泻其胜气。阳明燥金偏胜致病，治疗用酸温药，佐以辛甘药，用苦味药泻其胜气。太阳寒气偏胜致病，治疗用甘热药，佐以辛酸药，用咸味药泻其胜气。

【原文】

帝曰：六气之复，何如？

岐伯曰：悉乎哉问也！厥阴之复，少腹坚满，里急①暴痛。偃木飞沙，倮虫不荣。厥心痛，汗发呕吐，饮食不入，入而复出，筋骨掉眩，清厥，甚则入脾，食痹而吐。冲阳绝，死不治。

少阴之复，懊热内作，烦躁鼽嚏，少腹绞痛，火见燔焫，嗌燥，分注时止，气动于左，上行于右，咳，皮肤痛，暴瘖心痛，郁冒不知人，乃洒淅恶寒，振栗谵妄，寒已而热，渴而欲饮，少气骨痿，隔肠不便，外为浮肿，哕噫。赤气后化②，流水不冰，热气大行，介虫不复。病痱胗疮疡，痈疽痤痔。甚则入肺，咳而鼻渊。天府绝，死不治。

太阴之复，湿度乃举，体重中满，食饮不化，阴气上厥，胸中不便，饮发于中，咳喘有声。大雨时行，鳞见于陆。头顶痛重，而掉瘛尤甚，呕而密默，唾吐清液，甚则入肾，窍泻无度。太谿绝，死不治。

【注释】

①里急：腹内拘急。王冰："腹胁之内也。" ②赤气后化：火气行令推迟。赤气，火气。

【译文】

黄帝问：六气相复而致病的情况是怎样的？

岐伯说：您问得真详细啊！厥阴风气之复，在人则病发为少腹部坚满，腹胁之内拘急暴痛。在自然界则表现为树木吹倒，尘沙飞扬，倮虫不得繁荣。人们易患厥心痛、多汗、呕吐、饮食不下或食入后又吐出、筋脉抽痛、眩晕、手足逆冷等病，甚至会出现风邪入脾，食入痹阻不能消化而吐出。如果冲阳脉绝，多属不治的死证。

少阴火气来复，则懊恼烦热从内部发生，出现烦躁、鼻塞流涕、喷嚏、少腹绞痛等症状，火势旺盛而现于外，则会咽喉干燥，大便时泻时止，动气生于左腹部而向上逆行于右侧，咳嗽，皮肤疼痛，突然失音，心痛，昏迷不省人事，甚至恶寒，振栗寒战，谵语妄动，寒退而发热，口渴欲饮水，少气，骨软痿弱，肠道梗塞而大便不通，肌肤浮肿，呃逆、嗳气。少阴火热之气生化推迟，因此流水不能结冰，热气流行过甚，介虫不蛰伏，人们多患痱胗、疮疡、痈疽、痤、痔等外证，甚至会出现热邪入肺、咳嗽、鼻渊等症状。如果天府脉绝，多属不治的死证。

太阴湿气来复，则湿气变化而流行，在人体多发生身体沉重、胸腹满闷、饮食不消化、阴气上逆、胸中不爽、水饮生于内、咳喘有声等病。大雨时常降下，洪水淹没田地，鱼类游行于陆地。人们多病头顶疼痛而沉重，头部掉摇抽掣加剧，呕吐，神情默默，口吐清水，甚至会出现湿邪入肾、泄泻频仍不止的症状。如果太谿脉绝，多属不治的死证。

【原文】

少阳之复，大热将至，枯燥燔焫，介虫乃耗，惊瘛咳衄，心热烦躁，便数憎风，厥气上行，面如浮埃，目乃𥉂瘛，火气内发，上为口糜呕逆，血溢血泄，发而为疟，恶寒鼓栗，寒极反热，嗌络焦槁，渴引水浆，色变黄赤，少气脉萎，化而为水，传为胕肿，甚则入肺，咳而血泄。尺泽绝，死不治。

阳明之复，清气大举，森木苍干，毛虫乃厉。病生胠胁，气归于左，善太息，甚则心痛否满，腹胀而泄，呕苦，咳哕，烦心，病在膈中，头痛，甚则入肝，惊骇筋挛。太冲绝，死不治。

太阳之复，厥气上行，水凝雨冰，羽虫乃死，心胃生寒，胸膈不利，心痛否满，头痛善悲，时眩仆，食减，腰䐐反痛，屈伸不便，地裂冰坚，阳光不治，少腹控睾，引腰脊，上冲心，唾出清水，及为哕噫，甚则入心，善忘善悲。神门绝，死不治。

【译文】

少阳热气来复，则大热将要到来，干燥灼热，有介虫死亡，人们多患惊恐

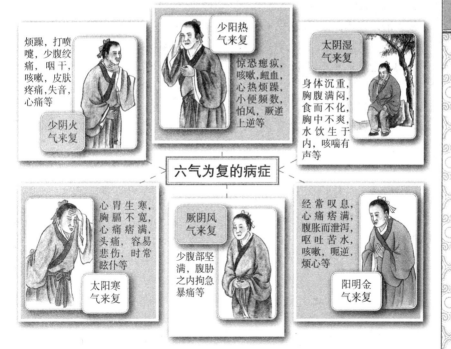

烦躁，打喷嚏，少腹绞痛，咽干，咳嗽，皮肤疼痛，失音，心痛等

少阴火气来复

少阳热气来复

惊恐瘛疭，咳嗽，衄血，心热烦躁，小便频数，怕风，厥逆上逆等

太阴湿气来复

身体沉重，胸腹满闷，食而不化，胸中不爽，水饮生于内，咳喘有声等

六气为复的病症

心胃生寒，胸膈不宽，心痛痞满，头痛，容易悲伤，时常眩仆等

太阳寒气来复

厥阴风气来复

少腹部坚满，腹胁之内拘急暴痛等

经常叹息，心痛痞满，腹胀而泄泻，呕吐苦水，咳嗽，呃逆，烦心等

阳明金气来复

瘕疝、咳嗽、衄血、心热烦躁、小便频数、怕风、厥逆之气上行、面如土色、眼跳不止等病，火气内生则上为口腔糜烂、呕逆、吐血，下为便血，发为疟疾，就会有恶寒鼓栗、寒极转热、咽喉干燥、口渴多饮、色变黄赤、少气、筋脉萎弱等病，气蒸热化则形成水病，传变为浮肿，甚则邪气入肺，咳嗽，便血。如果尺泽脉绝，多属不治的死证。

阳明燥金来复，则清肃之气流行，树木苍老干枯，兽类因之多发生疫病。人们的疾病多发生于胠胁，燥气偏行于左侧，经常叹息，甚则心痛痞满，腹胀而泄泻，呕吐苦水，咳嗽，呃逆，烦心，病在膈中，头痛，甚则邪气入肝，引发惊骇、筋挛等病。如果太冲脉绝，多属不治的死证。

太阳寒气来复，则寒气上行，雨水凝结成冰雹，禽类因此死亡。人们多病心胃生寒，胸膈不宽，心痛痞满，头痛，容易悲伤，时常仆仆，饮食减少，腰臀部疼痛，屈伸不便。大地裂坼，冰厚而坚，阳光不温暖，人们就多病少腹痛牵引睾丸并连及腰脊，逆气上冲于心口，以致唾出清水或呃逆嗳气，甚则邪入心，善忘善悲。如果神门脉绝，多属不治的死证。

【原文】

帝曰：善。治之何？

岐伯曰：厥阴之复，治以酸寒，佐以甘辛，以酸泻之，以甘缓之。少阴之复，治以咸寒，佐以苦辛，以甘泻之，以酸收之，辛苦发之，咸软之。太阴之复，治以苦热，佐以酸辛，以苦泻之，燥之，泄之。少阳之复，治以咸冷，佐以苦辛，以咸软之，以酸收之，辛苦发之。发不远热①，无犯温凉。少阴同法。阳明之复，治以辛温，佐以苦甘，以苦泄之，以苦下之，以酸补之。太阳之复，治以咸热，佐以甘辛，以苦坚。治诸胜复，寒者热之，热者寒之，温者清之；清者温之，散者收之，抑者散之，燥者润之，急者缓之，坚者软之，脆者坚之，衰者补之，强者泻之。各安其气，必清必静，则病气衰去，归其所宗②。此治之大体也。

【注释】

①发不远热：即用发散表邪的药不用规避热天。②归其所宗：气各归其类属而恢复正常。

【译文】

黄帝说：讲得好。应该怎样治疗呢？

岐伯说：厥阴复气所致的病，治疗用酸寒药，佐以甘辛药，以酸味药泻邪，以甘味药缓其急。少阴复气所致的病，治疗用咸寒药，佐以苦辛药，以甘味药泻其邪，以酸味药收敛，以辛苦味药发散，以咸味药软坚。太阴复气所致的病，治疗用苦热药，佐以酸辛药，以苦味药泻其邪，燥其湿，泻其湿。少阳复气所致的病，治疗用咸冷药，佐以苦辛味药，以咸味药软坚，以酸味药收敛，以辛苦味药发汗。发汗之药不必避忌热天，但不要触犯温凉的药物。少阴复气所致的病，用发汗药物时与此法相同。阳明复气所致的病，治疗用辛温药，佐以苦甘药，以苦味药渗泄，以苦味药通下，以酸味药补虚。太阳复气所致的病，治疗用咸热药，佐以甘辛药，以苦味药坚其脆弱。凡治疗各种胜气复气所致之病，寒病用热药，热病用寒药，温病用凉药，凉病用温药，元气耗散的用收敛药，气机抑郁的用发散药，干燥的用滋润药，气急的用缓和药，坚硬的用软坚药，脆弱的用坚固药，衰弱的补虚，亢盛的泻邪。用各种方法安定正气，使其清静安宁，邪气就能消退，余气各归其类属，自然就没有偏胜之害。这是治疗上的基本方法。

【原文】

帝曰：善。气之上下，何谓也？

岐伯曰：身半以上，其气三①矣，天之分也，天气主之；身半以下，其

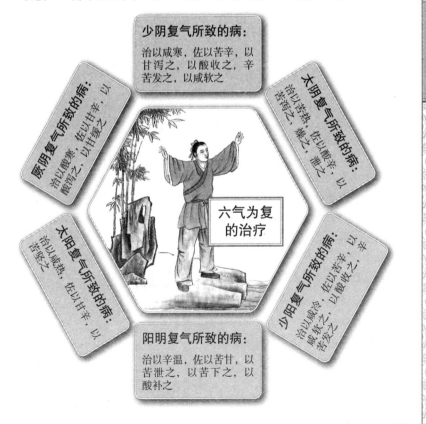

少阴复气所致的病：
治以咸寒，佐以苦辛，以甘泻之，以酸收之，辛苦发之，以咸软之

太阴复气所致的病：
治以苦热，佐以酸辛，苦泻之，燥之，泄之，以

厥阴复气所致的病：
治以酸寒，佐以甘辛，以酸泻之，以甘缓之，以

太阳复气所致的病：
治以咸热，佐以甘辛，以苦坚之，

少阳复气所致的病：
治以咸冷，佐以苦辛，以咸软之，以酸收之，辛苦发之

阳明复气所致的病：
治以辛温，佐以苦甘，以苦泄之，以苦下之，以酸补之

六气为复的治疗

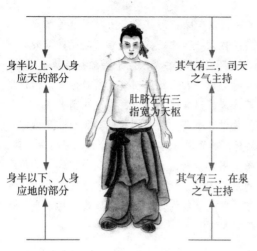

身半以上、人身应天的部分

肚脐左右三指宽为天枢

身半以下、人身应地的部分

其气有三，司天之气主持

其气有三，在泉之气主持

气三矣，地之分也，地气主之。以名命气，以气命处，而言其病。半，所谓天枢也[2]。故上胜而下俱病者，以地名之[3]；下胜而上俱病者，以天名之[4]。所谓胜至，报气屈伏而未发也。复至则不以天地异名，皆如复气为法也。

【注释】

①其气三：身半以上之"其气三"，指初之气至三之气，为司天所主。身半以下之"其气三"，指四之气至终之气，为在泉所主。②半，所谓天枢也：半，指身体正中当脐处。王冰："当伸臂指天，舒足指地，以绳量之，中正当脐也。故又曰半，所谓天枢也。天枢，正当脐两傍，同身寸之二寸也。"人体脐两旁二寸的腧穴叫天枢穴。此部位正为人身之半，为人体之枢纽。③以地名之：以地气之名来命名人身受病之脏气。张志聪："如身半以上之木火气胜，而身半以下之土金水三气俱者，以地名之，谓病之在地也。"④以天名之：以天气之名来命名人身受病之脏气。张志聪："如身半以下之土金水胜，而身半以上之木火气病者，以天名之，谓病之在天也。"

【译文】

黄帝说：讲得好。人体之气有上下之分，是什么意思？

岐伯说：身半以上，气有三，是人身应天的部分，所以是司天之气所主持的；身半以下，气也有三，是人身应地的部分，所以是在泉之气所主持的。用上下来指明它的胜气和复气，用六气来指明人身部位而说明疾病。"半"就是指天枢。所以上部的三气胜而下部的三气都病的，以地气之名来命名人身受病的脏气；下部的三气胜而上部的三气都病的，以天气之名来命名人身受病的脏气。以上所说，是就胜气已经到来，而复气还屈伏未发时而言的。如果复气已经到来，就不能以司天在泉之名区别了，而应当以复气的情况为准则。

【原文】

帝曰：胜复之动，时有常乎？气有必乎？

岐伯曰：时有常位，而气无必也[1]。

帝曰：愿闻其道也。

岐伯曰：初气终三气，天气主之，胜之常也。四气尽终气，地气主之，复之常也。有胜则复，无胜则否。

帝曰：善。复已而胜，何如？

岐伯曰：胜至则复，无常数也，衰乃止耳。复已而胜，不复则害，此伤生也。

【注释】

① "时有"两句：四时有一定的常位，而胜复之气并不是一定的。

【译文】

黄帝问：胜复之气的运动，有一定的时间吗？胜复之气的来与不来，有一定的规律吗？

岐伯说：四时有一定的常位，而胜复之气的到来，却不是必然的。

黄帝说：希望听听其中的道理。

岐伯说：初之气至三之气，是司天之气所主，是胜气常见的时位；四之气到终之气，是在泉之气所主，是复气常见的时位。有胜气才有复气，没有胜气就没有复气。

黄帝说：讲得好。复气已退而又有胜气发生，是怎样的情况？

岐伯说：有胜气就会有复气，没有一定的次数限制，直到气衰才会停止。复气衰退之后又有胜气发生，如果没有复气发生，就会有灾害，这是因为破坏了万物的生机。

【原文】

帝曰：复而反病，何也？

岐伯曰：居非其位，不相得也^①。大复其胜，则主胜之，故反病也。所谓火燥热也^②。

帝曰：治之何如？

岐伯曰：夫气之胜也，微者随之，甚者制之。气之复也，和者平之，暴者夺之。皆随胜气，安其屈伏，无问其数，以平为期。此其道也。

帝曰：善。客主之胜复，奈何？

岐伯曰：客主之气，胜而无复也。

帝曰：其逆从，何如？

岐伯曰：主胜逆，客胜从，天之道也。

【注释】

① "居非"两句：复气到来时，不是它的时令正位，气与位不能相得。张志聪："如火气复而乘于金位，金气复而乘于火位，皆居非其位，不相得也。" ② 火燥热也：马元台，"如少阴为君火，阳明为燥金，少阳为暑热。今少阴少阳在泉，则火

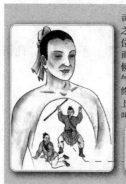

司天之气所主的初之气至三之气的时位，五行之一亢盛而发生的超常的气候叫胜气；在泉之气所主的四之气到终之气的时位，与上半年相反的气候叫复气

何为胜复之气

四时有一定的常位，胜复之气的到来则并非必然的。有胜气就会有复气，直到气衰为止，如果没有复气发生，就会有灾害

"胜"

是主动的，可理解为强势

"复"

是被动的，可理解为报复

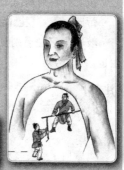

居水位，阳明司天，则金居火位。故火复其胜，则水主胜之，金复其胜，则火主胜之。此正居非其位，气不相得，而大复其胜，则主反胜之之谓。唯火燥热之三气乃尔也"。

【译文】

黄帝问：复气反而致病，是什么道理呢？

岐伯说：复气到来之时，不是它时令的正位，与主时之气不相融洽。所以，如果复气大复其胜气，因复气本身就虚，会反被主时之气所胜，因此反而致病。这是就火、燥、热三气来说的。

黄帝问：治疗之法是怎样的？

岐伯说：六气之胜所致的疾病，轻微的随顺它，严重的制止它。复气所致的疾病，和缓的平调它，暴烈的削弱它。对这些病，都要随着胜气来安定其被抑伏之气，不论用药次数多少，以达到和平为目的。这是治疗的一般规则。

黄帝说：讲得好。客气与主气的胜复是怎样的情况？

岐伯说：客气与主气二者之间，只有胜没有复。

黄帝问：其逆与顺怎样区别？

岐伯说：主气胜是逆，客气胜是顺，这是天道自然的规律。

【原文】

帝曰：其生病，何如？

岐伯曰：厥阴司天，客胜则耳鸣掉眩，甚则咳；主胜则胸胁痛，舌难以言。少阴司天，客胜则鼽嚏，颈项强，肩背瞀热，头痛少气，发热，耳聋目瞑，其则胕肿血溢，疮疡咳喘；主胜则心热烦躁，甚则胁痛支满。

太阴司天，客胜则首面胕肿，呼吸气喘；主胜则胸腹满，食已而瞀。

少阳司天，客胜则丹胗①外发，及为丹熛②疮疡，呕逆喉痹，头痛嗌肿，

中医四大名著

耳聋血溢，内为瘛疭；主胜则胸满，咳，仰息，甚而有血，手热。

阳明司天，清复内余^③，则咳衄嗌塞，心鬲中热，咳不止，面白血出者死。

太阳司天，客胜则胸中不利，出清涕，感寒则咳；主胜则喉嗌中鸣。

【注释】

① 丹胗：麻疹类疾病。胗，同"疹"。② 丹熛：丹毒之类的疾病。③ 清复内余：因阳明司天为金（客气）居火位（主气），无客胜之名，而清（金）气仍复内余。张志聪："清肃之客气入于内，而复有余于内也。"

【译文】

黄帝问：客气与主气相胜所致之病是怎样的？

岐伯说：厥阴司天，客气胜则病耳鸣，眩晕，严重了甚至会咳嗽；主气胜则病胸胁疼痛，舌强难以说话。

少阴司天，客气胜则病鼻塞流涕，喷嚏，颈项强硬，肩背部闷热，头痛，少气，发热，耳聋，视物不清，甚至浮肿，出血，发疮疡，咳嗽气喘；主气胜则心热烦躁，甚则胁痛，支撑胀满。

太阴司天，客气胜则病头面浮肿，呼吸气喘；主气胜则病胸腹满，食后精神昏乱。

少阳司天，客气胜则病赤疹发于皮肤，进而发为赤游丹毒，并出现疮疡、呕吐气逆、喉痹、头痛、咽喉肿、耳聋、血溢等症状，内症为手足抽搐之症；主气胜则病胸满，咳嗽，仰息，甚至咯血，两手发热。

阳明司天，清气复胜而有余于内，则病咳嗽，衄血，咽喉窒塞，心膈中热，如果出现咳嗽不止而面白吐血的情况，就会死亡。

太阳司天，客气胜则病胸闷不利，鼻流清涕，一旦受寒即咳嗽；主气胜则病喉有痰鸣的声响。

【原文】

厥阴在泉，客胜则大关节不利，内为痉强拘瘛，外为不便；主胜则筋骨繇并^①，腰腹时痛。

少阴在泉，客胜则腰痛，尻股膝髀腨胻足病，瞀热以酸，胕肿不能久立，溲便变；主胜则厥气上行，心痛发热，鬲中众痹皆作，发于胠胁，魄汗不藏，四逆而起。

太阴在泉，客胜则足痿下重，便溲不时，湿客下焦，发而濡泻，及为肿，隐曲之疾；主胜则寒气逆满，食饮不下，甚则为疝。

少阳在泉，客胜则腰腹痛，而反恶寒，甚则下白，溺白^②；主胜则热反上行，而客于心，心痛发热，格中而呕。少阴同候。

阳明在泉，客胜则清气动下，少腹坚满，而数便泻，主胜则腰重腹痛，少腹生寒，下为鹜溏，则寒厥于肠，上冲胸中，甚则喘，不能久立。

太阳在泉，寒复内余③，则腰尻痛，屈伸不利，股胫足膝中痛。

【注释】

①繇并：摇动收束。繇，通"摇"。②下白，溺白：马元台，"大便下白，而溺亦下白"。溺，尿，小便。③寒复内余：张介宾，"丑未年太阳在泉，以寒水之客，而加于金水之主。水居水位故不言客主之胜"。因为水居水位，无主客之胜的分别，故不说主胜，客胜，而统以"寒复内余"概之。

【译文】

厥阴在泉，客气胜则病大关节不利，内为痉强、拘挛、瘛疭，外为运动不便；主气胜则病筋骨振摇强直，腰腹时常疼痛。

少阴在泉，客气胜则病腰痛，尻、股、膝、髀足部发热、酸胀，浮肿不能久立，大小便失常；主气胜则病逆气上冲，心痛发热，膈内及诸痹都发作，病发于胠胁，汗出不止，四肢厥冷。

太阴在泉，客气胜则病足痿，下肢沉重，大小便不时排泄，如果湿侵下焦，则发为濡泻以及浮肿、前阴病变；主气胜则病寒气上逆而痞满，饮食不下，甚至发为疝痛。

少阳在泉，客气胜则病腰腹痛而恶寒，甚至下痢白沫，小便清白；主气胜则热反上行而侵犯到心胸，出现心痛、发热、中焦格拒而呕吐等病。其他症状与少阴在泉所致者相同。

阳明在泉，客气胜则清凉之气扰动于下部，少腹坚满而频频腹泻；主气胜则病腰重，腹痛，少腹生寒，大便溏泄，寒气逆于肠，上冲胸中，甚则气喘不能久立。

太阳在泉，寒气复胜而有余于内，则病腰、尻疼痛，屈伸不便，股、胫、足、膝中疼痛。

【原文】

帝曰：善。治之奈何？

岐伯曰：高①者抑之，下者举之，有余折之，不足补之。佐以所利，和以所宜。必安其主客，适其寒温。同者逆之，异者从之②。

【注释】

①高：指气上逆。张志聪："谓主气之逆于上也。"②"同者"两句：主气客气相同。张介宾："客主同气者，可逆而治之。客主异气者，或从于客，或从于主也。"

中医四大名著

【译文】

黄帝说：讲得好。应该怎样治疗呢？

岐伯说：上冲的抑之，使其下降；陷下的举之，使其上升；有余的折其盛势，不足的补其虚弱。以有利于正气的药物来辅助，以适宜的药食来调和。必须使主客之气安泰，适应其寒温。客主之气相同的用逆治法，相反的用从治法。

【原文】

帝曰：治寒以热，治热以寒。气相得者逆之，不相得者从之。余以知之矣。其于正味^①，何如？

岐伯曰：木位之主^②，其泻以酸，其补以辛。火位之主，其泻以甘，其补以咸。土位之主，其泻以苦，其补以甘。金位之主，其泻以辛，其补以酸。水位之主，其泻以咸，其补以苦。

厥阴之客，以辛补之，以酸泻之，以甘缓之。少阴之客，以咸补之，以甘泻之，以酸收之。太阴之客，以甘补之，以苦泻之，以甘缓之。少阳之客，以咸补之，以甘泻之，以咸软之。阳明之客，以酸补之，以辛泻之，以苦泄之。太阳之客，以苦补之，以咸泻之，以苦坚之，以辛润之。开发腠理，致津液，通气也。

【注释】

① 正味：正治的药味。张介宾："五行气化，补泻之味，各有专主，故曰正味。此不特客主之气为然，凡治诸胜复者皆同。" ② 木位之主：木位之主，就是初之气厥阴风木主气之时。王冰："木位，春分前六十一日，初之气也。"主，是主气。木位，即初之气厥阴风木之位。下文火、土、金、水之主同此。

【译文】

黄帝说：治疗寒病用热药，治疗热病用寒药，主客之气相同的用逆治法，相反的用从治法。这些我已经知道了。五行补泻应该怎样运用适宜的药物性味呢？

岐伯说：厥阴风木主气之时，其泻用酸味药，其补用辛味药。少阴君火与少阳相火主气之时，其泻用甘味药，其补用咸味药。太阴湿土主气之时，其泻用苦味药，其补用甘味药。阳明燥金主气之时，其泻用辛味药，其补用酸味药。太阳寒水主气之时，其泻用咸味药，其补用苦味药。

厥阴客气为病，补用辛味药，泻用酸味药，缓用甘味药。少阴客气为病，补用咸味药，泻用甘味药，收用酸味药。太阴客气为病，补用甘味药，泻用苦味药，缓用甘味药。少阳客气为病，补用咸味药，泻用甘味药，软坚用咸味药。阳明客气为病，补用酸味药，泻用辛味药，泄用苦味药。太阳客气为病，补用

苦味药，泻用咸味药，坚用苦味药，润用辛味药。这样就能开发腠理，使津液
和利，阳气通畅。

【原文】

　　帝曰：善。愿闻阴阳之三也，何谓？

　　岐伯曰：气有多少，异用也。

　　帝曰：阳明，何谓也？

　　岐伯曰：两阳合明[①]也。

　　帝曰：厥阴，何也？

　　岐伯曰：两阴交尽[②]也。

【注释】

①两阳合明：高世栻，"有少阳之阳、太阳之阳，两阳相合而明，则中有阳明
也"。②两阴交尽：高世栻，"由太而少，则终有厥阴。有太阴之阴、少阴之阴，
两阴交尽，故曰厥阴"。

【译文】

　　黄帝说：讲得好。请问阴阳各分之为三，是什么意思？

　　岐伯说：因为阴阳之气各有多少，作用也各有不同。

　　黄帝问：为什么称为阳明？

　　岐伯说：太阳和少阳相合而明，所以称为阳明。

　　黄帝问：为什么称为厥阴？

　　岐伯说：太阴和少阴交尽，所以称为厥阴。

【原文】

　　帝曰：气[①]有多少，病有盛衰，治有缓急，方有大小，愿闻其约奈何？

　　岐伯曰：气有高下，病有远近，证有中外，治有轻重，适其至所[②]为故
也。《大要》曰：君一臣二，奇[③]之制也；君二臣四，偶之制也；君二臣三，
奇之制也；君二臣六，偶之制也。故曰，近者奇之，远者偶之；汗者不以奇，
下者不以偶；补上治上制以缓，补下治下制以急；急则气味厚，缓则气味薄。
适其至所，此之谓也。病所远，而中道气味乏者，食而过之，无越其制度也。
是故平气之道，近而奇偶，制小其服也；远而奇偶，制大其服也。大则数少，
小则数多。多则九之，少则二之。奇之不去则偶之，是谓重方[④]。偶之不去，
则反佐[⑤]以取之，所谓寒热温凉，反从其病也。

【注释】

①气：阴阳之气。②适其至所：指药力达到病所。③奇：指奇方，即单方。下
文"偶"，指偶方，即复方。④重方：即复方。⑤反佐：即从治。

【译文】

黄帝问：六气有太过和不及的不同，疾病有盛衰的不同，治疗方法有缓急的不同，方剂有大小的不同，请问其中的划分标准是怎样的？

岐伯说：病气有高下之别，病位有远近之分，症状有内外之异，治法有轻重的不同，总之以药气到达病所为准则。《大要》说，君药一味，臣药二味，是奇方的规制；君药二味，臣药四味，是偶方的规制；君药二味，臣药三味，是奇方的规制；君药二味，臣药六味，是偶方的规制。所以说，补益与治疗上部的方制宜缓，补益与治疗下部的方制宜急；药性迅急的药物气味厚，药性舒缓的药物气味薄。方制用药要恰到病处，就是就此而言的。如果病位远，药物运行到中途药力就已不足，就应考虑在饭前或饭后服药，不要违反这个准则。所以，适当的治疗方法在于，病位近，无论用奇方还是偶方，其制方服量都要小；病位远，无论用奇方还是偶方，其制方服量都要大。方剂大的是药的味数少而量重，方制小的是药的味数多而量轻。味数多的可至九味，味数少的可用两味。假如用奇方而病不去，则用偶方，叫作重方。用偶方而病不去，则用相反的药味来反佐，以达到治疗的目的。所谓反佐，就是佐药的性味反而与病情的寒热温凉相同。

【原文】

帝曰：善。病生于本①，余知之矣。生于标②者，治之奈何？

岐伯曰：病反其本，得标之病；治反其本，得标之方。

帝曰：善。六气之胜，何以候之？

岐伯曰：乘其至也。清气大来，燥之胜也，风木受邪，肝病生焉。热气大来，火之胜也，金燥受邪，肺病生焉。寒气大来，水之胜也，火热受邪，心病生焉。湿气大来，土之胜也，寒水受邪，肾病生焉。风气大来，木之胜也，土湿受邪，脾病生焉。所谓感邪而生病也。乘年之虚③，则邪甚也。失时之和，亦邪甚也。遇月之空④，亦邪甚也。重感于邪，则病危矣。有胜之气，其来必复也。

【注释】

①本：张志聪，"本者，生于风热湿火燥寒六气"。②标：张志聪，"标者，生于三阴三阳之气也"。如太阳为诸阳之首，而本于寒水等。③年之虚：张志聪，"主岁之气不及也"。④月之空：月轮中空的初八以前和二十三以后。王冰："谓上弦前，下弦后，月轮中空也。"

【译文】

黄帝说：讲得好。病生于风、热、湿、火、燥、寒六气的，我已经知道了。

那么生于三阴三阳之标的应该怎样治疗？

岐伯说：知道了与本病相反，就会明白病生于标；与治疗本病相反的方法，就是治疗标病的方法。

黄帝说：讲得好。如果六气偏胜，应该如何诊察疾病？

岐伯说：在胜气到来的时候进行候察。清气大来是燥气之胜，风木受邪，肝病就要发生。热气大来是火气之胜，燥金受邪，肺病就要发生。寒气大来，是水气之胜，火热受邪，心病就要发生。湿气大来，是土气之胜，寒水受邪，肾病就要发生。风气大来，是木气之胜，土湿受邪，脾病就要发生。这些都是感受胜气之邪而生病的。如果遇到运气不足之年，则邪气更重。如果主时之气不和，邪气也会更重。遇到月廓空虚的时候，所感受的邪气也会更重。重复感受邪气，其病就危重了。有了胜气，其后必然会有复气。

【原文】

帝曰：其脉至，何如？

岐伯曰：厥阴之至，其脉弦；少阴之至，其脉钩；太阴之至，其脉沉；少阳之至，大而浮；阳明之至，短而涩；太阳之至，大而长①。至而和则平，至而甚则病，至而反者病，至而不至者病，未至而至者病，阴阳易者危②。

【注释】

①"太阳"句：张志聪，"问曰：'太阳主冬令之水，则脉当沉。今大而长，不无与时相反耶？'曰：'所谓脉沉者，肾脏之脉也。太阳者，巨阳也，上合司天之气，下合在泉之水，故其大而长者，有上下相通之象'"。②阴阳易者危：王冰，"阴位见阳脉，阳位见阴脉，是易位而见也，二气之乱，故气危"。

中医四大名著

五邪致病

暑 风 湿 寒 燥

火热受邪发生心病
风木受邪发生肝病
土湿受邪发生脾病

六气到来时的脉象

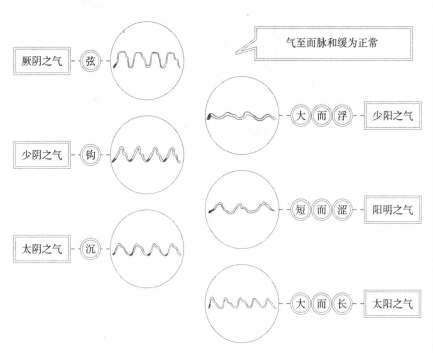

气至而脉和缓为正常

厥阴之气 — 弦

少阴之气 — 钩

太阴之气 — 沉

大 而 浮 — 少阳之气

短 而 涩 — 阳明之气

大 而 长 — 太阳之气

【译文】

黄帝问：六气到来时的脉象是怎样的呢？

岐伯说：厥阴之气到来，其脉为弦；少阴之气到来，其脉为钩；太阴之气到来，其脉为沉；少阳之气到来，其脉为大而浮；阳明之气到来，其脉为短而涩；太阳之气到来，其脉为大而长。气至而脉和缓的是平和之态，气至而脉过甚的是病态，气至而脉相反的是病态，气至而脉不至的是病态，气未至而脉已至的是病态，阴阳更易而脉位交错的病情危重。

【原文】

帝曰：六气标本，所从不同，奈何？

岐伯曰：气有从本者，有从标本者，有不从标本者也。

帝曰：愿卒闻之。

岐伯曰：少阳、太阴从本^①，少阴、太阳从本从标^②，阳明、厥阴，不从标本，从乎中也^③。故从本者，化生于本；从标本者，有标本之化；从中者，以中气为化也。

帝曰：脉从而病反者，其诊何如？

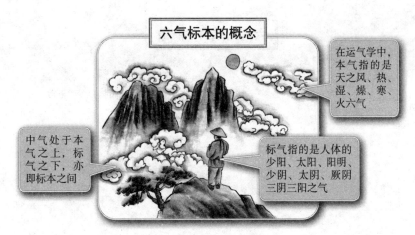

六气标本的概念

在运气学中，本气指的是天之风、热、湿、燥、寒、火六气

中气处于本气之上，标气之下，亦即标本之间

标气指的是人体的少阳、太阳、阳明、少阴、太阴、厥阴三阴三阳之气

岐伯曰：脉至而从，按之不鼓，诸阳皆然。

帝曰：诸阴之反，其脉何如？

岐伯曰：脉至而从，按之鼓甚而盛也。

【注释】

①少阳、太阴从本：王冰，"少阳之本火，太阴之本湿，本末同，故从本也"。②少阴、太阳从本从标：王冰，"少阴之本热，其标阴，太阳之本寒，其标阳。本末异，故从本从标"。③"阳明"三句：王冰，"阳明之中太阴，厥阴之中少阳，本末与中不同，故不从标本，从乎中也"。

【译文】

黄帝问：六气的标本，从化不同，是什么原因？

岐伯说：六气有从本化的情况，有从标本的情况，有不从标本的情况。

黄帝说：我希望听您详细地讲讲。

岐伯说：少阳、太阴从本化，少阴、太阳既从本又从标，阳明、厥阴不从标本而从其中气。所以，从本的病化生于本，从标的病化生于标，从中气的病化生于中气。

黄帝问：脉象与病证看似相同而实际上相反的，应该怎样诊察呢？

岐伯说：脉象与病证看似符合，但按而无力不能应指而搏，好像是阳证又不是阳证，就是各种真寒假热证，其脉象和疾病本质不一致。

黄帝问：在各种阴证中，如果脉象和病证相反，如何根据脉象诊察？

岐伯说：脉象和病证看似符合，但切按以后脉搏有力，就是各种真热假寒证，其脉象和疾病本质不相符。

【原文】

是故百病之起，有生于本者，有生于标者，有生于中气者。有取本而得者，有取标而得者，有取中气而得者，有取标本而得者，有逆取而得者，有从取而得者。逆，正顺也；若顺，逆也。故曰：知标与本，用之不殆，明知逆顺，正行无问。此之谓也。不知是者，不足以言诊，足以乱经。故《大要》曰：粗工嘻嘻，以为可知，言热未已，寒病复始。同气异形，迷诊乱经。此之谓也。夫标本之道，要而博，小而大，可以言一，而知百病之害。言标与本，易而勿损；察本与标，气可令调。明知胜复，为万民式。天之道，毕矣。

【译文】

所以，各种疾病发生时，有的发生于六气之本，有的发生于三阴三阳之标，有的发生于中气。在疾病的治疗方面，病生于本的治其本就能痊愈，病生于标的治其标就能痊愈，病生于中气的治其中气就能痊愈，病生于标本的治其标本就能痊愈，有的病逆治可以痊愈，有的病从治就会痊愈。逆，是指逆其病气而治，其实是顺治；顺，是指顺从标本病气而治，其实是逆治。所以说，通晓了标本理论，临证治疗时就不会有困难，明白了逆治和顺治，就能够进行正确的治疗而不会产生疑惑。说的就是这个道理。不明白这些理论的人，就不足以谈论诊法，而会扰乱经旨。所以，《大要》说：医术低劣的医生，沾沾自喜，自以为什么都懂得了，临证时刚刚说是热证，而寒性证候又开始出现了。这是由于感受了同一病邪之气，所患疾病的临床表现却完全不同，如果不明白六气标本逆从的道理，就不可能对疾病做出正确的诊断，对经义的理解也会错乱。就是这个道理。关于标本的理论，简要而广泛，精细而博大，只要掌握其中的要领，就能知晓各种疾病的诊断和治疗。所以，掌握了标本的理论，就能治疗得当而不会造成伤害；查明了标本的变化，就能根据气候和发病规律正确地调理机体。明白了胜气、复气的道理，就可以将其当作指导人们进行养生防病的准则。天地自然的变化之道，就能彻底明白了。

【原文】

帝曰：胜复之变，早晏何如？

岐伯曰：夫所胜者，胜至已病，病已愠愠①，而复已萌也。夫所复者，胜尽而起，得位而甚。胜有微甚，复有少多。胜和而和，胜虚而虚。天之常也。

帝曰：胜复之作，动不当位②，或后时而至，其故何也？

岐伯曰：夫气之生化，与其衰盛异也。寒暑温凉，盛衰之用，其在四维③。故阳之动，始于温，盛于暑；阴之动，始于清，盛于寒。春夏秋冬，各差其分。故《大要》曰：彼春之暖，为夏之暑，彼秋之忿，为冬之怒。谨按四维，斥候④皆归，其终可见，其始可知。此之谓也。

【注释】

①愠愠：蕴蓄，积聚。②位：时位。③四维：张介宾，"辰、戌、丑、未之月也"。

即指春之温在三、四月，夏之暑在五、六月，秋之凉在九、十月，冬之寒在十二月与正月。④斥候：侦察，伺望，此指迹象、兆头。

【译文】

黄帝问：胜气复气的变化，时间的早晚是怎样的？

岐伯说：胜气的致病情况是，胜气到来就发病，等到病气积聚之时，复气就开始萌动了。复气的致病情况是，在胜气终了时疾病就开始发作，得其气之时位则加剧。胜气有轻重之分，复气也有多少之别，胜气和缓，复气也和缓；胜气虚，复气也虚，这是天道自然变化的常规。

黄帝问：胜复之气的发作，萌动之时不当其时位，或后于时位而出现，是什么缘故？

岐伯说：因为气的发生和变化，盛衰有所不同。寒、暑、温、凉盛衰的作用，表现在辰、戌、丑、未四季月之时。所以，阳气的发动，始于温而盛于暑；阴气的发动，始于凉而盛于寒。春、夏、秋、冬四季之间，有一定的时差。所以，《大要》说：春天的温暖，成为夏天的暑热；秋天的肃杀，成为冬天的凛冽。谨慎体察四季月的变化，就能察知气候的回归规律，由此可以见到六气变化的结束，又可以知道六气变化的开始。说的就是这个意思。

【原文】

帝曰：差有数乎？

岐伯曰：又凡三十度也。

帝曰：其脉应，皆何如？

岐伯曰：差同正法，待时而去也。《脉要》曰：春不沉，夏不弦，冬不涩，秋不数，是谓四塞。沉甚曰病，弦甚曰病，涩甚曰病，数甚曰病；参见曰病，复见曰病；未去而去曰病，去而不去曰病，反者死。故曰：气之相守司也，如权衡之不得相失也。夫阴阳之气，清净则生化治，动则苛疾起。此之谓也。

【译文】

黄帝问：四时之气候的时差有常数吗？

岐伯说：大多三十天。

黄帝问：其在脉象上的表现是怎样的？

岐伯说：时差的脉象与正常时的脉象变化相同，当令的气候过去时，应时的脉象也随之消失。《脉要》说：春脉无沉象，夏脉无弦象，冬脉无涩象，秋脉无数象，是四时的气候互不相通的缘故。春天沉而太过的是病脉，夏天弦而太过的是病脉，冬天涩而太过的是病脉，秋天数而太过的是病脉；脉象参差错乱的是病脉，脉象反复出现的是病脉；气未去而脉先去的是病脉，气去而脉不去的是病脉，脉与气相反的是死脉。所以说，季节的气化变化与人体的脉象变化是完全一致的，就像秤杆和秤砣，只有相互协调才能维持平衡。阴阳之气清静和缓、消长平衡，生机就能协调治治；阴阳之气扰动不宁、消长失衡，就会引发疾病。说的就是这个道理。

【原文】

帝曰：幽明何如？

岐伯曰：两阴^①交尽，故曰幽；两阳^②合明，故曰明。幽明之配，寒暑之异也。

帝曰：分至^③何如？

岐伯曰：气至之谓至，气分之谓分；至则气同，分则气异^④。所谓天地之正纪也。

【注释】

① 两阴：太阴与少阴。② 两阳：太阳与少阳。③ 分至：春分、秋分，夏至、冬至。④ "至则"两句：夏至当三气之中，冬至当终气之中，所以说"至则气同"。秋分位于四气与五气之间，春分位于初气与二气之间，所以说"分则气异"。

【译文】

黄帝问：什么是幽和明呢？

岐伯说：太阴和少阴两阴相交至尽的时位就是幽；太阳和少阳两阳相接合明的时位就是明。幽和明与阴阳相配，就有了寒与暑的分别。

黄帝问：什么是分和至呢？

岐伯说：阴阳之气至而盛极的季节就叫作至，阴阳之气平分均等的季节就叫作分；冬至、夏至的时候，前后季节的气候变化和时令是一致的，春分、秋分的时候，前后季节的气候变化有明显的区别。所以，冬至、夏至二至和春分、秋分二分是天地间气候变化的纲纪。

【原文】

帝曰：夫子言春秋气始于前，冬夏气始于后，余已知之矣。然六气往复，主岁不常也，其补泻奈何？

岐伯曰：上下所主^①，随其攸利^②，正其味，则其要也。左右同法。《大要》曰：少阳之主，先甘后咸；阳明之主，先辛后酸；太阳之主，先咸后苦；厥阴之主，先酸后辛；少阴之主，先甘后咸；太阴之主，先苦后甘。佐以所利，资以所生，是谓得气。

【注释】

① 上下所主：指司天、在泉之气所主之时。② 攸利：所宜。

黄帝说：先生说春分、秋分气候始于交节之前，冬至、夏至气候始于交节之后，这些道理我已经明白了。然而六气往复循环，主岁却不是固定不变的，那么应当怎样选用补法用药和泻法用药呢？

岐伯说：要根据该年司天、在泉之气的变化选用治疗用药，根据六气所宜，选择适宜的药味，这是临床用药的准则。左右间气的用药，也应遵循这一法则。《大要》说：少阳相火主令的时候，先用甘味药，后用咸味药；阳明燥金主令的时候，先用辛味药，后用酸味药；太阳寒水主令的时候，先用咸味药，后用苦味药；厥阴风木主令的时候，先用酸味药，后用辛味药；少阴君火主令的时候，先用甘味药，后用咸味药；太阴湿土主令的时候，先用苦味药，后用甘味药。六气主时发病的治疗，除了上述主要用药规律外，还应适当选用相关的辅佐药物，资助其化生的本源之气，这样就完全掌握了六气发病的治疗用药规律了。

【原文】

帝曰：善。夫百病之生也，皆生于风寒暑湿燥火，以之化之变①也。经言盛者泻之，虚则补之。余锡②以方士，而方士用之，尚未能十全，余欲令要道必行，桴鼓相应，犹拔刺雪污③，工巧神圣，可得闻乎？

岐伯曰：审察病机，无失气宜，此之谓也。

【注释】

①以之化之变：进而出现正常的演化或异常的变异。②锡：同"赐"，给予。③雪污：洗涤污秽。

【译文】

黄帝说：讲得好。疾病的发生，都是由风、寒、暑、湿、燥、火六气的气化和变化所造成的。医经上说，实证用泻法治疗，虚证用补法治疗。我把这些治疗原则传教给医生们，但是他们在临床上运用以后，还是不能达到十全的效果。我想使这些重要的理论能得到广泛的运用，其疗效准确显著，达到如同用槌敲鼓、用手拔刺、用水洗污一样有把握的程度，使他们都能成为技巧娴熟、医术高明的医生，您能讲给我听听吗？

岐伯说：要仔细地分析病机，诊断准确无误，不违背六气平和的准则，说的就是这个道理。

【原文】

帝曰：愿闻病机何如？

岐伯曰：诸风掉眩，皆属于肝。诸寒收引，皆属于肾。诸气膹郁①，皆属于肺。诸湿肿满②，皆属于脾。诸热瞀瘛③，皆属于火。诸痛痒疮④，皆属于心。诸厥固泄⑤，皆属于下⑥。诸痿喘呕，皆属于上⑦。诸禁鼓栗⑧，如丧神守⑨，皆属于火。诸痉⑩项强，皆属于湿。诸逆冲上，皆属于火。诸胀腹大，皆属于热。诸躁狂越⑪，皆属于火。诸暴强直，皆属于风。诸病有声，鼓之如鼓，皆属于热。诸病胕肿，疼酸惊骇，皆属于火。诸转反戾⑫，水液⑬浑浊，皆属于热。诸病水液，澄彻清冷，皆属于寒。诸呕吐酸，暴注下迫⑭，皆属于热。故《大要》曰：谨守病机，各司其属，有者求之，无者求之，盛者责之，虚者责之，必先五胜⑮，疏其血气，令其调达，而致和平。此之谓也。

【注释】

①膜郁：烦满郁闷。膜，满。②肿满：发肿胀满。③瞀瘛：视物不清，手足筋脉拘急抽搐。④疮：痛、疽、疡、疖的通称。⑤固：指二便不通。泄：指二便泻利不止。⑥下：指下焦。⑦上：指上焦。⑧禁：通"噤"，牙关紧，口不能张开。鼓栗：战栗发抖，上下牙齿碰击。⑨如丧神守：心神烦乱不安。⑩痉：身体僵直，筋脉拘急。⑪躁：躁动不安。狂：神志狂乱。越：举止失常。⑫诸转反戾：指筋脉急的三种不同现象。转，转筋。反，角弓反张。戾，身曲不直。⑬水液：指人体排出的液体，如尿、汗、痰、涕、涎等。⑭暴注：猛然急泄。下迫：里急后重。⑮五胜：五气中何气所胜，五脏中何脏受病。

【译文】

黄帝说：我想听您讲讲，病机的内容是什么？

岐伯说：凡是因风病而出现振颤、摇动、眩晕等症状，病位都在肝。凡是因寒病而出现收敛、缩挛、牵引等症状，病位都在肾。凡是因气病而出现喘急、胀满、郁闷等症状，病位都在肺。凡是因湿病而出现水肿、胀满等症状，病位都在脾。凡是因热病而出现视物昏花、肢体抽搐等症状，病因都属于火。凡是疼痛、瘙痒、疮疡等症状，病位都在心。凡是厥逆、二便固涩或下泄等症状，病位都在下焦。凡是痿病、喘息、呕吐等症状，病位都在上焦。凡是口噤、战栗、口齿叩击、神志不安等症状，病因都属于火。凡是痉病项强等症状，病因都属于湿。凡有逆气上冲的症状，病因都属于火。凡是胀满腹大等症状，病因都属于热。凡是躁动不安、发狂妄动的症状，病因都属于火。凡是身体突然强直的症状，病因都属于风。凡是腹胀，触诊时发现如鼓声的症状，病因都属于热。凡是局部红肿疼痛、惊骇不宁的症状，病因都属于火。凡是筋脉拘挛、排出的尿液混浊的症状，病因都属于热。凡是排出的尿液清亮、寒冷的症状，病因都属于寒。凡是呕吐酸水、急剧泄泻而里急后重的症状，病因都属于热。所以，《大要》说：要谨慎地遵守病机理论，根据疾病的属性，对已出现的症状，要推求为什么有这样的症状；对未出现的症状，要推求其为什么不出现这些症状；对属实证的疾病要探求为什么会发生实证；对属虚证的疾病要探求为什么会发生虚证。在分析病机的过程中，首先要明确五运之气的哪一气偏胜了，五脏中的哪一脏发病了，然后再疏通人体气血，使气血调和畅达，回归平和。说的就是这个道理。

【原文】

帝曰：善。五味阴阳之用，何如？

岐伯曰：辛甘发散为阳，酸苦涌泄为阴①，咸味涌泄为阴，淡味渗泄②为阳。六者，或收或散，或缓或急，或燥或润，或软或坚，以所利而行之，调其气，使其平也。

帝曰：非调气而得者，治之奈何？有毒无毒，何先何后，愿闻其道。

岐伯曰：有毒无毒，所治为主，适大小为制③也。

帝曰：请言其制。

岐伯曰：君一臣二，制之小也；君一臣三佐五，制之中也；君一臣三佐九，制之大也。

寒者热之，热者寒之，微者逆之，甚者从之，坚者削之，客者除之，劳者温之，结者散之，留者攻之，燥者濡之，急者缓之，散者收之，损者温之，逸者行之，惊者平之，上之下之，摩之浴之，薄之劫之，开之发之，适事为故④。

【注释】

①涌：呕吐。泄：泻下。②渗泄：通利小便及通窍。③适大小为制：根据病情轻重确定剂量的大小。④适事为故：以适宜病情为原则。

【译文】

黄帝说：讲得好。药物的五味阴阳属性及其作用又是怎样的呢？

岐伯说：辛味、甘味的药物具有发散作用，属性为阳；酸味、苦味的药物具有催吐导泻作用，属性为阴；咸味药具有催吐导泻作用，属性为阴；淡味药具有渗利作用，属性为阳。分别具有辛、甘、酸、苦、咸、淡这六种性味的药物，有的能收敛，有的能发散，有的缓和，有的迅急，有的能燥湿，有的能滋润，有的能软坚，有的能坚固。临证选用时，要根据它们的功能来选用，以调整气机，使其恢复平衡。

黄帝问：有的疾病不是调气所能治好的，应当如何治疗呢？有毒药物和无毒的药物，哪种先用，哪种后用呢？我想听一听其中的规则。

岐伯说：有毒药物和无毒药物的运用，以能治疗疾病为标准，要根据病情的轻重来确定方剂的制方大小。

黄帝说：请你讲一讲制方的原则。

岐伯说：君药一味，臣药二味，是小方的组成原则；君药一味，臣药三味，佐药五味，是中等方剂的组成原则；君药一味，臣药三味，佐药九味，是大方的组成原则。寒性病，要用热药治疗；热性病，要用寒药治疗。病情轻的，要逆其病气性质来治疗；病情严重的，就要顺从病气性质来治疗；病邪坚实的，用削减的方法治疗；病邪停留在体内的，用驱除邪气的方法治疗；病属劳损气虚的，用温养的方法治疗；病属结滞不畅的，用疏散的方法治疗；病邪滞留的，用攻伐邪气的方法治疗；病属干燥的，就用滋润的方法治疗；病属拘急的，就用缓解的方法治疗；病属气血耗散的，用收敛方法治疗；病属损伤阳气的，用温补的方法治疗；病属留止逸滞的，用行滞疏通的方法治疗；病属惊悸不安的，用镇静的方法治疗；邪气上逆的，用散越的方法治疗；病位在下的，用下泻的方法治疗。或用按摩的方法，或用汤浴的方法，或用敷贴的方法，或用截断制止的方法，或用宣通开泄的方法，或用发散的方法。运用时都要适合病情，酌情而定。

【原文】

帝曰：何谓逆从？

岐伯曰：逆者正治，从者反治^①，从少从多，观其事也。

帝曰：反治何谓？

岐伯曰：热因寒用，寒因热用，塞因塞用^②，通因通用^③。必伏其所主，而先其所因。其始则同，其终则异。可使破积，可使溃坚，可使气和，可使必已。

帝曰：善。气调而得者，何如？

岐伯曰：逆之，从之，逆而从之，从而逆之，疏气令调，则其道也。

帝曰：善。病之中外何如？

岐伯曰：从内之外者调其内；从外之内者治其外；从内之外而盛于外者，先调其内而后治其外；从外之内而盛于内者，先治其外而后调其内；中外不相及则治主病。

疾病的反治			
	寒证	用寒性药物治疗	具有假寒症状的病证，实际上是因热盛而生的，所以应该用寒性药物去除内热
	热证	用热性药物治疗	具有假热症状的病证，实际上是因寒盛而生的，所以应该用热性药物去除内热
	虚证	用通利药物治疗	下泄若为实热停滞所致，应用下泄法去实热
	实证	用补益药物治疗	闭塞不通之证，若为脾虚所致，应用补虚法补足脾气，从而消除胀满

【注释】

①"逆者"两句：逆其病情治疗为正治法，顺从病情治疗为反治法。②塞因塞用：反治法之一，指用补益收敛的药物治疗有壅滞假象的疾病。③通因通用：反治法之一，指用通利药物治疗有通利假象的疾病。

【译文】

黄帝问：什么叫作逆治和从治呢？

岐伯说：逆治法就是正治，从治法就是反治，要根据具体病情确定药物用量的多少。

黄帝问：什么是反治呢？

岐伯说：用热性药物治疗具有假热症状的病证，用寒性药物治疗具有假寒症状的病证，用补益药物治疗虚性闭塞不通的病证，用通利的药物治疗实性通泻的病证。要想制服疾病的根本，必须先找出致病的原因。反治方法的用药，开始时看似与病情的寒热性质相同，但是所得的结果却并不相同。这样的治疗，可以破除积滞，消散坚块，调和气机，治愈疾病。

黄帝说：讲得好。那么，应和六气变化而患的病，应当如何治疗呢？

岐伯说：有的用逆治法，有的用从治法，也有先用逆治法而后又用从治法的，也有先用从治法而后又用逆治法的，目的都是疏通气血，调和气机，这就是治病的原则。

黄帝说：讲得好。应当怎样治疗内外相互影响的疾病呢？

岐伯说：体内病证发展为体表病证时，体内的病证以原发病为本，所以先调治体内病证；体表病证发展为体内病证时，体表病证以原发病为本，所以先治体表病证；如果体内病证发展为体表病证，而且体表病证偏盛有余，治疗时先调治体内病证，再调治体表病证；如果体表病证发展为体内病证，而且体内病证偏盛有余，治疗时先调治体表病证，再调治体内病证；如果体表病证与体内病证不相关联，就治疗其主要病证。

【原文】

帝曰：善。火热复，恶寒发热，有如疟状，或一日发，或间数日发，其故何也？

岐伯曰：胜复之气，会遇之时，有多少也。阴气多而阳气少，则其发日远；阳气多而阴气少，则其发日近。此胜复相薄，盛衰之节。疟亦同法。

【译文】

黄帝说：讲得好。火热为复气时发病，病人恶寒发热，好像疟疾症状，有的一天发作一次，有的间隔几天发作一次，这是什么缘故呢？

岐伯说：这是胜气、复气相遇时，阴阳之气的多少不同所造成的。如果是阴气多而阳气少，症状发作间隔的时间就较长；如果是阳气多而阴气少，症状发作间隔的时间就短。这是胜气、复气相互搏击，阴气、阳气互有盛衰的缘故。疟疾病的发作规律与此相同。

【原文】

帝曰：论言治寒以热，治热以寒，而方士不能废绳墨^①而更其道也。有病热者寒之而热，有病寒者热之而寒，二者^②皆在，新病复起，奈何治？

岐伯曰：诸寒之而热者取之阴，热之而寒者取之阳，所谓求其属也。

帝曰：善。服寒而反热，服热而反寒，其故何也？

岐伯曰：治其王气^③，是以反也。

帝曰：不治王而然者何也？

岐伯曰：悉乎哉问也！不治五味属也。夫五味入胃，各归所喜，故酸先入肝，苦先入心，甘先入脾，辛先入肺，咸先入肾。久而增气，物化之常也；气增而久，夭之由也。

【注释】

① 绳墨：规矩。② 二者：指寒与热。③ 王气：即旺气，旺盛之气。

【译文】

黄帝说：医论曾说，治疗寒性病用热性药物，治疗热性病用寒性药物，医生们不能废弃这个治疗准则而违反原则。但是，有的热证用寒药进行治疗反而更热，有的寒证用热药治疗反而更寒，原来的寒证热证还在，又发生新病，应当怎样治疗呢？

岐伯说：凡是热性病用寒药治疗反而发热的，应当用养阴的方法治疗；寒性病用热性药物治疗反而出现寒象的，应当用补阳的方法治疗。这就是治疗寒证、热证时寻求各自属类的方法。

黄帝说：讲得好。服用寒药反而发热，服用热药反而有寒象，是什么原因呢？

岐伯说：只治疾病的旺盛之气，没有兼顾脏腑本气，所以有相反的结果。

黄帝说：已经做到了治求其属，而不是只治旺盛之气，但有时仍然会出现这种相反的结果，是什么原因呢？

岐伯说：您问得很全面啊！这种情况，是由对药物的五味运用不当造成的。五味进入肠胃之后，各自有其主要作用的部位，所以酸味的药物先作用于肝，苦味的药物先作用于心，甘味的药物先作用于脾，辛味的药物先作用于肺，咸味的药物先作用于肾。长期服用，能够增强脏腑之气，这是气机生化的一般规律；如果长期地增补某一脏气，使某一脏气长期处于偏盛状态，就一定会发生疾病，这就是导致病夭的原因。

【原文】

帝曰：善。方制君臣何谓也？

岐伯曰：主病之谓君，佐君之谓臣，应臣之谓使，非上中下三品之谓也。

帝曰：三品何谓？

岐伯曰：所以明善恶之殊贯[①]也。

【注释】

① 善恶之殊贯：王冰，"此明药善恶不同性用也"。张志聪，"谓药有有毒无毒之分"。

【译文】

黄帝说：讲得好。方剂组成中的君臣是什么意思呢？

岐伯说：治病的主要药物就是君药，辅佐君药的药物就是臣药，辅助臣药发挥作用的药物就是使药，并不是上、中、下三品的意思。

黄帝问：什么是药物的上、中、下三品呢？

岐伯说：药物的上、中、下三品是用以区分药物毒性的有无和大小的。

【原文】

帝曰：善。病之中外何如？

岐伯曰：调气之方[①]，必别阴阳，定其中外，各守其乡[②]，内者内治，外者外治，微者调之，其次平之，盛者夺[③]之。汗之下之，寒热温凉，衰之以属，随其攸利。谨道如法，万举万全，气血正平，长有天命。

帝曰：善。

【注释】

① 调气之方：调病理气的方法。② 乡：处所，此指病之所在。③ 夺：用攻夺之法迅速将病邪排出体外。

【译文】

黄帝说：讲得好。疾病的内外及其治疗原则是怎样的呢？

岐伯说：调治病气的方法在于，必须分辨疾病的阴阳属性，确定病位的内外，各自依其所属的病位，内病就从内治疗，外病就从外治疗，病情轻微就用调和之法治疗，病情较重就用平定之法治疗，病势急重就用攻夺之法治疗。病在体表的用发汗法治疗，病在内里的用攻下法治疗，要分辨疾病的寒热温凉性质，根据疾病的属性，随其所宜，使病邪减退。谨慎地遵守这些治疗法则，就能取得全效，使气血和平，安享天年。

黄帝说：讲得好。

◎疏五过论：面面俱到治病最合理◎

【导读】

疏，梳理陈述。五过，五种过错。本篇主要论述了诊治疾病中的五种过错，所以名为"疏五过论"。

本篇的主要内容有：一、讲述在诊治过程中，医生容易犯下的不结合病人的饮食、情志、贫富、贵贱、脉象、本末等诊治的各类错误；二、在篇末讲述诊治的几项关键要领。

【原文】

黄帝曰：呜呼远哉！闵闵①乎若视深渊，若迎浮云。视深渊尚可测，迎浮云莫知其际。圣人之术，为万民式②，论裁③志意，必有法则。循经守数④，按循医事，为万民副⑤。故事有五过，汝知之乎？

雷公避席再拜曰：臣年幼小，蒙愚以惑⑥，不闻五过，比类形名，虚引其经，心无所对。

【注释】

①闵闵：即茫茫，深远貌。此处形容医道的深奥无穷。②"圣人"两句：圣人的医术，是众人的楷模和典范。③论裁：讨论确定。④循经守数：遵守常规和法则。⑤为万民副：为众人谋福。⑥蒙愚以惑：愚笨而又不明事理。

【译文】

黄帝说：哎呀！真是深远奥妙啊！研究医学的道理就好像在俯视幽深的渊谷，好像在仰视天空的浮

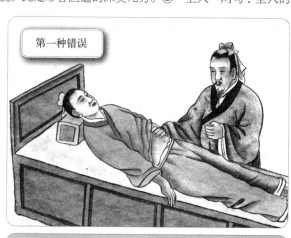

第一种错误

粗陋的医生在看病时，容易犯的第一种错误是，因为不了解病情而误诊。

云。俯视渊谷尚可测量其深度，仰视浮云，却不能测知其边际。圣人的医术，可作为百姓依循的典范，其讨论决定医学上的认识，必定有一定的法则。遵守自然的常规和法则，依照医学的原则治疗疾病，从而为百姓造福。所以，医事上有五过的说法，你知道吗？

雷公离开座位再拜，回答说：我年少识浅，天资愚笨，见闻不广，没有听说过五过的说法，只能在疾病的表象和名称上进行比类，空洞地引用经文，而心里却无法回答您所提出的问题。

【原文】

帝曰：凡诊病者，必问尝贵后贱，虽不中邪，病从内生，名曰脱营①。尝富后贫，名曰失精。五气②留连，病有所并。医工诊之，不在脏腑，不变躯形，诊之而疑，不知病名。身体日减，气虚无精，病深无气，洒洒然③时惊。病深者，以其外耗于卫，内夺于荣。良工所失，不知病情，此亦治之一过也④。

【注释】

①脱营：血少脉虚。与下文的"失精"，皆病证名，都是情志郁结所致。②五气：即五脏之气，指五脏所生之情志。③洒洒然：恶寒貌。④"此亦"句：这在诊治上是第一种过失。亦，句中助词。过，过失。

【译文】

黄帝说：凡在诊病的时候，必须询问患者的职业情况和职位高低。如果以前地位高而后来失势，病人即使不中外邪，疾病也会由内而生，这种病叫"脱营"。如果是因以前富裕而后来破产贫困而发病的，病名就叫"失精"。这两种病都是情志不舒，五脏的邪气郁结，使得病势有所兼并而日趋深重所造成的。医生在为其诊察时，发现病位不在脏腑，躯体形态也没有明显变化，所以就容易产生疑惑，不能确定是什么病，但患者的身体却日渐消瘦，气虚精竭，病势深重，到时候就会阳气消散、恶寒、时常惊骇不安。这种病之所以会逐渐深重，是情志郁结，在外则耗损了卫气，在内则劫夺了营血的缘故。医生在诊治疾病时，因为不了解病情而发生失误。这是诊治上的第一种易犯的过失。

【原文】

凡欲诊病者，必问饮食居处。暴乐暴苦，始乐后苦，皆伤精气，精气竭绝，形体毁沮①。暴怒伤阴，暴喜伤阳，厥气上行，满脉去形②。愚医治之，不知补泻，不知病情，精华日脱，邪气乃并③。此治之二过也。

【注释】

①毁沮：毁坏。②满脉：即张脉，经脉张满。去形：形体羸瘦。一说为神气离开

形体。③邪气乃并：邪气
更加盛实。

【译文】

凡是诊察病人，必
须先问他饮食起居和周
围环境情况。精神上的
突然的欢乐，或是突然
的痛苦，或是先欢乐而
后痛苦，都会耗伤精气，
使人精气衰竭，形体败
坏。暴怒会损伤阴气，
暴喜会损伤阳气。阴阳
有伤，则厥逆之气上行，

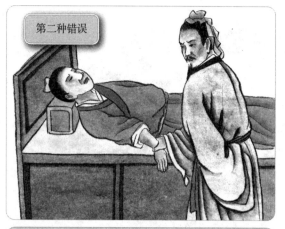

第二种错误

粗陋的医生在看病时，容易犯的第二种错误是，不知该用补法还是泻法而误诊。

充满经脉，就会使人形体羸瘦。愚陋粗浅的医生诊治这些疾病时，不知道该用
补法还是用泻法，也不了解病情，以致病人五脏的精气日渐耗脱，邪气乘虚而
更加坚实。这是诊治上的第二种易犯的过失。

【原文】

善为脉者，必以比类、奇恒，从容知之①。为工而不知道，此诊之不足
贵，此治之三过也。

【注释】

①比类：用取类相比，以求同中之异
或异中之同。奇：指异常的。恒：指
正常的。

【译文】

善于诊脉的医生，必然能够别异
比类，分析奇恒，细致深入地掌握疾
病的变化规律。作为医生而不懂得这
个道理，那他的诊疗技术就难称高明。
这是诊治上的第三种易犯的过失。

【原文】

诊有三常①，必问贵贱。封君败
伤，及欲侯王。故贵脱势，虽不中
邪，精神内伤，身必败亡。始富后

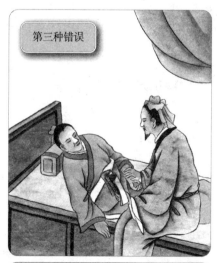

第三种错误

粗陋的医生在看病时，容易犯的第三种错误是，因为不懂得比类、奇恒和疾病的变化规律而误诊。

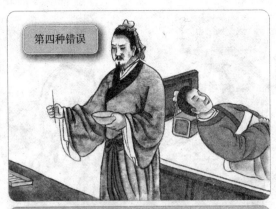

第四种错误

粗陋的医生在看病时，容易犯的第四种错误是，因为不认真对待病患，敷衍治疗而导致治疗失败。

贫，虽不伤邪，皮焦筋屈，痿躄^②为挛。医不能严，不能动神，外为柔弱，乱至失常^③，病不能移^④，则医事不行。此治之四过也。

【注释】

①三常：这里指贵贱、贫富、苦乐三种情况。②躄：足痿弱而不能行走。③乱至失常：诊治上违背常法。乱，反训为"治"。④病

不能移：疾病不能去除。

【译文】

　　诊察疾病时，对病人的贫贱、富贵、苦乐三种情况，必须询问清楚。比如原来的封君公侯，丧失原来的封地，以及想封侯称王而未能成功的。原来官高爵显的人，一旦失势，即使没有被外邪所伤，精神上也已先伤，所以会身体败坏，甚至死亡。如果是原来富有而后来贫穷的人，即使没有外邪侵袭，也会发生皮毛枯焦、筋脉拘急的情况，进而出现痿躄和拘挛。对这类疾病，如果医生不能认真对待，去转变患者的精神状态，而仅是顺从病人之意，敷衍诊治，以致在治疗上丢掉法度，就会导致治疗失败，疾病不能治愈。这是诊治上的第四种易犯的过失。

【原文】

　　凡诊者，必知终始，有知余绪^①，切脉问名^②，当合男女。离绝菀结^③，忧恐喜怒。五脏空虚，血气离守。工不能知，何术之语！尝富大伤，斩筋绝脉，身体复行，令泽不息^④，故伤败结，留薄归阳，脓积寒炅。粗工治之，亟刺阴阳，身体解散，四肢转筋，死日有期。医不

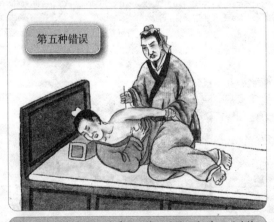

第五种错误

粗陋的医生在看病时，容易犯的第五种错误是，在不明病情，也不问病因的情况下盲目地针刺阴阳经脉，导致病人死亡。

中医四大名著

能明，不问所发⑤，唯言死日，亦为粗工。此治之五过也。

【注释】

① 余绪：末端。② 问名：询问症状。③ 离绝：指生离死别。一说男女不能交合。菀结：情志郁结。菀，通"蕴"。④ 令泽不息：导致津液不能滋生。⑤ 不问所发：不询问发生疾病的原因。

【译文】

　　凡是诊察疾病，必须了解发病的原因和全过程，并掌握疾病的相关情况。在切脉诊病时，应注意男女的生理特点和病理差异，以及生离死别、情绪郁结、忧愁恐惧喜怒等情志变化情况。这些都能使五脏空虚，气血离散。如果医生不知道这些，还谈什么诊疗技术呢！比如原来富有的人，由于失去了财势而身心受到了大的伤害，以致筋脉消损衰绝，却仍勉强劳作，以致津液不能滋生，所以形体伤败，气血内结，郁而从阳化热，使肌肉腐烂而生痈脓，或是产生寒热病。粗陋的医生治疗时，总是针刺阴阳经脉，使气血更加消散，病人的身体不能自如运动，四肢拘挛转筋，这样，病人的死期也就不远了。所以，医生不能明辨病情，不问疾病发生的缘由，只能看到疾病的预后不良，也是粗陋的医生。这是诊治上的第五种易犯的过失。

【原文】

　　凡此五者，皆受术不通，人事不明也。故曰：圣人之治病也，必知天地阴阳，四时经纪，五脏六腑，雌雄表里①，刺灸砭石，毒药所主。从容人事，以明经道，贵贱贫富，各异品理②，问年少长，勇惧之理，审于分部，知病本始，八正九候，诊必副矣。

【注释】

① 雌雄表里：此处是对于经脉而言。如六阴为雌，六阳为雄，阳脉行表，阴脉行里。② "贵贱"两句：由于社会地位贵贱贫富的不同，体质也有差异。

【译文】

　　以上所述的五种过失，都是由于所学医术不精深，又不懂得人情世事而产生的。所以说，医术高明的医生在诊治疾病时，必须知道天地阴阳的变化、四时寒暑的变迁、五脏六腑间的相互关系，经脉的阴阳表里，刺灸、砭石、毒药等治疗方法各自适宜的主要病证。联系人事的情况，掌握诊治的常规，了解病人的贵贱贫富、体质强弱、年龄长幼、个性勇怯，再审察疾病的部位，就可以了解发病的根本原因，再结合一年中八个重要节气的气候变化和人体三部九候的脉象，就能准确无误地诊治疾病。

【原文】

治病之道，气内为宝①，循求其理。求之不得，过在表里。守数据治，无失俞理。能行此术，终身不殆。不知俞理，五脏菀热②，痈发六腑。诊病不审，是谓失常。谨守此治，与经相明。《上经》《下经》，揆度阴阳，奇恒五中③，决以明堂④，审于终始⑤，可以横行⑥。

【注释】

①气内为宝：指探明病人元气的强弱是治病的关键。张介宾："气内，气之在内者，即元气也。"②菀热：郁热。③五中：即五脏，脏腑在体内，故也称"五中"。这里指五脏的气色。④明堂：明堂为古时朝廷议政的大堂，一般位居皇宫中央。鼻位居面部中央，故以明堂喻鼻。这里泛指面部颜色。⑤终始：始是发病的开始，终是时下的病况。⑥横行：遍行，任意行走。

【译文】

治病的关键，在于洞察病人体内元气的强弱，来寻求邪正变化的机理。如果不能切中，其过失就在于不能正确认识表里的关系。治疗时应循经守则，不能搞错取穴的原则。能够这样来治疗，就可避免医疗上的过错。如果不明白取穴的理法，妄用刺灸，就会使五脏郁热不散，痈疡发于六腑。诊病不能审慎详密，就叫作失常。谨守这些常规来治疗，自然就会和经旨相符。《上经》《下经》二书，都是研究揆度、阴阳、奇恒之道的。五脏之病，表现于气色，取决于颜色。能从望诊上了解病的终始而进行治疗，就可以得心应手，无往不利了。

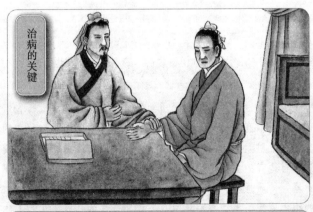

治病的关键

想要在治病时得心应手就必须懂得以下几点：①治疗前洞察病情；②治疗时循经守则；③了解取穴的理法，不盲目针灸；④研究揆度、阴阳和奇恒之道的五脏病证。

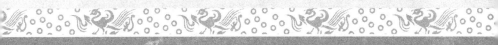

《黄帝内经·灵枢》

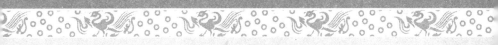

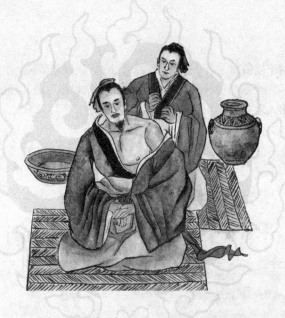

◎九针十二原：针刺的一般规律◎

【导读】

　　九针，是指古代针刺治疗疾病时所用的九种不同形制的针具，即镵针、员针、锓针、锋针、铍针、员利针、毫针、长针、大针。十二原，是指十二原穴，即五脏各二原穴，以及膏之原穴和肓之原穴。十二原穴，是指治疗脏腑疾病的十二个腧穴。原穴之"原"，通"源"，是本源的意思。本篇主要论述了"九针"和"十二原"两方面的内容，所以篇名"九针十二原"。

　　本篇的主要内容包括：一、论述针刺补泻的原理和疾、徐、开、合等各种精巧手法；二、详细地介绍九针的名称、形制及其不同的治疗用途；三、简要概括针刺的取穴、深浅、补泻等原理，并指出针刺的关键是"得气"；四、介绍十二原穴的名称及其所对应的脏腑，以及脏腑发病时取相应原穴进行治疗的道理。

【原文】

　　黄帝问于岐伯曰：余子万民①，养百姓②，而收其租税。余哀其不给，而属③有疾病。余欲勿使被毒药④，无用砭石，欲以微针通其经脉，调其血气，营其逆顺出入之会。令可传于后世，必明为之法。令终而不灭，久而不绝，易用难忘，为之经纪⑤。异其章，别其表里，为之终始，令各有形，先立《针经》。愿闻其情。

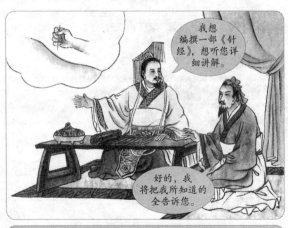

我想编撰一部《针经》，想听您详细讲解。

好的，我将把我所知道的全告诉您。

黄帝想编写《针经》，便向岐伯详细请教其内容。

【注释】

①子万民：将百姓视为自己的子女，即爱护百姓。②百姓：指百官。③属：接连不断，经常。④被：遭受。毒药：泛指治病的药物。⑤经纪：此指规矩准

绳。直者为经，周者为纪。

【译文】

黄帝向岐伯问道：我将百姓视为自己的子女，养育百官，而征收他们的钱粮赋税。我怜悯他们时常不能终其天年，还接连不断地生病。对于各种疾病的治疗，我想使他们避免遭受药物、砭石的伤害，而仅用微小的针，刺入肌肤，就可以疏通经脉，调和气血，使气血在经脉中逆顺运行，出入离合，循行无阻，从而治愈疾病。同时，为了把这种疗法流传后世，就必须明确地制定出针经大法。为了使它永远不会湮没，历久而不失传，容易运用而不容易忘记，就必须使其有纲有纪，制定出微针使用的准则。另外，还要清楚地分出章节，辨明表里关系，确定气血终而复始的循行规律，所用的针具也要规定出具体的形状，为此，我想综合以上的内容先编成一部《针经》。现在，我希望听到实际的内容。

【原文】

岐伯答曰：臣请推而次之，令有纲纪，始于一，终于九焉。请言其道。小针①之要，易陈而难入②。粗守形，上守神③。神乎神，客在门④。未睹其疾，恶知其原？刺之微，在速迟。粗守关，上守机⑤。机之动，不离其空⑥。空中之机，清静而微。其来不可逢，其往不可追⑦。知机之道者，不可挂以

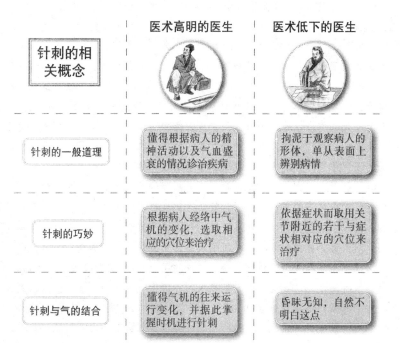

针刺的相关概念	医术高明的医生	医术低下的医生
针刺的一般道理	懂得根据病人的精神活动以及气血盛衰的情况诊治疾病	拘泥于观察病人的形体，单从表面上辨别病情
针刺的巧妙	根据病人经络中气机的变化，选取相应的穴位来治疗	依据症状而取用关节附近的若干与症状相对应的穴位来治疗
针刺与气的结合	懂得气机的往来运行变化，并据此掌握时机进行针刺	昏昧无知，自然不明白这点

发⑧；不知机道，叩之不发⑨。知其往来，要与之期。粗之暗乎，妙哉！工独有之。往者为逆，来者为顺，明知逆顺，正行无问。逆而夺之，恶得无虚？追而济之，恶得无实？迎之随之，以意和之，针道毕矣。

【注释】

①小针：也称"微针"，即今天的毫针。②易陈而难入：粗浅了解容易，深入掌握困难。③粗守形，上守神：医术低下的医生拘泥于有形的刺法，而高明的医生却能够把握气血变化和神气的变化而施针。④神乎神，客在门：人身气血精神的运行通道，也是客邪侵入人体的门户。⑤粗守关，上守机：医术粗劣的医生只拘泥于病变部位附近的穴位施针，高明的医生则等待经气的到来而施以补泻手法。⑥不离其空：经气的变化不会离开腧穴。空，中医用语，这里指腧穴。⑦"其来"两句：当邪气正盛时，不可迎而补之；当邪气衰，正气未复时，不可用泻法。⑧不可挂以发：在运用针刺补泻时要抓住时机，失之毫厘，差之千里。此处以发射弓弩的技术比喻针刺。"不可挂以发"诸家解释都认为是指针刺技术精深之义。但对其本意未有确解。"不可挂以发"与"叩之不发"意正相反，后者意为虽箭在弦上却不能射出，则前者应当意为要掌握好时机，不出现任何偏差。⑨叩之不发：当刺而不刺，失去时机。叩，同"扣"，如箭扣在弦上却不能发射出去。

【译文】

岐伯回答说：请让我按照顺序，从第一针到第九针，条理清晰地一一论述。现在让我首先来谈一谈关于用针治病的一般道理。运用小针治病的要领，说起来比较容易，可是要达到精妙的境界就不容易了。通常医术粗浅的医生，只是拘泥于观察病人的形体，单从外表上辨别病情，而医术高明的医生却懂得根据病人的精神活动以及气血盛衰的情况诊治疾病。高明的医生可以辨别病人神气的盛衰，还能了解客居在人体内的外邪往来出入的门户所在。气血循行经脉，出入有一定的门户，病邪可以从门户侵入体内，没有看出疾病的性质，怎么能知道疾病的来源，而施以适当的治疗呢？至于针刺的巧妙，关键在于正确使用疾徐的不同手法。在这方面，粗率的医生仅仅会依据症状而取用关节附近的若干与症状相对应的穴位来进行治疗，只有高明的医生才会根据病人经络中气机的变化，选取相应的穴位来进行治疗。人体经络气机的变化与穴位的孔窍是息息相关的。在这些孔窍中，所反映出的气血虚实盛衰的变化，是至清至静而微妙的。当邪势正盛的时候，切不可迎其势而用补法；而当邪气已去时，则不宜再用泻法去驱逐邪气。了解气机变化之理的医生，能小心把握气之来去的时机，及时运用补泻之法，不会有毫发的差失；不懂得气机运行之理的医生，到了应该补泻的时候而不能及时治疗，就好像是箭扣在弦上，应当发射而不发射一样。用针的人必须懂得气机的往来运行变化，并据此掌握时机进行针刺，这样才能

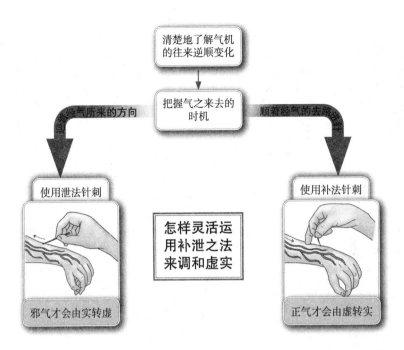

清楚地了解气机的往来逆顺变化

把握气之来去的时机

迎着经气所来的方向

顺着经气的去路进针

使用泄法针刺

邪气才会由实转虚

怎样灵活运用补泄之法来调和虚实

使用补法针刺

正气才会由虚转实

取得良好的疗效。粗率的医生自然不明白这一点，只有高明的医生才能体察到其中的妙用。至于气的逆顺，正气已去的，脉气虚而小，为逆；正气来复的，脉气平而和，为顺。清楚地了解气的往来逆顺变化，就可以准确无误地及时施行针法了。根据经气的循行方向，迎着经气所来的方向刺针，与它的来势相逆，用泻法夺其有余，邪气怎么会不由实转虚呢？随着经气的去路进针，和它的去势相顺，用补法济其不足，正气怎么会不由虚转实呢？所以，迎而夺之的泻法，和随而济之的补法，都应当在用心体察气机变化后，再灵活运用，这样才能调和虚实。掌握了这个要领，针法的主要道理就明白了。

【原文】

凡用针者，虚则实之，满则泄之，宛陈则除之①，邪胜则虚之。《大要》曰：徐而疾则实②，疾而徐则虚③。言实与虚，若有若无④。察后与先⑤，若存若亡⑥。为虚与实，若得若失⑦。虚实之要，九针最妙。补泻之时，以针为之。泻曰：必持内之，放而出之⑧，排阳得针⑨，邪气得泄。按而引针，是谓内温⑩，血不得散，气不得出也。补曰：随之，意若妄之⑪，若行⑫若按⑬，如蚊虻止，如留如还，去如弦绝。令左属⑭，其气故止，外门以闭，中气乃实。必无留血，急取诛之。持针之道，坚者为宝⑮，正指直刺，无针左右，神在秋毫，属意病者，审视血脉，刺之无殆。方刺之时，必在悬阳⑯，及与两卫⑰，神属勿去，知病存亡。血脉者，在腧横居，视之独澄⑱，切之独坚。

【注释】

① 宛陈则除之：血气瘀滞日久则应当将其排除。宛，通"蕴"，积聚。② 徐而疾则实：进针慢，出针快，出针后立即按住针孔的刺法，就是补法。③ 疾而徐则虚：进针快，出针慢，出针后不按闭针孔的刺法，就是泻法。④ "言实"两句：针下有气为实，无气为虚。有气指针刺后在刺穴周围产生的酸麻胀痛之感，甚至沿经脉传导，在医生手下有紧滞感。无气则为针刺后没有感觉，医生下针如刺豆腐。气本无形，故云若有若无。⑤ 察后与先：诊察疾病的缓急，从而确定治疗的先后顺序。⑥ 若存若亡：根据气之虚实，而决定是否留针及留针的时间长短。⑦ "为虚"两句：形容针刺补泻手法的作用。实证，泻而取之，使患者若有所失；虚证，补而实之，使患者若有所得。⑧ 放而出之：摇大针孔，以使邪气得以排出。⑨ 排阳得针：有三说：一、阳指皮肤浅表部位，排开浅表部位，使邪气随针外泄；二、阳指表阳，排开表阳，以去邪气；三、排阳，推扬，转针。⑩ 内温：气血蕴于内。温，通"蕴"。⑪ 随之，意若妄之：随意而为，好像漫不经心的样子。⑫ 行：行针导引经气。⑬ 按：按压孔穴以下针。⑭ 令左属右：右手出针，左手急按针孔。⑮ 坚者为宝：针刺时要坚定有力。⑯ 悬阳：指卫气。卫气居表，属阳，卫护于外，如同太阳悬挂在天空，所以称为悬阳。⑰ 两卫：一说为卫气在阳，护卫肌表。一说为脾气在阴，护卫脏腑。二者皆神气所居，不可触犯，所以针刺时必须小心谨慎。⑱ 视之独澄：看得非常清楚。

【译文】

　　凡是针法的运用，属于虚证的，应当用补法，使正气充实；属于实证的，应当用泻法，以疏泄病邪；对于因瘀血郁积日久而引起疾病的，应当采用泻血法，以排除壅滞的病邪；对于病邪亢盛，邪胜于正的，也应当采用泻法，以使邪气外泄，由实转虚。古代医经中的《大要》篇曾说，徐缓进针而疾速出针，则能使正气充实，不致外泄，属于补法；疾速进针而徐缓出针，则能使邪气随针外泄，由盛而虚，属于泻法。所谓实与虚，是在针下得气之后所感觉到的，针下有气为实，针下无气为虚，得气的时候，气的来去迅疾无形，必须细心体察才能感觉到。根据针刺后得气的或后或先，就可以体会出正气的虚实、邪气的存在或消亡，而予以相应的治疗。运用补泻之法的时候，一般而言，对于正气虚的，要补之令其实，使其好像有所得一样；对于邪气盛的，要泻之令其虚，使其好像有所失一样。虚

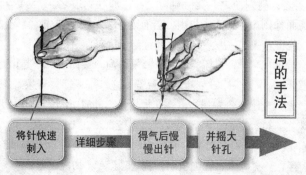

将针快速刺入　　详细步骤　　得气后慢慢出针　　并摇大针孔　　泻的手法

实补泻的要点，以九针最为奇妙。虽然补泻各有其合适的时机，但都可以利用针刺与其时气的开合来去相配合。所谓泻的手法，必须很快地持针刺入，而得气后要徐徐地出针，并摇大针孔，这样做主要是为了在属阳的体表部位，通过针刺打开一条出路，使邪气得以随针外泄。如果病证当用泻法，而反用按住针孔后出针的手法，就会使血气怫郁在内，这就是一般所说的"内蕴"。内蕴会造成瘀血不得泄散、邪气不得外出的后果。所谓补的手法，主要是随着经气将去的方向而进针，以补其气。像这样在气去之后随之行针，医者的意念、手法可轻松随意。而在行针导气和按穴下针时，又要非常轻巧，如同蚊子叮在皮肤上一样，似有似无。在留针与出针时，则要像蚊子叮完皮肤后悄然飞去，而感觉上好像它仍旧停留在那里一样轻妙。出针时，又要像箭离开了弓弦那样干脆与迅疾。当右手施行出针手法时，左手应当随即按闭针孔，借以阻止中气外出，这就好像把在外面的门户关闭起来一样，这样中气自然就充实了。这种补正祛邪的疗法，应当防止留滞恶血之弊；如果在络脉上留有恶血，应当尽快采取刺络放血法将其除掉。持针的要领，以坚定有力最为可贵。进针时用右手拇指、食指、中指三指夹持针具，要直针而下，切不可偏左或偏右。在操作过程中，必须聚精会神地体察针下的感觉，明察秋毫。同时还要凝神注意病人神态的变化，并细心观察病人血脉的虚实。只有这样，才不致发生不良的后果。刚开始针刺的时候，必须先刺到表阳所主的卫分，然后再刺到脾阴所主的肌肉，而由此体察病者的神气及其各脏腑之气是否有散失，这样即可知道疾病的存在或消失。至于血脉横结在经穴之间的病证，尤其容易看得清楚，用手去按切时，由于外邪的结聚，有病的部位必定会显得特别坚实。

【原文】

九针之名，各不同形：一曰镵针①，长一寸六分；二曰员针，长一寸六分；三曰锓针②，长三寸半；四曰锋针，长一寸六分；五曰铍针③，长四寸，广二分半；六曰员利针，长一寸六分；七曰毫针，长三寸六分；八曰长针，长七寸；九曰大针，长四寸。镵针者，头大末锐，去泻阳气；员针者，针如卵形，揩摩分间，不得伤肌肉，以泻分气；锓针者，锋如黍粟之锐，主按脉勿陷，以致其气；锋针者，刃三隅，以发痼疾；铍针者，末如剑锋，以取大脓；员利针者，尖如氂④，且员且锐，中身微大，以取暴气；毫针者，尖如蚊虻喙，静以徐往，微以久留之而养，以取痛痹；长针者，锋利身长，可以取远痹；大针者，尖如梃⑤，其锋微员，以泻机关之水也。九针毕矣。

【注释】

① 镵针：因其针形尖锐，所以叫"镵针"。镵，锐利。② 锓针：因其针形似箭头而得名。锓通"镝"，箭头。③ 铍针：因其针锋如剑而得名。铍，两刃小刀。

初识九针

九针之所以被称为九针，而不叫八针或十针，恐怕与古人对"九"这个数字的情有独钟有很大关系。九是最大的数字，在古人的观念里，万物始于一而终于九，九象征着全面和完备。

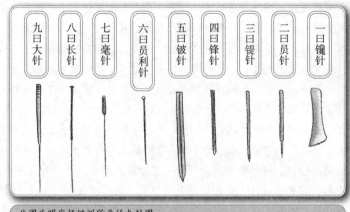

九日大针　八日长针　七日毫针　六日员利针　五日铍针　四日锋针　三日锃针　二日员针　一日镵针

此图为明代杨继洲所画的九针图。

九针的长度和形状各不相同，其用途也区别很大，各有其施治的病症，应根据不同的病情而适当选用。例如：病在浅表的，都不宜深刺，如果针刺太深，就会引邪入内而加重病情，可以选择一寸六分长的锋针。

九针形状用途表

名称	形状	用途
镵针	长一寸六分，头大而针尖锐利	泻肌表邪热
员针	长一寸六分，针形如卵	疏泄肌肉间的邪气
锃针	长三寸半，其锋如小米粒一样微圆而尖	按摩经脉，流通气血
锋针	长一寸六分，三面有刃	治疗顽固的旧疾
铍针	长四寸，针尖像剑锋一样锐利	可刺痈排脓
员利针	长一寸六分，针尖像长毛，针的中部稍粗	治疗急性病
毫针	长三寸六分，针形像蚊虻的嘴	治疗痛痹
长针	长七寸，针尖锐利，针身细长	治疗日月久积的痹症
大针	长四寸，针尖像折断后的竹茬，其锋稍圆	泻导关节积水

中医四大名著

④鳌：牦牛的尾巴，也指马的尾巴。⑤尖如梃：大针尖如折竹之锐。梃，专指竹梃，一说为木棒。

【译文】

九针的名称和形状各不相同。第一种叫镵针，长一寸六分；第二种叫员针，长一寸六分；第三种叫锓针，长三寸半；第四种叫锋针，长一寸六分；第五种叫铍针，长四寸，宽二分半；第六种叫员利针，长一寸六分；第七种叫毫针，长三寸六分；第八种叫长针，长七寸；第九种叫大针，长四寸。镵针，针头大而针尖锐利，适用于浅刺，以泻除皮肤肌表的邪热。员针，针尖椭圆如卵形，可作按摩之用，主治邪在分肉之间的疾患，用时既不会损伤肌肉，又可以疏泄分肉之间的气血。锓针，针尖像黍粟一样微圆而尖，不致刺人皮肤，主要是用作按摩经脉、流通气血，但用时不宜陷入肌肉，否则反会损伤正气。锋针，针锋锐利，三面有锋棱，适用于热毒痈疡或经络久痹的顽固性疾患。铍针，针尖如剑锋，适用于痈疡等疾患，可作刺破排脓之用。员利针，针尖大如牦尾，圆且锐利，针身略粗，能用于治疗急性病。毫针，针尖纤细如蚊虻之喙，可用于静候气的徐缓到来；而针身微细，适宜于持久留针，以扶养真气；同时还适宜于治疗痛痹。长针，针尖锋利而针身细薄，可以治疗久治不愈的痹证。大针，针体如杖，粗而且巨，针尖略圆，可用来治疗水气停留于关节而致浮肿的疾患，作泻水之用。九针的名称、形状与主治作用，大致尽在于此了。

【原文】

夫气之在脉也，邪气在上①，浊气在中②，清气在下③，故针陷脉则邪气出④，针中脉则浊气出⑤，针太深则邪气反沉，病益⑥。故曰：皮肉筋脉，各有所处，病各有所宜，各不同形，各以任其所宜。无实无虚，损不足而益有余，是谓甚病，病益甚。取五脉⑦者死，取三脉者恇⑧。夺阴者死，夺阳者狂。针害毕矣。刺之而气不至，无问其数；刺之而气至，乃

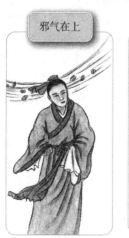

邪气在上

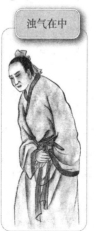

浊气在中

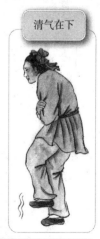

清气在下

由邪气入侵经脉而导致疾病的三种情况。

去之，勿复针。针各有所宜，各不同形，各任其所为。刺之要，气至而有效。效之信，若风之吹云，明乎若见苍天。刺之道毕矣。

【注释】

①邪气在上：贼风邪气侵犯人体上部。②浊气在中：寒温不适，饮食不节，浊气留于肠胃。浊气，饮食不节导致的积滞之气。③清气在下：清冷寒湿之邪，侵入人体大多从足部开始。④针陷脉则邪气出：各经腧穴多在人体凹陷部位，驱寒邪，需刺各经陷脉，经气行，则邪气出，所以取阳邪在上部。陷脉，指穴位而言，人体的穴位躲在经脉骨陷之中，所以称为陷脉。⑤针中脉则浊气出：针刺足三里可排除肠胃浊气。中脉，中部阳明之合穴，即足三里穴。⑥"针太深"句：应浅刺之病，深刺反而会引邪深入。⑦五脉：五脏的腧穴。⑧取三脉者恇：泻手足三阳经穴，导致形气虚弱。三脉，手足三阳脉。

【译文】

邪气侵犯经脉引起疾病的情况，一般是这样的：贼风邪气，常常由头部侵入，所以说邪气在上；由饮食不节所致的浊气，往往滞留在肠胃里，所以说浊气在中；清冷寒湿之邪，大多从足部侵入，所以说清气在下。在针刺的时候，上部取筋骨陷中的各经腧穴，则能使贼风邪气随针而出。针刺中土的经脉足阳明胃经，就可以排除滞留在肠胃中的浊气。凡是病在浅表的，都不宜深刺；如果刺得过深，邪气反而会随之深入，而加重病情。所以说，皮、肉、筋、脉各有自己一定的部位，而每种病也各有与之相适应的治疗方法。九针之形状各不相同，各有其适应的病证，要根据病情适当选用。实证不可以用补法，虚证不可以用泻法。如果正气不足的反用了泻法，或是邪气有余的反用了补法，就会使病情更加严重，这就是所谓的病上加病。在病重的时候，如果误泻了五脏阴经的经气，就会造成死亡；而如果误泻了六腑阳经的经气，就会使病人形体衰败，难以恢复。误泻阴经，使脏气耗竭，就会导致死亡；误泻阳经，损耗阳气，就会使人发狂。这些都是误用补泻的害处。进针之后，如果没有得气的感觉，就说明气还没有至，应当继续施行针刺手法，而不必拘泥于针刺的次数，总的来说，要以达到气至为度。如果进针之后，有了得气的感觉，即气至，就可以出针，不必再行针刺和留针了。九针各有它的适应证，因而针的形状也各不相同，要根据病情选用，才能适应治疗的需要。针刺的要领，就在于达到气至，有了气至的感觉就表明有了疗效。疗效确切的，就好像风吹云散，立刻明朗地看到了青天一样。针刺的主要道理，全在这了。

【原文】

黄帝曰：愿闻五脏六腑所出之处①。

岐伯曰：五脏五腧，五五二十五腧②；六腑六腧，六六三十六腧③。经脉十二，络脉十五④。凡二十七气，以上下。所出为井⑤，所溜为荥⑥，所注为输⑦，所行为经⑧，所入为合⑨。二十七气所行，皆在五腧也。节之交，三百六十五会⑩。知其要者，一言而终；不知其要，流散无穷。所言节者，神气之所游行出入也，非皮肉筋骨也。

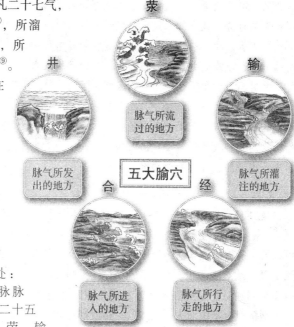

荥

井

输

脉气所流过的地方

五大腧穴

脉气所发出的地方

脉气所灌注的地方

合

经

脉气所进入的地方

脉气所行走的地方

【注释】

①五脏六腑所出之处：脏腑各自连属的经脉脉气所发出的部位。②二十五腧：五脏各有井、荥、输、经、合五个腧穴，五脏共二十五穴。③三十六腧：六腑各有井、荥、输、原、经、合六个腧穴，六腑共三十六腧穴。④络脉十五：十二经各有一络脉，加任、督及脾之大络，共十五络。⑤所出为井：泉源出水之处为井。人之血气，出于四肢，所以脉出处为井。⑥所溜为荥：形容脉气流过的地方，像刚从泉源流出的小水流。《说文·水部》："荥，绝小水也。"⑦所注为输：形容脉气流注到这里后又灌注到他处。注，灌注。输，"腧"的本字，运输。脉注于此处而输于他处，它的气渐渐旺盛。⑧所行为经：脉气由此通过。经，通。⑨所入为合：形容脉气汇合处。⑩"节之交"两句：节之交，人体关节等部交接处的间隙。这些间隙共有三百六十五个，为经脉中气血渗灌各部的汇合点。

【译文】

黄帝说：我想听您讲一讲五脏六腑的经气是从什么地方发出来的。

岐伯说：五脏各有其经脉，每条经脉各有井、荥、输、经、合五个腧穴，五条经脉各五个腧穴，共有二十五个腧穴。六腑也各有其经脉，每条经脉各有井、荥、输、原、经、合六个腧穴，六条经脉各有六个腧穴，共有三十六个腧穴。人体共有十二条经脉、十五条络脉，合起来共有二十七条经络，从经络的脉气来讲，总计有二十七气。这二十七气在全身上下循行出入。脉气所发出的地方，如同泉水的源头，称作井；脉气所流过的地方，像刚涌出泉眼的微小水流，称作荣；脉气所灌注的地方，像水流渐渐汇聚输注于深处一样，叫作输；脉气所行走的地方，像大的水流迅速流过一样，叫作经；脉气所进入的地方，如同百川的汇合入海，叫作合。十二经脉和十五络脉的二十七气所出入、流注、运行的地方，就在这井、荥、输、经、合的五腧穴之中。周身关节空隙的交通之处，共有三百六十五个腧穴。如果掌握了它的特点，懂得了其中的要领，那么一句话就可以将它说明白；如果不懂得其中的要领，就会感到散漫而没有体系，而对这么多腧穴也就无法完全了解了。必须说明的是，这里所说的关节空隙之处，指的是神气运行活动、出入内外的处所，着重于内部功能的反映，而并非指皮、肉、筋、骨的局部形态。

【原文】

睹其色，察其目，知其散复；一其形，听其动静，知其邪正。右主推之^①，左持而御之^②，气至而去之^③。凡将用针，必先诊脉，视气之剧易，乃可以治也。五脏之气已绝于内，而用针者反实其外，是谓重竭。重竭必死，其死也静。治之者辄反其气，取腋与膺。五脏之气已绝于外，而用针者反实其内，是谓逆厥。逆厥则必死，其死也躁。治之者反取四末。刺之害，中而不去，则精泄；不中而去，则致气。精泄则病益甚而恇，致气则生为痈疡。

【注释】

① 右主推之：右手进针。张介宾："右主推之，所以入针也。"② 左持而御之：用左手护持针身。张介宾："左持而御之，所以护持也。"③ 气至而去之：得气之后就出针。张介宾："邪气去而谷气至，然后可以出针。"

【译文】

在进行针刺时，医生必须先观察病人的气色，注意病人的眼神，以了解病人的精神及正气是处于涣散状态还是有所恢复，力求使所诊治的疾病内在变化与反映在形体上的病象相一致；同时还要通过诊脉，通过脉象的动静辨明邪正的盛衰情况。在进针时，右手持针、进针；左手以两指夹持住针身，防止其倾斜和弯曲。针刺入后，等到针下有了得气的感觉，即可考虑出针。凡是在用针刺进行治疗之前，医生都必须首先诊察脉象，只有根据脉气所呈现出的病情轻重情况，才可以制定相应的治疗措施。如果病人在内的五脏之气已经虚绝，就是阴虚证，而医生反用针去补在外的阳经，就会使阳愈盛，使阴愈虚，这叫"重竭"。脏气重竭的病人必死。因为是五脏之气虚竭而死，所以临死前的表现是安静的。形成"重竭"的主要原因，是医生误治，违反了脏气阴虚理应补脏的原则，而误泻了腋下和胸前的脏气流出的腧穴，促使脏气逐渐趋于虚竭。至于五脏之气已虚于外的病人，属于阳虚，而医者反去补在内的阴经，助阴则阳气愈竭，这就形成了阴阳二气不相顺接的病变，叫作"逆厥"。有逆厥证的病人也必死。因为是五脏之气有余，所以病者在临死前的表现是烦躁的。这也是由于医者的误治，违反了阳气已虚理应补阳的原则，反而误泻四肢末梢的穴位，促使阳气逐渐趋于虚竭。凡针刺用泻法的，已刺中了病邪的要害，但仍然留针而不出，反而会使精气耗损；刺中了要害，但未经运用适当的针刺手法，就立即出针，就会使邪

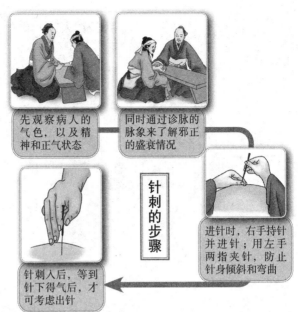

先观察病人的气色，以及精神和正气状态

同时通过诊脉的脉象来了解邪正的盛衰情况

针刺的步骤

进针时，右手持针并进针；用左手两指夹针，防止针身倾斜和弯曲

针刺入后，等到针下得气后，才可考虑出针

气留滞，进而郁壅。如果出针太迟，损耗了精气，病情就会加重，甚至使形体衰败。如果出针太快，邪气留滞于气分，就会使肌肤上发生痈疡。

【原文】

　　五脏有六腑，六腑有十二原，十二原出于四关，四关①主治五脏。五脏有疾，当取之十二原。十二原者，五脏之所以禀三百六十五节之会也。五脏有疾也，应出十二原，而原各有所出，明知其原，睹其应，而知五脏之害矣。

　　阳中之少阴，肺也，其原出于太渊，太渊二。阳中之太阳，心也，其原出于大陵，大陵二。阴中之少阳，肝也，其原出于太冲，太冲二。阴中之至阴，脾也，其原出于太白，太白二。阴中之太阴，肾也，其原出于太溪，太溪二。膏之原，出于鸠尾，鸠尾一。肓之原，出于脖胦②，脖胦一。凡此十二原者，主治五脏六腑之有疾者也。胀取三阳，飧泄取三阴。

【注释】

①四关：指两肘、两膝的四个关节。②脖胦：指任脉的气海穴。

【译文】

　　五脏有在外的六腑相应，与之互为表里，六腑与五脏之气表里相通，跟六腑与五脏之气相应的还有十二个原穴。十二个原穴的经气输注之源，多出自两肘两膝以下的四肢关节部位。这些在四肢关节以下部位的腧穴，都可以用来治

针灸铜人

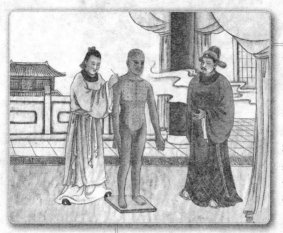

针灸铜人是中国古代供针灸教学用的青铜浇铸而成的人体经络腧穴模型。始于北宋天圣年间，明清及现代均有制作。北宋针灸铜人为北宋天圣五年（1027）宋仁宗诏命制造，其高度与正常成年人相近，胸背可以开合，体内雕有脏腑器官。铜人表面镂有穴位，穴旁刻题穴名。铜人为医师考试时使用，用时以黄蜡封涂铜人外表的孔穴，其内注水。如取穴准确，针入而水流出；取穴不准，针不能刺入。明代针灸铜人是明英宗诏命仿北宋铜人重新铸造。

五大腧穴

名称	作用
井	如泉水的源头，例如手太阴肺经所属的少商穴
荥	像刚涌出泉眼的细小水流，例如手太阴肺经所属的鱼际穴
腧	如同汇聚的水流，其气逐渐盛大，例如手太阴肺经所属的太渊穴
经	像迅速涌过的大股水流，气势强盛，例如手太阴肺经所属的经渠穴
合	像百川归海，气势磅礴，例如手太阴肺经所属的尺泽穴

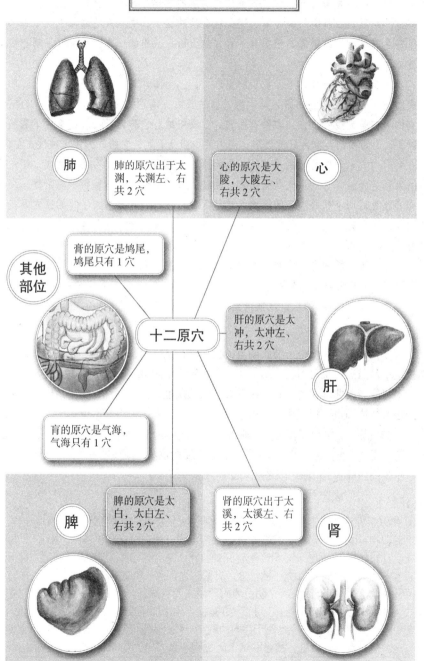

五脏六腑与十二原穴

肺

肺的原穴出于太渊，太渊左、右共2穴

心的原穴是大陵，大陵左、右共2穴

心

膏的原穴是鸠尾，鸠尾只有1穴

其他部位

十二原穴

肝的原穴是太冲，太冲左、右共2穴

肝

肓的原穴是气海，气海只有1穴

脾的原穴是太白，太白左、右共2穴

脾

肾的原穴出于太溪，太溪左、右共2穴

肾

疗五脏的疾病。凡是五脏发生的病变，都应当取用十二个原穴来治疗。因为这十二个原穴，是全身三百六十五节禀受五脏的气化与营养而将精气注于体表的部位。所以，五脏有疾病时，其变化就会反映在十二个原穴的部位上。十二个原穴各有其相应的脏腑，根据其各自穴位上所反映出的现象，就可以了解相应脏腑的受病情况了。

五脏中的心、肺二脏，位于胸膈以上，上为阳，其中又有阴阳的分别。阳中的少阴是肺脏，它的原穴是太渊穴，左、右共有两穴；阳中的太阳是心脏，它的原穴是大陵穴，左、右共有两穴。五脏中的肝、脾、肾三脏，都位于胸膈以下，下为阴，其中再分出阴阳。阴中的少阳是肝脏，它的原穴是太冲穴，左、右共有两穴；阴中的至阴是脾脏，它的原穴是太白穴，左、右共有两穴；阴中的太阴是肾脏，它的原穴是太溪穴，左、右共有两穴。在胸腹部脏器附近，还有膏和肓的两个原穴。膏的原穴是鸠尾穴，属任脉，只有一穴；肓的原穴是气海穴，属任脉，也只有一穴。以上五脏共十六，加上膏和肓的各一穴，合计共有十二穴。这十二个原穴，都是脏腑经络之气输注于体表的部位，可以用它们来主治五脏六腑的各种疾患。凡患腹胀病的，应当取用足三阳经，即取足太阳膀胱经、足阳明胃经、足少阳胆经的穴位进行治疗。凡患完谷不化的泄泻证的，应当取用足三阴经，即取足太阴脾经、足少阴肾经、足厥阴肝经的穴位进行治疗。

【原文】

今夫五脏之有疾也，譬犹刺也，犹污也，犹结也，犹闭也。刺虽久，犹可拔也；污虽久，犹可雪也；结虽久，犹可解也；闭虽久，犹可决也。或言久疾之不可取者，非其说也。夫善用针者，取其疾也，犹拔刺也，犹雪污也，犹解结也，犹决闭也。疾虽久，犹可毕也。言不可治者，未得其术也。

刺诸热者，如以手探汤①；刺寒清者，如人不欲行②。阴有阳疾者③，取之下陵三里④。正往无殆⑤，气下乃止，不下复始也。疾高而内者⑥，取之阴之陵泉；疾高而外者⑦，取之阳之陵泉也。

【注释】

① 如以手探汤：形容针刺各类热病时，针法宜轻捷而浅，像用手试探热水一样，一触即起。汤，热水。张介宾："如以手探汤者，用在轻扬。热属阳，阳主于外，故治宜如此。"② 如人不欲行：形容深刺留针，静待气至时，要像旅人不愿意离开家乡一样。张介宾："如人不欲行者，有留恋之意也。阴寒凝滞，得气不易，故宜留针如此。"③ 阴有阳疾者：阴分为阳邪侵入而有热象。④ 下陵三里：即足三里穴。《本输》云："下陵膝下三寸。"⑤ 正往无殆：即不要疏忽懈怠。⑥ 疾高而内者：指病位出现在上部，且属于在内的脏病。张介宾："疾高者，在上者也，当下取之。然高而内者属脏，故当取足太阴之阴陵泉。"⑦ 疾高而外者：指病位出现

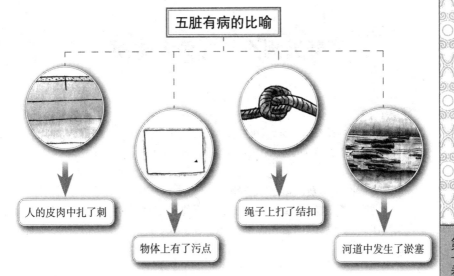

五脏有病的比喻

人的皮肉中扎了刺

物体上有了污点

绳子上打了结扣

河道中发生了淤塞

在上部，且属于在外的腑病。张介宾："高而外者属腑，故当取足少阳之阳陵泉也。"

【译文】

现在来说一说五脏有病的情况。五脏有病，就好比人的皮肉中扎了刺，物体上有了污点，绳子上打了结扣，河道中发生了淤塞一样。刺扎入皮肉时间虽久，但仍可以拔掉它；沾染的污点日子虽久，但仍可以洗掉它；打上的结扣日子虽久，但仍可以解开它；河道淤塞的日子虽久，但仍可以疏通它。有些人认为久病是不能治疗的，这种说法是不对的。善于用针的医生，治疗疾病就好像拔刺、洗污点、解绳结、疏通河道一样，无论患病的日子多么久，都是可以治愈的。说久病不能救治，是因为他没有掌握好针灸的治疗方法。

针刺治疗各种热病，适宜用浅刺法，手法轻捷迅疾，就好像用手去试探沸腾的热水一样，一触即起；针刺治疗寒性和肢体清冷的病证，适宜用深刺留针法，静待气至，就好像旅人留恋着家乡不愿离开一样。在内的阴分为阳邪侵入而有热象的，应当取用足阳明胃经的足三里穴进行治疗。要正确地进行治疗，不要松懈疏忽，直到气至而邪气衰退，方可停针；如果邪气不退，则应持续治疗。如果证候出现在上部，且属于在内的脏病，应当取用足太阴脾经的合穴阴陵泉穴进行治疗；如果证候出现在上部，且属于在外的腑病，则应该取用足少阳胆经的合穴阳陵泉穴进行治疗。

◎寿夭刚柔：寿命与体质◎

【导读】

寿夭，即寿命的长短。夭，夭折、夭亡之意。刚柔，指人体不同的刚柔体质类型，包括形体的缓急、元气的盛衰、皮肤的厚薄、肌肉的坚脆、骨骼的大小、脉气的坚弱等方面。本篇主要论述了如何根据人的体质刚柔类型，判断人体的发病情况，预测人的生死寿夭，所以篇名"寿夭刚柔"。

本篇的主要内容包括：一、论述人体不同的刚柔体质类型，以及人体内外的阴阳属性；二、说明要根据病邪性质和发病部位确定相应的治疗方法；三、提出刺法有"三变"，并详细介绍用药熨治疗寒痹的制方和功用。

【原文】

黄帝问于少师①曰：余闻人之生也，有刚有柔，有弱有强，有短有长，有阴有阳，愿闻其方。

少师答曰：阴中有阴，阳中有阳，审知阴阳，刺之有方，得病所始，刺之有理，谨度病端②，与时相应。内合于五脏六腑，外合于筋骨皮肤，是故内有阴阳，外亦有阴阳。在内者，五脏为阴，六腑为阳；在外者，筋骨为阴，皮肤为阳。故曰病在阴之阴者③，刺阴之荥输；病在阳之阳者④，刺阳之合；病在阳之阴者⑤，刺阴之经；病在阴之阳者⑥，刺络脉。故曰病在阳者名曰风，病在阴者名曰痹，阴阳俱病名曰风痹。病有形而不痛者，阳之类也；无形而痛者，阴之类也。无形而痛者，其阳完

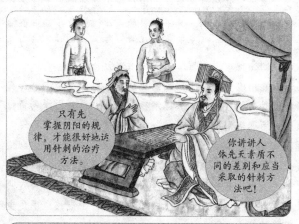

只有先掌握阴阳的规律，才能很好地运用针刺的治疗方法。

你讲讲人体先天素质不同的差别和应当采取的针刺方法吧！

少师向黄帝详细讲述怎样根据先天素质的不同而采取不同的针刺方法。

中医四大名著

而阴伤之也，急治其阴，无攻其阳；有形而不痛者，其阴完而阳伤之也，急治其阳，无攻其阴。阴阳俱动，乍有形，乍无形，加以烦心，命曰阴胜其阳，此谓不表不里，其形不久^⑦。

【注释】

①少师：相传为黄帝的大臣。②谨度病端：意谓谨慎地推测疾病发生的原因。度，推测，衡量。端，有"本""始"的含义。③病在阴之阴者：指病变的部位在脏。内为阴，五脏为阴中之阴。④病在阳之阳者：指病变的部位在皮肤。外为阳，皮肤为外之阳，故云"阳之阳"。⑤病在阳之阴者：指病变的部位在筋骨。外为阳，筋骨为外之阴。⑥病在阴之阳者：指病变的部位在腑。内为阴，六腑为阴中之阳。⑦其形不久：即预后不良。

【译文】

黄帝向少师问道：我听说人体的先天素质不同，有刚柔、强弱、长短、阴阳的区别，想听你谈谈其中的差别和应当采取的针刺方法。

少师回答说：人体的上下表里可以用阴阳来划分，并且阴阳之中还有阴阳，即阴中还有阴，阳中还有阳。只有先掌握阴阳的规律，才能很好地运用针刺的治疗方法。同时，还要了解发病的经过情况，这样用针才能合理。要细心推测开始发病的因素，以及人体与四时气候的相应关系。人体的阴阳，在内与五脏六腑相应和，在外与筋骨皮肤相应和，所以体内有阴阳，体表也有阴阳。在体内，五脏为阴，六腑为阳；在体表，筋骨为阴，皮肤为阳。因而在临证治疗上，病在阴中之阴的五脏，可刺阴经的荥穴和输穴；病在阳中之阳的皮肤，可刺阳经的合穴；病在阳中之阴的筋骨，可刺阴经的经穴；病在阴中之阳的六腑，可刺阳经的络穴。这是根据阴阳内外与疾病的关系，而选取针刺穴位的基本法则。因此，疾病的性质由于发病部位不同而不同，病在体表，由于外感邪气引起的属阳，称为"风"；病在体内，由于病邪在内，使气血阻滞不畅的属阴，称为"痹"；如果表里阴阳俱病，则称为"风痹"。再从疾病的症状来分析，如果有外在形体的症状而没有内脏疼痛症状，多属于阳病；没有外在形体的症状而有内脏疼痛症状的，多属于阴病。如果体表没有形态变化而内脏疼痛，应该迅速对属阴的五脏六腑进行治疗，不要治疗属阳的皮肉筋骨；如果内脏没有症状而体表受伤，应当迅速对属阳的皮肉筋骨进行治疗，不要治疗属阴的五脏六腑。如果表里同时发病，症状一会儿出现于体表，一会儿出现在内脏，又出现病人心情烦躁不安的情况，就说明阴阳俱伤，内脏病甚于体表病。这就是病邪不单纯在表，也不单纯在里，属于表里同病，病人很容易死亡。

【原文】

黄帝问于伯高^①曰：余闻形气，病之先后、外内之应，奈何？

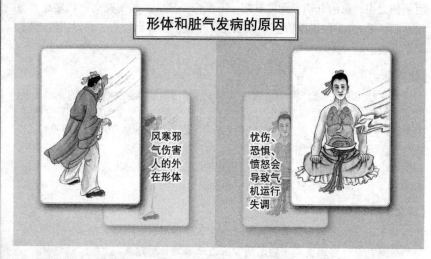

形体和脏气发病的原因

风寒邪气伤害人的外在形体

忧伤、恐惧、愤怒会导致气机运行失调

伯高答曰：风寒伤形，忧恐忿怒伤气。气伤脏，乃病脏。寒伤形，乃应形。风伤筋脉，筋脉乃应。此形气外内之相应也。

黄帝曰：刺之奈何？

伯高答曰：病九日者，三刺而已；病一月者，十刺而已。多少远近，以此衰之^②。久痹不去身^③者，视其血络，尽出其血。

黄帝曰：外内之病，难易之治，奈何？

伯高答曰：形先病而未入脏者，刺之半其日；脏先病而形乃应者，刺之倍其日。此外内难易之应也。

【注释】

①伯高：相传为黄帝的大臣。②以此衰之：即按比数递减。衰之，在此有"减少"的含义。马元台："人之感病不同，日数各有多少远近，以此大略，病三日而刺一次者之法，等而杀之。"③久痹不去身：病邪内侵，经久不愈。

【译文】

黄帝向伯高问道：我听说人体的形气与发病有先后内外的相应关系，是什么道理呢？

伯高回答说：风寒的邪气，一般先伤害人的外在形体；忧伤、恐惧、愤怒等情绪的激烈刺激，则会导致人的气机运行失调。气机运行失调伤及内脏，病变部位就会出现在内脏。外感寒邪伤害形体，疾病就会发生在形体之上。外感风邪直接伤及筋脉，则筋脉也就相应地发生病变。这就是人体的形气与外在邪气内外相应的发病规律。

黄帝问：如何恰当地进行针刺治疗呢？

伯高回答说：患病九天的，针刺三次就会痊愈；患病一个月的，针刺十次就可以痊愈。发病天数的远近及针刺次数的多少，都可以根据"患病三天针刺一次"的方法来计算。如果病人患痹病时间已经很久而没有治愈，就要仔细观察病人的血络，针刺血络把里面的恶血放尽。

黄帝问：人体体表与内脏的病变，在治疗上的难易情况是怎样的？

伯高回答说：外形先发病而尚未伤及内脏的，针刺的次数可以依照患病的日数减半计算。如果内脏先发病而后症状又出现在外部形体上，针刺次数则应当加倍计算。这就是说，疾病部位有内外先后的不同，而治疗上也有难易的区别。

【原文】

黄帝问于伯高曰：余闻形有缓急，气有盛衰，骨有大小，肉有坚脆，皮有厚薄，其以立寿夭，奈何？

伯高答曰：形与气相任^①则寿，不相任则夭；皮与肉相裹则寿，不相裹则夭；血气经络胜形^②则寿，不胜形则夭。

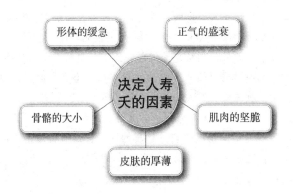

黄帝曰：何谓形之缓急？

伯高答曰：形充而皮肤缓者则寿，形充而皮肤急者则夭。形充而脉坚大者顺也，形充而脉小以弱者气衰，衰则危矣。若形充而颧不起者骨小，骨小则夭矣。形充而大肉䐃^③坚而有分者肉坚，肉坚则寿矣；形充而大肉无分理不坚者肉脆，肉脆则夭矣。此天之生命，所以立形定气而视寿夭者。必明乎此，立形定气，而后以临病人，决死生。

【注释】

①相任：相当，相应，彼此相协调。②胜形：血气经络不但与外形相称，而且要更为强盛才能长寿。③䐃：肌肉突起处。

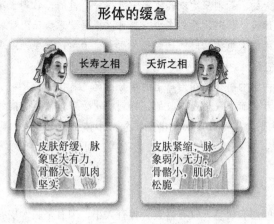

形体的缓急

长寿之相
皮肤舒缓，脉象坚大有力，骨骼大，肌肉坚实

夭折之相
皮肤紧缩，脉象弱小无力，骨骼小，肌肉松脆

【译文】

黄帝向伯高问道：我听说人的形体有缓急之别，元气有盛衰之别，骨骼有大小之别，肌肉有坚脆之别，皮肤有厚薄之别，如何从这些方面来判断人的寿命长短呢？

伯高回答说：外形与元气相称的人多长寿，不相称的就容易夭亡；皮肤与肌肉结合紧密的人多长寿，结合不紧密的就容易夭亡；内在血气经络强盛胜过外形的多长寿，血气经络衰弱而不能胜过外形的就容易夭亡。

黄帝问：什么叫作形体的缓急？

伯高回答说：外形充实而皮肤舒缓的人多长寿，外形充盛而皮肤紧缩的多易夭折。外形壮实而脉象坚大有力为正常，外形虽充实而脉象弱小无力为气衰，气衰就非常危险了。如果外形虽充盛但颧骨低下，说明全身的骨骼也小，骨骼小的多易夭亡。如果外形壮实而臀部的肌肉丰腴，全身大的肌肉块整齐明显，就称为肌肉坚实，肌肉坚实的人多长寿；外形虽充实而肌肉不整齐坚实，就称为肌肉松脆，肌肉松脆的人多易夭亡。以上所说，是自然界赋予人的先天禀赋，可以根据这些形气的不同情况来衡量体质的强弱，从而推断出人的寿命长短。作为医生必须明白这些道理，在临证时将形气的不同情况，作为判断病人预后吉凶的根据。

【原文】

黄帝曰：余闻寿夭，无以度之。

伯高答曰：墙基卑，高不及其地者①，不满三十而死；其有因加疾者，不及二十而死也。

黄帝曰：形气之相胜，以立寿夭奈何？

伯高答曰：平人而气胜形者寿；病而形肉脱，气胜形者死，形胜气者危矣。

【注释】

①"墙基卑"两句：这是以比喻的方法来说明面部形态。墙基，在此指耳边下部。地，指耳前肌肉。大意是说面部肌肉陷下，四周骨骼显露。

【译文】

黄帝问：我听了关于寿夭的道理，可还是不知道应该怎样推测。

伯高回答说：判断人的寿夭，凡是面部的肌肉低陷，而四周骨骼显露的，不满三十岁就会死亡。如果再加上疾病的影响，不到二十岁就会死亡。

黄帝问：从形体与元气相互胜出的情况，如何来确定人的寿夭呢？

伯高回答说：健康无病的人，元气胜过外形就能够长寿；病人的形体肌肉已经极度消瘦，即使元气胜过外形，也终将不免死亡；病人虽然形体尚可，但如果外形胜过元气，也是很危险的。

【原文】

黄帝曰：余闻刺有三变，何谓三变？

伯高答曰：有刺营者，有刺卫者，有刺寒痹之留经者。

黄帝曰：刺三变者，奈何？

伯高答曰：刺营者，出血；刺卫者，出气；刺寒痹者，内热[1]。

黄帝曰：营卫寒痹之为病，奈何？

伯高答曰：营之生病也，寒热少气，血上下行。卫之生病也，气痛时来时去，怫忾贲响[2]，风寒客于肠胃之中。寒痹之为病也，留而不去，时痛而皮不仁。

黄帝曰：刺寒痹内热，奈何？

伯高答曰：刺布衣者，以火焠[3]之。刺大人者，以药熨[4]之。

【注释】

①内热：指温其经脉，使热气入于内，血脉流通。内，同“纳”。②怫忾贲响：气郁满闷而窜动作响。怫，郁闷不舒。忾，气满。贲，通“奔”。③焠：烧，即烧针法。④药熨：把药物烘热敷患处。

【译文】

黄帝问：我听说刺法有“三变”之说，什么叫“三变”呢？

伯高回答说：即刺营分、刺卫分、刺寒痹留于经络三种针刺方法。

黄帝问：这三种刺法是怎样的呢？

伯高回答说：刺营分时，要刺出恶血；刺卫分时，要祛除邪气；刺寒痹时，要采用针后药熨的方法，使热气进入内里。

黄帝问：营分、卫分、寒痹的病状是什么样的？

伯高回答说：营分有病，多出现寒热交替，气短不畅，血上下妄行。卫分有病，则会出现疼痛没有固定之处，也不定时，胸腹会感到满闷或者鸣动作响，这是风寒侵袭进入肠胃所致。寒痹的产生，多是因为病邪久留不去，因此时常感到筋骨关节作痛，同时伴有皮肤麻木不仁的感觉。

黄帝问：刺寒痹怎样才能使躯体内部产生热感？

伯高回答说：对体质比较好的普通百姓，可用烧红的火针刺治。对养尊处优而体质较差的王公显贵，则多用药熨的方法。

【原文】

黄帝曰：药熨奈何？

伯高答曰：用淳酒①二十斤，蜀椒一斤，干姜一斤，桂心一斤，凡四种，皆㕮咀②，渍③酒中。用绵絮一斤，细白布四丈，并内酒中。置酒马矢煴④中，盖封涂，勿使泄。五日五夜，出布绵絮，曝干之，干复渍，以尽其汁。每渍必晬其日⑤，乃出干。干，并用滓与绵絮，复布为复巾⑥，长六七尺，为六七巾。则用之生桑炭⑦炙巾，以熨寒痹所刺之处，令热入至于病所，寒，复炙巾以熨之，三十遍而止。汗出，以巾拭身，亦三十遍而止。起步内中⑧，无见风。每刺必熨，如此病已矣。此所谓内热也。

【注释】

①淳酒：气味浓厚纯正的烈酒。②㕮咀：古代加工药物有用牙齿嚼碎的方法，后世改用刀剑，仍通称"㕮咀"。③渍：沤，浸泡的意思。④马矢煴：用干马粪点燃郁烟。煴，没有火苗的火堆。⑤晬其日：一整天。⑥复布为复巾：用双层布做成的夹袋，能放入药滓与棉絮。复，重叠。复巾，双层布。⑦生桑炭：新鲜的桑木烧成的木炭。⑧起步内中：起身在房间内行走。

【译文】

黄帝问：药熨的方法是怎样的？

伯高回答说：用醇酒二十斤，蜀椒一斤，干姜、桂心各一斤，共四种药材，将后三种药材剉碎，浸泡在酒中。再用丝绵一斤，细白布四丈，一起放到酒中。把酒器加上盖，并用泥封牢固，不使其泄气，放在燃着的干马粪内煨烘。经过五

药熨的方法

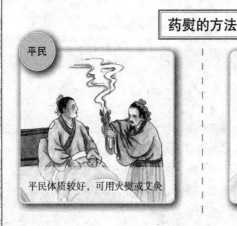

平民

平民体质较好，可用火熨或艾灸

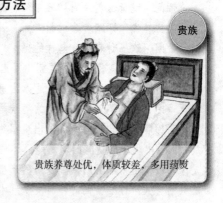

贵族

贵族养尊处优，体质较差，多用药熨

中医四大名著

天五夜,将细白布与丝绵取出晒干,干后再浸入酒内,如此反复地将药酒浸干为度。每次浸泡的时间要达到一整天,然后拿出来再晒干。等酒浸干后,将布做成夹袋,每个长六到七尺,一共做六七个,将药渣与丝绵装入袋内。用时取生桑炭火,将夹袋放在上面烘热,熨敷于寒痹所刺的地方,使得热气能深透于病处,夹袋凉了再将其烘热,如此熨敷三十次,每次都使患者出汗。出汗后用手巾揩身,一共要擦三十遍。然后让患者在室内行走,但不能见风。按照这样的方法,每次针治时,再加用熨法,病就会好了。这就是"内热"的方法。

第一卷 黄帝内经

本神："神"是人体的根本

【导读】

　　本，即以之为本，探究本源的意思。神，即人的精神活动，狭义的神专指心所主的功能，广义的神则包括五脏所主的精、神、魂、魄、意、志、思、虑等各类精神思维活动。本篇主要讨论了人的精神活动对五脏的影响，指出必须先了解病人的精神活动，然后才能进行针刺治疗，所以篇名"本神"。

　　本篇的主要内容有：一、阐述神的含义及其重要性，提出要注意调摄心神的养生主张；二、讲述五脏分别所藏的各种精神情志，及其发病的情况；三、叙述各类情志疾病的症状及其调治原则。

【原文】

　　黄帝问于岐伯曰：凡刺之法，先必本于神①。血、脉、营、气、精、神，此五脏之所藏也。至其淫泆离脏②则精失，魂魄飞扬③，志意恍乱④，智虑去身者，何因而然乎？天之罪与？人之过乎？何谓德、气⑤、生、精、神、魂、魄、心、意、志、思、智、虑？请问其故。

　　岐伯答曰：天之在我者，德也；地之在我者，气也。德流气薄⑥而生者也。故生之来谓之精，两精相搏⑦谓之神，随神往来者谓之魂，并精而出入者谓之魄，所以任⑧物者谓之心，心之所忆谓之意，意之所存谓之志，因志而存变谓之思，因思而远慕谓之虑，

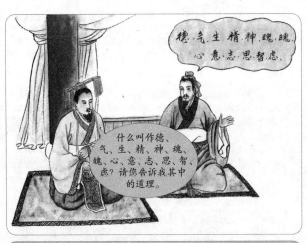

德、气、生、精、神、魂、魄、心、意、志、思、智、虑

什么叫作德、气、生、精、神、魂、魄、心、意、志、思、智、虑？请您告诉我其中的道理。

黄帝向岐伯请教德、气、生、精、神、魂、魄、心、意、志、思、智、虑的相关知识。

因虑而处物谓之智。

故智者之养生也，必顺四时而适寒暑，和喜怒而安居处，节阴阳而调刚柔，如是则僻邪不至，长生久视⑨。

【注释】

①神：这是广义的神，概括了人体整个生命活动现象，是各种精神意志活动的总称。包括下文所讲"血、脉、营、气、精、神"等生理活动的内容。神是内里脏腑功能活动的外在表现，神气的有无，代表着内里脏腑功能的正常与否，影响着治疗效果的好坏。②淫泆离脏：指七情过度，任性恣纵，则可使五脏的精气散失。泆，恣纵。③魂魄飞扬：即神魂飘荡不安。魂，是精神活动之一，属广义的神的范围，属阳，藏于血中，与肝关系密切，在神的支配下主精神意识活动。魄，是先天的本能，主本能的感觉、运动等，如眨眼反射、婴儿吮乳等，属阴，与肺关系密切。飞扬，飘荡不安。《左传·昭公七年》孔颖达疏："形气既殊，魂魄各异，附形之灵为魄，附气之神为魂也。附形之灵者，谓

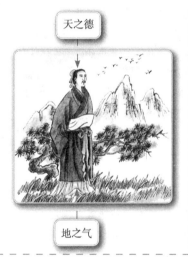

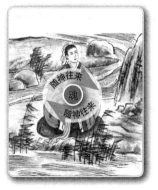

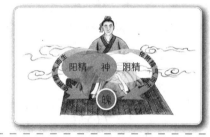

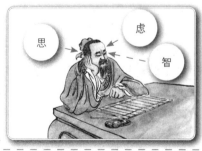

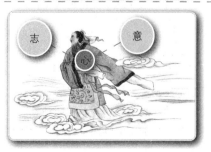

初生之时，耳目心识，手足运动，啼呼为声，此则魄之灵也；附气之神者，谓精神性识，渐有所知，此则附气之神也。"④志意恍乱：精神混乱，茫然无主。⑤德、气：古代哲人认为万物由天之气、地之形和合化生。有时天气也称为"天德"，包括上文所提到的精、神、魂、魄等。人死后，精神魂魄又回到了天上，所以古人祭祀祖先，是相信祖先的灵魂在天上存在。现在的很多注家把德理解为四时气候以及日光、雨露等自然界的正常变化。这样理解虽然有其合理性，但与古人原意并不符合。《管子·内业》："凡人之生也，天出其精，地出其形，合此以为人。"⑥德流气薄：在天之气下流与在地之气上交结合。薄，迫近，附着。⑦两精相搏：即男女交媾，两精结合。精，此处指男女两性生殖之精。张介宾："两精者，阴阳之精也。搏，交结也。"⑧任：担任，主管。⑨长生久视：寿命延长，不易衰老之意。《吕氏春秋》有"莫不欲长生久视"，注云："视，活也。"《老子·五十九章》有"是谓深根固柢，长生久视之道"。

【译文】

黄帝向岐伯问道：运用针刺的法则，必须以人的精神活动为诊断根据。因为血、脉、营、气、精、神，都属五脏所藏的维持生命活动的物质本原和精神动力。如果七情过度，任情放恣，它们就会与内脏分离，精气就会随之而散失，魂魄飞扬而飘荡不安，志意无主而恍乱昏乱，智慧和思考决断能力丧失，这是什么原因造成的呢？究竟是上天的责罚，还是人为的过失呢？什么叫作德、气、生、精、神、魂、魄、心、意、志、思、智、虑？请您告诉我其中的道理。

岐伯回答说：天所赋予人类的是德，地所赋予人类的是气。因此，天之德下行与地之气上交，阴阳相结合，使万物化生成形，人才能生存。人体生命的原始物质，叫作精；阴阳交媾，两精结合而成的生机，叫作神；随从神气往来的知觉机能，叫作魂；依附精气的运动机能，叫作魄；可以主宰支配外在事物的，叫作心；心里有所思忆而留下的印象，叫作意；主意已定，形成了认识，叫作志；根据认识而反复思考研究事物的变化，叫作思；思考范围由近及远的推想，叫作虑；通过考虑而确定出处理事物的方法，叫作智。

因此，智慧的人保养身体，必定是顺从四时节令变化来适应寒暑的气候，调和喜怒而不使其过度，注意正常的饮食起居，节制房事，调剂阴阳刚柔的活动。这样，病邪就不能侵袭人体，人就能够延长寿命而不易衰老。

【原文】

是故怵惕①思虑者则伤神，神伤则恐惧，流淫而不止②。因悲哀动中者，竭绝而失生③。喜乐者，神惮散而不藏④。愁忧者，气闭塞而不行。盛怒者，迷惑而不治⑤。恐惧者，神荡惮而不收⑥。

心怵惕思虑则伤神，神伤则恐惧自失，破䐃脱肉，毛悴色夭，死于冬。

脾愁忧而不解则伤意，意伤则悗乱⑦，四肢不举，毛悴色夭，死于春。

肝悲哀动中则伤魂，魂伤则狂妄不精，不精则不正，当人阴缩而挛筋，两胁骨不举，毛悴色夭，死于秋。

肺喜乐无极则伤魄，魄伤则狂，狂者意不存人，皮革焦，毛悴色夭，死于夏。

肾盛怒而不止则伤志，志伤则喜忘其前言，腰脊不可以俯仰屈伸，毛悴色夭，死于季夏。

恐惧而不解则伤精，精伤则骨酸痿厥，精时自下。是故五脏主藏精者也，不可伤，伤则失守而阴虚，阴虚则无气，无气则死矣。是故用针者，察观病人之态，以知精神魂魄之存亡得失之意，五者以伤，针不可以治之也。

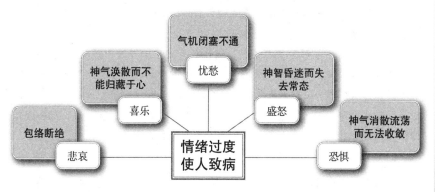

【注释】

①怵惕：恐惧不安的样子。怵，恐惧。惕，惊恐不安。②流淫而不止：此处指滑精带下。张介宾："流淫谓流泄淫溢。如下文所云恐惧而不解则伤精，精时自下者是也。"③竭绝而失生：包络逐渐断绝而丧失生命。张介宾："悲则气消，悲哀太甚则胞络绝，故至失生。竭者绝之渐，绝则尽绝无余矣。"④神惮散而不藏：神气耗散而不能归藏于心。张介宾："喜发于心，乐散在外，暴喜伤阳，故神气惮散而不藏。惮，惊惕也。"⑤迷惑而不治：张介宾，"怒则气逆，甚者心乱，故至昏迷惶惑而不治。不治，乱也。"⑥荡惮而不收：张介宾，"恐惧则神志惊散，故荡惮而不收。上文言喜乐者，神惮散而不藏，与此稍同。但彼云不藏者，神不能持而流荡也；此云不收者，神为恐惧而散失也。所当详辨"。⑦悗：闷，胸膈苦闷。乱：烦乱。

【译文】

因此，过度地恐惧、惊骇、忧愁、思虑，就会损伤心神，损伤心神就会恐惧，使阴精流失不止。如果悲哀过度，就会导致包络断绝，导致元气耗竭而死亡。喜乐如果过度，就会使神气涣散而不能归藏于心。忧愁如果过度，就会使气机闭塞不通。盛怒的人，会神智昏蒙而失去常态。恐惧的人，会神气消散流荡而无法收敛。

对于心，过度恐惧和思虑，就会伤及神，神伤便会时时恐惧，不能自主，久而久之就会肌肉瘦削，毛发干枯，面色黯淡，死于冬季。

对于脾，过度忧愁不能解除，就会伤及意，意伤便会烦乱苦闷，手足无力而不能抬起，毛发干枯，肤色黯然，死于春季。

对于肝，过度悲哀影响内脏，就会伤及魂，魂伤便会使人神情狂乱，举动失常，同时使人前阴萎缩，筋脉拘挛，两胁不能舒张，毛发干枯，面色黯淡，死于秋季。

对于肺，过度喜乐，就会伤及魄，魄伤便会行为癫狂，思维混乱，语无伦次，毛发干枯，面色黯淡，死于夏季。

对于肾，大怒不止，就会伤及志，志伤便会记忆力衰退，腰脊不能俯仰转动，毛发干枯，面色黯淡，死于季夏。

过度恐惧而不能解除就会伤精，精伤就会发生骨节酸软痿弱，四肢发冷，经常遗精。所以说，五脏是主藏精气的，不能被损伤，如果损伤五脏，就会精气不藏而形成阴虚，阴虚则阳气耗散，气耗人就会死亡。因此，运用针刺治病，应当仔细察看病人的神情与形态，从而了解其精、神、魂、魄、意、志各方面的旺盛或衰亡状况，如果五脏所藏的精气已经损伤，就不能再用针刺治疗了。

【原文】

肝藏血，血舍魂①。肝气虚则恐，实则怒。脾藏营，营舍意。脾气虚则四

五脏的症状

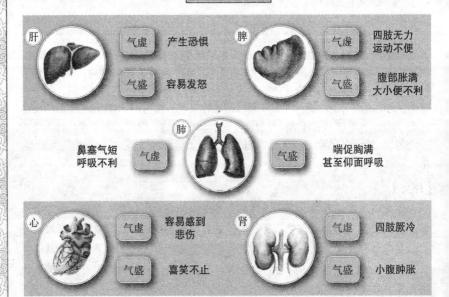

肝　气虚　产生恐惧　　气盛　容易发怒

脾　气虚　四肢无力运动不便　　气盛　腹部胀满大小便不利

肺　鼻塞气短呼吸不利　气虚　　气盛　喘促胸满甚至仰面呼吸

心　气虚　容易感到悲伤　　气盛　喜笑不止

肾　气虚　四肢厥冷　　气盛　小腹肿胀

肢不用，五脏不安，实则腹胀，经溲不利②。心藏脉，脉舍神。心气虚则悲，实则笑不休。肺藏气，气舍魄。肺气虚则鼻塞不利，少气，实则喘喝，胸盈仰息。肾藏精，精舍志，肾气虚则厥，实则胀，五脏不安。必审五脏之病形，以知其气之虚实，谨而调之也。

【注释】

① 血舍魂：倒装句，意即魂的功能凭依于肝所藏的血之中。舍，有住宿、寄居的含义。② 经溲不利：大小便不利。经，《甲乙经》作"泾"。《素问·调经论》王冰注："经，大便；溲，小便也。"

【译文】

血气藏于肝脏，魂依附于血液。肝气虚则容易产生恐惧，肝气盛则容易发怒。营气藏于脾脏，意依附于营气。脾气虚则四肢无力，运动不便，五脏缺乏营气而不能发挥正常的功能，脾气壅塞则发生腹部胀满，大小便不利。血液的运行受心脏支配，神依附于血液。心气虚就容易感到悲伤，心气盛就会使人喜笑不止。真气藏于肺脏，魄依附于真气。肺气虚就会导致鼻塞气短，呼吸不利，肺气壅塞就会喘促胸满，甚至仰面呼吸。精藏于肾脏，志依附于精。肾气虚就会四肢厥冷，肾气实则会小腹肿胀，五脏功能不能安和。因此，在诊治时，必须仔细审察五脏的病患的症状，了解人体元气的盛衰，从而谨慎地进行调治。

◎终始：两处脉象的诊察◎

【导读】

　　本篇所谓"终始"，既指人体经脉之气的循环不息，终而复始，又指本篇所论内容以"终始"开篇，又以"六经终绝"的症状结尾，首尾呼应，有始有终。故以"终始"名篇。

　　本篇的主要内容包括：一、讨论通过脉口和人迎的脉象对比，诊断疾病并确定针刺补泻的治疗方法；二、指出要根据病人体质、气候寒温和发病部位等决定针刺的深浅先后；三、说明针刺的十二种禁忌；四、详述六经气血终绝时的症状。

【原文】

　　凡刺之道，毕于《终始》。明知终始，五脏为纪①，阴阳定矣。阴者主脏，阳者主腑。阳受气于四末，阴受气于五脏②。故泻者迎之，补者随之。知迎知随，气可令和。和气之方，必通阴阳。五脏为阴，六腑为阳。传之后世，以血为盟③。敬之者昌，慢之者亡。无道行私，必得夭殃④。

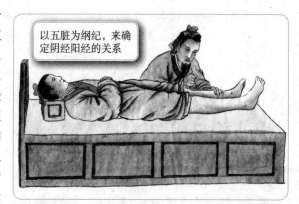

以五脏为纲纪，来确定阴经阳经的关系

医生在给病人行针时，切不可胡乱针刺，否则会产生严重后果，严重的会导致病人死亡。

【注释】

①五脏为纪：意谓"终始"的内容，以五脏为纲领。纪，总要。②"阳受气"两句：意为手足三阳经脉，在四肢末端接受脉气。阳，指手足三阳经脉。四末，即四肢指（趾）端。马元台："阳在外，受气于四肢；阴在内，受气于五脏。"③以血为盟：是古人盟誓时一种极其庄重的仪式。即宰杀牲畜取血，由参加订盟的人共饮或涂于口旁，以此表示绝不背信弃约。④无道行私，必得夭殃：不懂得医学

中医四大名著

至道，而自以为是，妄加诊治，就会招致病人夭亡的祸殃。夭殃，夭亡的祸害。
张介宾："不明至道，而强不知以为知，即无道行私也。"

【译文】

　　针刺的原理和方法，全都在《终始》篇中有详尽的阐释。如果要准确地了解人体阴阳经脉气血运行的终始，就必须以五脏为纲纪，以确定阴经阳经的关系。五脏与人的阴经相通，六腑与人的阳经相通。阳经承接四肢中运行的脉气，阴经承接五脏中运行的脉气。所以，在采用泻法刺治时，要迎着经脉之气而进针；采用补法刺治时，要顺着经脉之气而进针。掌握了迎随补泻的要领，就可以使阴阳之气调和。而调和阴阳之气的要点，在于了解阴阳规律。五脏在内为阴，六腑在外为阳。如果要将这些理论传授给后世，传授时应歃血盟誓，严肃恭敬地对待。如果能够重视并恭敬地对待这些原理，就能将其发扬光大，救治百姓；如果不重视并轻慢地对待这些原理，就会导致其散失消亡。如果不懂装懂，一意孤行地胡乱针刺，必定会让病人的生命受到危害，造成严重的后果。

【原文】

　　谨奉天道，请言终始！终始者，经脉为纪。持其脉口人迎，以知阴阳，有余不足，平与不平。天道毕矣。所谓平人者不病。不病者，脉口人迎应四时也，上下相应而俱往来也，六经之脉不结动也，本末之寒温之相守司也，形肉血气必相称也，是谓平人。少气者，脉口人迎俱少而不称尺寸也。如是者，则阴阳俱不足。补阳则阴竭，泻阴则阳脱。如是者，可将以甘药，不可饮以至剂。如是者，弗灸。不已者，因而泻之，则五脏气坏矣。

【译文】

　　恭谨地顺应天地间阴阳盛衰的变化规律，让我根据这些规律，来谈谈针刺的终始意义。所谓终始，就是以十二经脉为纲纪，诊察寸口脉和人迎脉两处的脉象，以了解人体阴阳的虚实盛衰，以及上下之脉相应的平衡情况。这样也就大致掌握了天

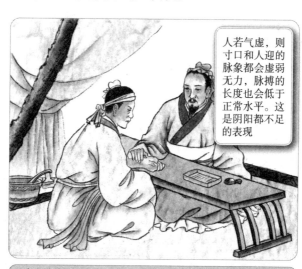

人若气虚，则寸口和人迎的脉象都会虚弱无力，脉搏的长度也会低于正常水平。这是阴阳都不足的表现

医生应懂得根据终始之义和平人的脉象来判断人是否健康。

道阴阳的变化规律了。所谓平人，就是健康无病的人。健康无病的人的寸口和人迎两处的脉象是和四时的阴阳变化相符合的，脉气也上下相应，往来不息；六经的脉搏既无结涩和不足的现象，也没有疾动和有余的现象；人体的内脏之本和肢体之末，在四时寒温变化时都能够保持协调平衡；形体、肌肉和血气也能保持协调一致。这就是健康无病的人。气虚的人，寸口和人迎都会表现出虚弱无力的脉象，并且脉搏的长度低于正常水平。这种情况就属于阴阳都不足的病证。治疗时，如果补阳，就会导致阴气衰竭，泻阴又会导致阳气脱泄。因此，这样的病人，只能用甘缓的药剂加以调补，不能服用峻猛的药物来攻泻。这样的病也不能用针灸治疗。如果对久病不愈的病人采用泻法治疗，病人五脏的真气就会受到损害而败坏。

【原文】

人迎一盛①，病在足少阳；一盛而躁，病在手少阳。人迎二盛，病在足太阳；二盛而躁，病在手太阳。人迎三盛，病在足阳明；三盛而躁，病在手阳明。人迎四盛，且大且数，名曰溢阳②，溢阳为外格③。脉口一盛，病在足厥阴；一盛而躁，在手心主。脉口二盛，病在足少阴；二盛而躁，在手少阴。脉口三盛，病在足太阴；三盛而躁，在手太阴。脉口四盛，且大且数者，名曰溢阴④，溢阴为内关。内关不通，死不治。人迎与太阴脉口俱盛四倍以上，命曰关格⑤。关格者，与之短期。

【注释】

①人迎一盛：人迎之脉大于寸口之脉一倍。下文二盛、三盛、四盛，就是大二倍、三倍、四倍。"脉口一盛、二盛、三盛、四盛"，与上同义。②溢阳：因六阳之气偏盛而盈溢于外，人迎脉显著大于寸口脉的阳盛之脉。溢，盈满。③外格：六阳之气盛实，格拒于外，不能与阴气相交，阴阳表里相离决。格，格拒。张介宾："人迎盛至四倍，且大且数者，乃六阳偏盛之极，盈溢于府，格拒六阴，是为外格。"④溢阴：六阴之气偏盛而盈溢，导致的寸口脉显著大于人迎脉的阴盛之脉。张介宾："脉口四盛，且大且数者，乃六阴偏盛，盈溢于脏，表里隔绝，是为内关，主死不治。"⑤关格：阴盛极为关，即关闭阴于内；阳盛极为格，即阳气格拒于外；阴阳俱盛不协调，内外阴阳相互格拒而脱节，为关格。张介宾："人迎主阳，脉口主阴，若俱盛至四倍以上，则各盛其盛，阴阳不交，故曰关格，可与言死期也。"

【译文】

人迎脉比寸口脉大一倍的，病在足少阳胆经；大一倍而又有躁动症状的，病在手少阳三焦经。人迎脉比寸口脉大两倍的，病在足太阳膀胱经；大两倍而又有躁动症状的，病在手太阳小肠经。人迎脉比寸口脉大三倍的，病在足阳明胃经；大三倍而又有躁动症状的，病在手阳明大肠经。人迎脉比寸口脉大四倍，并且脉象又大又快的，名叫"溢阳"，溢阳的产生是因为阳气偏盛，格拒六阴在外，而不能与阴气相交，所以称为"外格"。寸口脉比人迎脉大一倍的，病在足厥阴肝经；大一倍而又有躁动症状的，病在手厥阴心包经。寸口脉比人迎脉大两倍的，病在足少阴肾经；大两倍而又有躁动症状的，病在手少阴心经。寸口脉比人迎脉大三倍，病在足太阴脾经；大三倍而又有躁动症状的，病在手太阴肺经。寸口脉比人迎脉大四倍，并且脉象又大又快的，叫作"溢阴"。溢阴的产生是因为阴气偏盛，泛滥于内，而不能与阳气相交，所以称为"内关"。内关是阴阳之气不能相交的死证。人迎脉与寸口脉都比平常大四倍以上的，叫作"关格"。出现了关格的脉象，人就会在短期内死亡。

【原文】

人迎一盛，泻足少阳而补足厥阴，二泻一补，日一取之，必切而验之，疏取之上①，气和乃止。人迎二盛，泻足太阳，补足少阴，二泻一补，二日一取之，必切而验之，疏取之上，气和乃止。人迎三盛，泻足阳明而补足太阴，二泻一补，日二取之，必切而验之，疏取之上，气和乃止。脉口一盛，泻足厥阴而补足少阳，二补一泻，日一取之，必切而验之，疏而取之上，气和乃止。脉口二盛，泻足少阴而补足太阳，二补一泻，二日一取之，必切而验之，疏取之上，气和乃止。脉口三盛，泻足太阴而补足阳明，二补一泻，日二取之，必切而验之，疏而取之上，气和乃止。所以日二取之者，阳明主胃，大富于谷气，故可日二取之也。人迎与脉口俱盛三倍以上，命曰阴阳俱溢，如是者不开，则血脉闭塞，气无所行，流淫于中，五脏内伤。如此者，因而灸之，则变易而为他病矣。

【注释】

① 疏取之上：马元台，"疏而取穴于胆肝二经之上，盖彼此之穴相间之谓疏也"。《太素》卷十四作"躁"，文义较为通顺。

【译文】

人迎脉比寸口脉大一倍的，应当泻足少阳胆经，而补足厥阴肝经，用二分泻一分补的方法，每天针刺一次，施针时必须按切人迎脉与寸口脉，以观察病势的进退，如果表现得躁动不安，应取上部的穴位，等到脉气调和了才能停止针刺。人迎脉比寸口脉大二倍的，应当泻足太阳膀胱经，补足少阴肾经，用二分泻一分补的方法，每两天针刺一次，施针时还应按切人迎脉与寸口脉，以观察病势的进退，如果同时有躁动不安的现象，应取用上部的穴位，等到脉气调和了才能停止针刺。人迎脉比寸口脉大三倍的，应当泻足阳明胃经，补足太阴

脉象病情表

脉 象	发病部位
人迎脉比寸口脉大一倍	病在足少阳胆经，若兼有躁动症状，则病在手少阳三焦经
人迎脉比寸口脉大两倍	病在足太阳膀胱经，若兼有躁动症状，则病在手太阳小肠经
人迎脉比寸口脉大三倍	病在足阳明胃经，若兼有躁动症状，则病在手阳明大肠经
人迎脉比寸口脉大四倍，并且脉象又大又快	名叫"溢阳"，阳气偏盛，格拒六阴在外，而不能与阴气相交，所以称为"外格"
寸口脉比人迎脉大一倍	病在足厥阴肝经，若兼有躁动症状，则病在手厥阴心包经
寸口脉比人迎脉大两倍	病在足少阴肾经，若兼有躁动症状，则病在手少阴心经
寸口脉比人迎脉大三倍	病在足太阴脾经，若兼有躁动症状，则病在手太阴肺经
寸口脉比人迎脉大四倍，并且脉象又大又快	叫作"溢阴"，阴气偏盛，泛滥于内，而不能与阳气相交，所以称为"内关"，是阴阳之气不能相交的死证
人迎脉与寸口脉都比平常大四倍以上	叫作"关格"，人在短期内就会死亡

脾经，用二分泻一分补的方法，每天针刺二次，施针时还应按切人迎脉与寸口脉，以观察病势的进退，如果表现得躁动不安，就取上部的穴位，等到脉气调和了才能停止针刺。寸口脉比人迎脉大一倍的，应当泻足厥阴肝经，而补足少阳胆经，用二分补一分泻方法，每天针刺一次，施针时还应按切寸口与人迎脉，以观察病势的进退，如果有躁动不安的情况，就应取上部的穴位，等到脉气调和了才能停止针刺。寸口脉比人迎脉大二倍的，应当泻足少阴肾经，而补足太阳膀胱经，用二分补一分泻的方法，每两天针刺一次，施针时还应按切寸口脉与人迎脉，以观察病势的进退，如果有躁动不安的情况，应取上部的穴位，等到脉气调和了才能停止针刺。寸口脉比人迎脉大三倍的，应当泻足太阴脾经，而补足阳明胃经，用二分补一分泻的方法，每天针刺两次，施针时还应按切寸口脉与人迎脉，以观察病势的进退，如果有躁动不安的情况，应取上部的穴位，等到脉气调和了才能停止针刺。之所以每天针刺两次，是因为足太阴脾经和足

阳明胃经互为表里，二者是吸收谷气的重要脏腑，脉气和血气最为充盛。人迎脉和寸口脉的脉象都比平常大三倍以上的，叫作"阴阳俱溢"，这样的病如果不加以疏理，血脉就会闭塞，气血就不能流通，流溢于体内会损伤五脏。在这种情况下，如果误用了灸法，就会导致疾病发生变异，引发其他的疾病。

【原文】

凡刺之道，气调而止。补阴泻阳，音气益彰，耳目聪明。反此者，血气不行。

所谓气至而有效①者，泻则益虚。虚者，脉大如其故而不坚也。坚如其故者，适虽言快，病未去也。补则益实。实者，脉大如其故而益坚也。夫如其故而不坚者，适虽言快，病未去也。

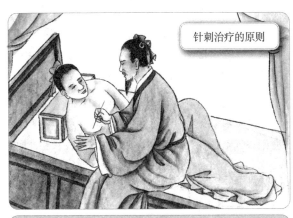

针刺治疗的原则

医生为病人针刺是以调和阴阳之气为目的的。

故补则实，泻则虚。痛虽不随针减，病必衰去。必先通十二经脉之所生病，而后可得传于终始矣。故阴阳不相移，虚实不相倾，取之其经。

【注释】

①气至而有效：中医以针刺治病取效的关键在于得气，即"气至"。人体生命活动的关键在于气血的畅通周流，疾病之所以发生，就是因为气血出了问题，治疗时也是以调动和恢复气血的功能为目标。所以，只有"气至"了，即有了酸、麻、胀、痛及循经感传的现象，才会有疗效。气至，即得气，也称有针感，指将针刺入穴位后产生了经气感应，医生感到针下有徐缓或沉紧感，病人则感到针下有酸、麻、胀、痛，这种感觉会沿着一定的部位和方向扩散传导。

【译文】

大凡针刺治疗的原则，都以达到阴阳之气调和为目的，阴阳之气达到平衡后，就应该停止针刺。人体的阴阳通常是阳气有余，阴气不足，所以还要注意补阴泻阳，这样才能使人声音洪亮，元气充盛，耳聪目明。如果违反了这个原则，就会导致血气不能正常运行。

所谓针刺后得气而获得疗效，是说治疗实证时，通过泻法将邪气渐渐祛除，就会由实转虚。其脉象虽然与原来的大小相同，但已变得不坚实了。如果脉象仍然坚实，病人虽然一时感到轻快，但病邪实质上并未祛除。同样的道理，治疗虚证时，应通过补法使正气渐渐充实。其脉象虽然与原来的大小相同，却比先前坚实有力。如果经过针刺，脉象还与以前大小一样，却虚软而不坚实，患者虽然一时觉得舒服，但病邪实质上也未除去。所以，应正确运用补泻的方法，补法能充实正气，泻法能祛除邪气。病痛虽然不能随着出针而立即除去，但病势却必然会减轻。针刺前，必须先了解十二经脉与各类疾病之间的发生机理，这样才能领悟《终始》篇的含义与方法。所以，阴经阳经各有固定的循环运行部位，不会相互改变，各种疾病都有着各自的虚实属性，不会相互颠倒，只要根据病人的疾病情况，选择正确的经脉和穴位进行医治就可以了。

【原文】

凡刺之属，三刺①至谷气。邪僻安合②，阴阳易居。逆顺相反，沉浮异处③。四时不得④，稽留淫泆，须针而去。故一刺则阳邪出，再刺则阴邪出，三刺则谷气至，谷气至而止。所谓谷气至者，已补而实，已泻而虚，故以知谷气至也。邪气独去者，阴与阳未能调，而病知愈也。故曰补则实，泻则虚。痛虽不随针减，病必衰去矣。

【注释】

①三刺：指针刺皮肤、肌肉、分肉三种深浅不同部位的刺法。②邪僻安合：指不正之气即邪气与人体的血气混合。③沉浮异处：脉气当沉而反浮之在表，当浮而反沉之在里。杨上善："春脉或沉，冬脉或浮，故曰异处。"④四时不得：脉气不能与四时相顺应。张志聪："四时不得者，不得其升降浮沉也。"

【译文】

凡是适于用针刺治疗的疾病，都应当用"三刺法"，由浅入深地分成三个步骤来针刺，使正气徐徐而来。邪气侵入经脉后会与血气相安合，从而扰乱阴

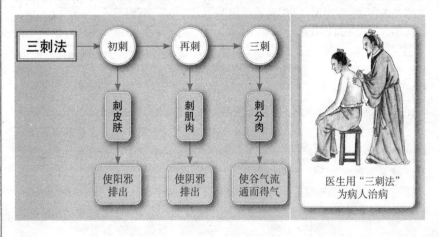

医生用"三刺法"为病人治病

阳之气原有的位置。气血运行的顺逆方向颠倒，脉象的沉浮异常。脉象与四时不相对应，邪气就会滞留在体内而淫溢流散。所有病变，都可用针刺的方法去排除。所以，要注意采用三刺法：初刺是刺皮肤，以使浅表的阳邪排出；二刺是刺肌肉，以使阴分的邪气排出；三刺是刺分肉，以使谷气流通而能得气，得气后就可以出针了。所谓谷气至，是说在用了补法之后，病人就会感觉到正气充实了，在用了泻法之后，会感觉到病邪被排出了，由此就可以判断出谷气已至。经过针刺，邪气被排出后，虽然阴阳血气还没有完全调和，但我们已知道疾病即将痊愈。所以说，正确地使用补法，正气就可以得到充实；正确地使用泻法，邪气就会衰退。病痛虽然不会随着出针而立即消除，但病势一定会逐渐减轻并最终痊愈。

【原文】

阴盛而阳虚，先补其阳，后泻其阴而和之。阴虚而阳盛，先补其阴，后泻其阳而和之。

【译文】

阴经的邪气旺盛，阳经的正气虚弱，应当先补足阳经的正气，再泻去阴经的邪气，以调和阴阳的有余和不足。阴经的正气虚弱，阳经的邪气充盛，应该先补足阴经的正气，再泻去阳经的邪气，从而调和阴阳的不足和有余。

【原文】

三脉①动于足大趾之间，必审其实虚。虚而泻之，是谓重虚。重虚，病益甚。凡刺此者，以指按之。脉动而实且疾者则泻之，虚而徐者则补之。反此者，病益甚。其动也，阳明在上，厥阴在中，少阴在下。膺腧中膺，背腧中背。肩膊虚者，取之上②。重舌③，刺舌柱④以铍针也。手屈而不伸者，其病在筋；伸而不屈者，其病在骨。在骨守骨，在筋守筋。

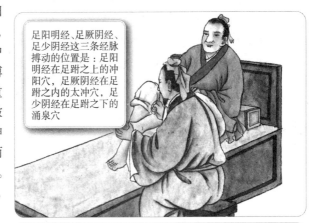

足阳明经、足厥阴经、足少阴经这三条经脉搏动的位置是：足阳明经在足跗之上的冲阳穴，足厥阴经在足跗之内的太冲穴，足少阴经在足跗之下的涌泉穴

医生在给病人治疗时，应当细察足阳明经、足厥阴经、足少阴经这三条脉络的虚实，然后根据不同的经脉选择不同部位的腧穴进行针刺治疗。

【注释】

①三脉：指足阳明、足厥阴、足少阴三

脉。马元台："阳明动于大趾次趾之间，凡厉兑、陷谷、冲阳、解溪，皆在足跗上也。厥阴动于大趾次趾之间，正以大敦、行间、太冲、中封，在足跗内也。少阴则动于足心，其穴涌泉，乃足跗之下也。"② "膺腧"四句：张介宾，"凡肩膊之虚软而痛者，病有阴经阳经之异。阴经在膺，故治阴病者，当取膺腧而必中其膺；阳经在背，故治阳病者，当取背腧而必中其背。病在手经，故取之上。上者，手也。如手太阴之中府、云门，手厥阴之天池，皆膺腧也。手少阳之肩髎、天髎，手太阳之天宗、曲垣、肩外俞，皆背腧也。咸主肩膊虚痛等病"。③ 重舌：舌下的血脉胀起，形如小舌，似为两舌相重，故称"重舌"。④ 舌柱：即舌下的筋，像柱一样，故称"舌柱"。

【译文】

足阳明经、足厥阴经、足少阴经这三条脉络，都有动脉布散于足大趾和第二趾之间，针刺时应当仔细审察这三条经脉的虚实。如果虚证误用了泻法，就叫作重虚。虚而更虚，病情就会更加严重。凡是用针刺治疗这类病证时，要先按切其脉搏，脉象搏动坚实而急速的，就应当用泻法，脉象搏动虚弱而缓慢的，就应当用补法。如果用了与此相反的补泻方法，病情就会更重。这三条经脉搏动的位置是：足阳明经在足跗之上的冲阳穴，足厥阴经在足跗之内的太冲穴，足少阴经在足跗之下的涌泉穴。阴经的运行经过膺部，阴经有病的，应针刺胸部的腧穴；阳经的运行经过背部，阳经有病的，应刺背部的腧穴。肩膊部出现酸、麻、胀、痛等虚证的，应当取上肢经脉的腧穴进行针刺。对于患重舌病的患者，应当用铍针刺舌下根柱部，并排出恶血。手指弯曲而不能伸直，说明病在筋腱；手伸直而不能弯曲，说明病在骨上。病在骨上，就应当取主骨的各个穴位去治疗；病在筋腱，就应当取主筋的各个穴位去治疗。

【原文】

补须一方实，深取之，稀按其痏①，以极出其邪气；补一方虚，浅刺之，以养其脉，疾按其痏②，无使邪气得入。邪气来也紧而疾，谷气来也徐而和。脉实者，深刺之，以泄其气；脉虚者，浅刺之，使精气无得出，以养其脉，独出其邪气。刺诸痛者，其脉皆实。

【注释】

① 稀按其痏：针刺后不马上按住针孔，以使邪气得以外泄。痏，原指针刺后留下的疤痕，在此指针孔。杨上善："希，迟也。迟按针伤之处，使气泄也。"② 疾按其痏：针刺后马上按闭针孔，以使正气不外泄。杨上善："按针伤之处，急关其门，使邪气不入，正气不出也。"

【译文】

用针刺的方法补泻时，必须注意：脉象坚实有力，就用深刺的方法，出针

针刺注意事项一：脉象

脉象情况	针刺方法	注意事项
坚实有力	深刺	出针后不要太快按住针孔，以使邪气尽量排出
虚弱乏力	浅刺	出针时迅速按住针孔，以防止邪气的侵入

后也不要很快按住针孔，以使邪气尽量排出；脉象虚弱乏力，就用浅刺的方法，以保养所取的经脉，出针时，则应迅速按住针孔，以防止邪气的侵入。邪气来时，针下会感觉到坚紧而疾速；谷气来时，针下会感觉徐缓而柔和。脉象坚实的，应当用深刺的方法，以使邪气外泄；脉气虚弱的，应当用浅刺的方法，以使精气不外泄，从而养护其经脉，仅将邪气泄出。针刺各种疼痛的病证，大多用深刺的方法，因为疼证的脉象大都坚实有力。

【原文】

故曰：从腰以上者，手太阴阳明皆主之；从腰以下者，足太阴阳明皆主之。病在上者下取之，病在下者高取之，病在头者取之足，病在腰者取之腘。病生于头者头重，生于手者臂重，生于足者足重。治病者，先刺其病所从生者也。

【译文】

所以说：腰以上的病，都属于手太阴肺经和手阳明大肠经的主治范围；腰以下的病，都属于足太阴脾经和足阳明胃经的主治范围。病在上部的，可以取下部的穴位；病在下部的，可以取上部的穴位；病在头部的，可以取足部的穴位；病在腰部的，可以取腘窝部的穴位。病在头部的，会觉得头很沉重；病在手上的，会觉得手臂很沉重；病在足上的，会觉得足很沉重。取穴治疗这些病证时，应当先找出最先发病的部位，然后再进行针刺。

【原文】

春，气在毛；夏，气在皮肤；秋，气在分肉；冬，气在筋骨。刺此病者各以其时为齐[①]。故刺肥人者，以秋冬之齐；刺瘦人者，以春夏之齐。病痛者，

针刺注意事项二：季节

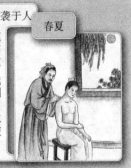

春天邪气侵袭于人的皮毛，夏天邪气侵袭于人的皮肤，所以针刺时宜用浅刺法。针刺瘦弱的人，也应该采取春夏季节使用的针法

春夏

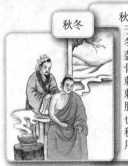

秋冬

秋天邪气侵袭于人的肌肉，冬天邪气侵袭于人的筋骨，所以针刺时宜用深刺法。针刺肥胖的人，也应该采取秋冬季节使用的针法

阴也。痛而以手按之不得者，阴也，深刺之^②。痒者，阳也，浅刺之^③。病在上者，阳也；病在下者，阴也。

【注释】

①齐：同"剂"。在此可理解为针刺的深浅、补泻的标准。②"病痛者"五句：张介宾，"凡病痛者，多由寒邪滞逆于经，及深居筋骨之间，凝聚不散，故病痛者为阴也。按之不得者，隐藏深处也，是为阴邪，故刺亦宜深。然则痛在浮浅者，由属阳邪可知也。但诸痛属阴者多耳"。③痒者，阳也，浅刺之：张介宾，"痒者，散动于肤腠，故为阳"。

【译文】

春天，邪气侵袭于人的皮毛；夏天，邪气侵袭于人的皮肤；秋天，邪气侵袭于人的肌肉；冬天，邪气侵袭于人的筋骨。治疗这些与季节时令相关的病证，针刺的深浅，应该根据季节的变化而有所不同。针刺肥胖的人，应采取秋冬季节使用的深刺法；针刺瘦弱的人，应采取春夏季节使用的浅刺法。有疼痛症状的病人，所患多属阴证。感觉疼痛而用按压的方法却不确定痛处的，也属于阴证，应当用深刺的方法。身体发痒，说明病邪在皮肤，属阳证，应采用浅刺的方法。病在上部的属阳证，病在下部的属阴证。

【原文】

病先起阴者，先治其阴而后治其阳；病先起阳者，先治其阳而后治其阴。刺热厥者，留针，反为寒；刺寒厥者，留针，反为热。刺热厥者，二阴一阳；刺寒厥者，二阳一阴。所谓二阴者，二刺阴也；一阳者，一刺阳也。久病者，邪气入深。刺此病者，深内而久留之，间日而复刺之。必先调其左右，去其血脉。刺道毕矣。

【译文】

　　病起于阴经的，应当先治疗阴经，然后再治疗阳经；病起于阳经的，应当先治疗阳经，然后再治疗阴经。刺治热厥的病，进针后应当留针，以使热象转寒；刺治寒厥的病，进针后应当留针，以使寒象转热。刺治热厥的病，应当采用二阴一阳法；刺治寒厥的病，应当采用二阳一阴法。所谓二阴，是指在阴经针刺二次；所谓一阳，是指在阳经针刺一次。久病的人，病邪的侵入已经深入脏腑。刺治这类疾病，必须深刺，而且留针时间要长，每隔一日应当再针刺一次。必须先调和人体左右的脉气，并去掉血脉中的郁结。掌握了上述原则和方法，针刺的道理也就大致通晓了。

【原文】

　　凡刺之法，必察其形气。形肉未脱，少气而脉又躁，躁厥者，必为缪刺之。散气可收，聚气可布①。深居静处，占神往来；闭户塞牖，魂魄不散。专意一神，精气之分，毋闻人声，以收其精，必一其神，令志在针。浅而留之，微而浮之，以移其神，气至乃休。男内女外，坚拒勿出，谨守勿内，是谓得气。

【注释】

①散气可收，聚气可布：杨上善，"缪刺之益，正气散而收聚，邪气聚而可散也"。

【译文】

　　凡言针刺的方法，必须先诊察病人形体的强弱和元气盛衰的情况。如果形体肌肉并不显得消瘦，只是元气衰少而脉象躁动，对于这种脉象躁动而厥逆的病，应当用缪刺法。这样能使耗散的真气得以收敛，使积聚的邪气得以散去。针刺时，医生必须神定气静，如同深居幽静之处一样，诊察病人的精神活动；还必须意识内守，如同紧闭门窗与世隔绝一样。要全神贯注，毫不分神，丝毫听不到外界的声响，精神专一，心无旁骛地进行针刺。或用浅刺而留针的方法，或用轻微浮刺的方法，以转移病人的注意力，消除其紧张情绪，直到针下得气

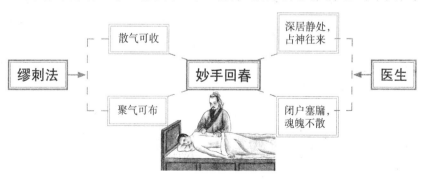

为止。针刺之时，不论病人是男是女，不论针刺是深是浅，都要坚决持守正气而不让其泻出，同时谨防邪气而不使其侵入。这就是得气的含义。

【原文】

凡刺之禁：新内①勿刺，新刺勿内；已醉勿刺，已刺勿醉；新怒勿刺，已刺勿怒；新劳勿刺，已刺勿劳；已饱勿刺，已刺勿饱；已饥勿刺，已刺勿饥；已渴勿刺，已刺勿渴；大惊大恐，必定其气，乃刺之；乘车来者，卧而休之，如食顷乃刺之；步行来者，坐而休之，如行十里顷乃刺之。

凡此十二禁者，其脉乱气散，逆其营卫，经气不次。因而刺之，则阳病于阴，阴病出为阳，则邪气复生。粗工勿察，是谓伐身②。形体淫泆，乃消脑髓，津液不化，脱其五味，是谓失气也。

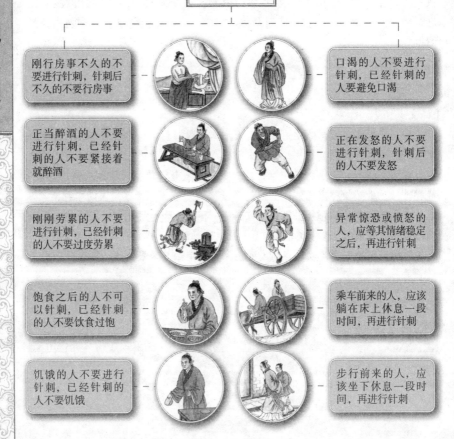

针刺禁忌表

刚行房事不久的不要进行针刺，针刺后不久的不要行房事

口渴的人不要进行针刺，已经针刺的人要避免口渴

正当醉酒的人不要进行针刺，已经针刺的人不要紧接着就醉酒

正在发怒的人不要进行针刺，针刺后的人不要发怒

刚刚劳累的人不要进行针刺，已经针刺的人不要过度劳累

异常惊恐或愤怒的人，应等其情绪稳定之后，再进行针刺

饱食之后的人不可以针刺，已经针刺的人不要饮食过饱

乘车前来的人，应该躺在床上休息一段时间，再进行针刺

饥饿的人不要进行针刺，已经针刺的人不要饥饿

步行前来的人，应该坐下休息一段时间，再进行针刺

中医四大名著

【注释】

① 新内：内，指房事。新内，即刚刚行房事后不久。② 伐身：削伐身体，即对身体造成伤害。

【译文】

大凡针刺的禁忌是：刚行房事不久的不要进行针刺，针刺后不久的不要行房事；正当醉酒的人不要进行针刺，已经针刺的人不要紧接着就醉酒；正在发怒的人不要进行针刺，针刺后不久的不要发怒；刚刚劳累的人不要进行针刺，已经针刺的人不要过度劳累；饱食之后不可以针刺，已经针刺的人不要饮食过饱；饥饿的人不要进行针刺，已经针刺的人不要饥饿；口渴的人不要进行针刺，已经针刺的人不要口渴；异常惊恐或愤怒的人，应等其情绪稳定之后，再进行针刺；乘车前来的人，应该让其躺在床上休息大约一顿饭的工夫，再进行针刺；步行前来的病人，应该让其坐下休息大约走十里路所需的时间，再进行针刺。

以上十二种情况之下之所以要禁止针刺，是因为病人在此时脉象紊乱，正气耗散，营卫失调，经脉之气不能依次运行。如果在这种情况下，草率地进行针刺，就会使阳经的病侵入内脏，阴经的病流淫于阳经，使邪气重新得以滋生，导致病情加重，并发生新的病变。医术低劣的庸医不能体察这些禁忌而乱用针刺，叫作"伐身"，就是在摧残病人的身体。这样就会导致病人形体被损伤，脑髓被消耗，津液不能布散，五谷不能化生为精微之气，造成真气消亡，这就是所谓的"失气"。

【原文】

太阳之脉，其终也，戴眼、反折①、瘈疭，其色白，绝皮乃绝汗②。绝汗，则终矣。少阳终者，耳聋，百节尽纵，目系③绝。目系绝，一日半则死矣。其死也，色青白，乃死。阳明终者，口目动作④，喜惊，妄言，色黄，其上下之经盛而不行，则终矣。少阴终者，面黑，齿长而垢⑤，腹胀闭塞，上下不通，而终矣。厥阴终者，中热嗌干，喜溺心烦，甚则舌卷，卵上缩⑥，而终矣。太阴终者，腹胀闭，不得息，气噫，善呕，呕则逆，逆则面赤，不逆则上下不通。上下不通，则面黑皮毛燋，而终矣。

【注释】

① 戴眼：两目上翻，不能转动。反折：即角弓反张。人体头与两足向后折，胸腹向前挺出的症状。② 绝汗：暴汗出，汗出如油并大如珠，附着在身上，而不易流动滴落，是病人在临死前出的汗，表示病人的经脉之气将要终绝，故称"绝汗"。《素问·诊要经终论》论"经终"的内容与此大致相同。③ 目系：眼球向后连属于脑的脉络。④ 口目动作：口眼歪斜且相互牵引抽动。⑤ 齿长：牙龈萎缩，外露的牙齿看上去变长。垢：指牙齿污垢而无光泽。⑥ 卵上缩：阴囊与睾丸上缩。

【译文】

　　手足太阳经脉的脉气将要终绝时的表现是：病人的眼睛上视而不能转动，角弓反张，手足抽搐，面色苍白，皮肤没有血色，汗水暴下。绝汗一出，人也就快死亡了。手足少阳经脉的脉气将要终绝时的表现是：病人会出现耳聋，周身关节松弛无力，目系脉气竭绝而眼珠不能转动。目系已经竭绝，过一天半的时间就会死亡，临死时会面色青白。手足阳明经脉的脉气将要终绝时的表现是：病人会出现口眼抽动歪斜，容易惊恐，胡言乱语，面色发黄，手足阳明经脉循行的部位上脉象躁动而盛实，血气不行，这时人也就要死亡了。手足少阴经脉的脉气将要终绝时的表现是：病人会出现面色发黑，牙齿变长且多污垢而没有光泽，腹部胀满，气机阻塞，上下不通等症状，这时就接近死亡了。手足厥阴经脉的脉气将要终绝时的表现是：病人会出现胸中发热，咽喉干燥，小便频数，心中烦乱，甚至舌卷、阴囊上缩等症状，这样很快会死亡。手足太阴经脉的脉气将要终绝时的表现是：病人会出现腹部胀闷，呼吸不利，嗳气，常常呕吐，呕吐时气机上逆。气机上逆，面色就会发赤；如果气不上逆，就会上下不通，上下不通就会面色发黑，皮毛焦枯，这就是病人将要死亡的征兆。

◎经脉：主要经脉的介绍◎

【导读】

　　本篇详细叙述了人体十二经脉在全身的分布、起止、循行部位、发病症状和治疗原则，以及十五络脉的名称、循行路线和病证表现。因为篇中所论以十二经脉为主，并在开篇即指出经脉具有"决生死、处百病、调虚实"的重要作用，所以篇名"经脉"。

【原文】

　　雷公问于黄帝曰：《禁服》之言，凡刺之理，经脉为始。营①其所行，制其度量。内次五脏，外别六腑。愿尽闻其道。

　　黄帝曰：人始生，先成精②，精成而脑髓生；骨为干，脉为营③，筋为刚，肉为墙；皮肤坚而毛发长。谷入于胃，脉道以通，血气乃行。

　　雷公曰：愿卒闻经脉之始生。

　　黄帝曰：经脉者，所以能决死生，处百病，调虚实，不可不通。

【注释】

①营：裁度之意。
②精：即在身体形成之前就存在的，能够发育成形体的先天之精。③营：营运的意思。

【译文】

　　雷公向黄帝问道：《禁服》篇中曾说过，要掌握针刺的原理，首先就应该了解经脉系统，明白经脉循行的部位和起止所

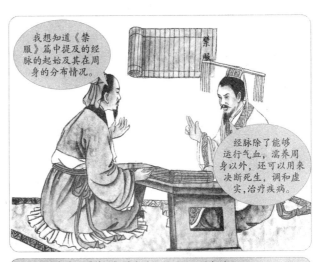

我想知道《禁服》篇中提及的经脉的起始及其在周身的分布情况。

禁服

经脉除了能够运行气血，濡养周身以外，还可以用来决断死生，调和虚实，治疗疾病。

雷公向黄帝请教《禁服》篇中关于针刺原理的相关知识。

在，知道经脉的长短、大小，清楚经脉在内依次与五脏相属，在外分别与六腑相通的关系。对于这些道理，我希望听您详细全面地讲解一下。

黄帝说：人在最初孕育的时候，首先是源自父母的阴阳之气会合而形成精，精形成之后再生成脑髓，此后人体才会逐渐成形；人体以骨骼作为支柱，以脉道作为营藏气血的处所，以筋的刚劲来约束和强固骨骼，以肌肉作为保护内在脏腑和筋骨血脉的墙壁；等到皮肤坚韧之后，毛发就会生长出来，这样人的形体就长成了。人出生以后，五谷进入胃中，化生精微之气而营养全身，就会使全身的脉道得以贯通，由此血气才能在脉道中运行不息，滋养全身，而使生命运转不息。

雷公说：我希望能够全面地了解经脉的起始所在及其在周身循行分布的情况。

黄帝说：经脉除了能够运行气血、濡养周身以外，还可以用来决断死生，诊断百病，调和虚实，治疗疾病，所以不能不通晓有关它的知识。

【原文】

肺手太阴之脉，起于中焦①，下络②大肠，还循胃口③，上膈属④肺。从

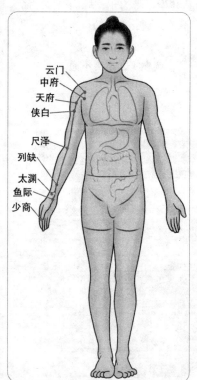

云门
中府
天府
侠白
尺泽
列缺
太渊
鱼际
少商

肺系⑤横出腋下，下循臑内⑥，行少阴心主之前，下肘中，循臂内，上骨下廉⑦，入寸口，上鱼⑧，循鱼际⑨，出大指之端；其支者，从腕后直出次指内廉，出其端。

【注释】

①中焦：即中脘部位。②络：连络。经脉均连络于与本经相表里的脏腑。③还：指经脉循行去而复返。循：沿着。胃口：指胃上口贲门与下口幽门。④属：连接，隶属。凡经脉连于其本经的脏腑均称"属"。⑤肺系：指与肺相联系的气管、喉头等组织。⑥臑：上臂。⑦廉：边缘，边侧。⑧鱼：手大指本节后掌侧肌肉隆起的部位，形状如鱼，故名。⑨鱼际：手掌上"鱼"的边缘为鱼际。

【译文】

肺的经脉手太阴经，起始于中焦胃脘部，向下循行，连络于与本经相表里的脏

腑大肠腑，然后自大肠返回，循行环绕胃的上口，向上穿过横膈膜，连属于本经所属的脏腑肺脏。再从气管横走并由腋窝部出于体表，沿着上臂的内侧，在手少阴心经与手厥阴心包络经的前面下行，至肘部内侧，再沿着前臂的内侧，桡骨的下缘，入于桡骨小头内侧，动脉搏动处的寸口部位，上至手大指本节后手掌肌肉隆起处的鱼际，再沿鱼际的边缘到达手大拇指的指

肺经与病变

外邪所致疾病	所主治之病
肺部胀满，气喘，咳嗽，缺盆部疼痛，重者双臂按胸，眼花目眩，视物不清，是为臂厥病	咳嗽气逆，呼吸急迫，感到口渴，心中烦乱，胸部满闷，上臂内侧前缘的部位疼痛、厥冷，手掌心发热

端；另有一条支脉，从手腕后方分出，沿着食指桡侧直行至食指的桡侧前端，与手阳明大肠经相连接。

【原文】

是动①则病肺胀满，膨膨②而喘咳，缺盆中痛，甚则交两手而瞀③，此为臂厥④。是主肺所生病者，咳，上气喘渴，烦心胸满，臑臂内前廉痛厥，掌中热。气盛有余，则肩背痛，风寒，汗出中风，小便数而欠。气虚，则肩背痛寒，少气不足以息，溺色变。为此诸病，盛则泻之，虚则补之，热则疾之，寒则留之，陷下则灸之，不盛不虚，以经取之。盛者寸口大三倍于人迎，虚者则寸口反小于人迎也。

【注释】

① 是动：动，变动。由外因影响经脉而发生的疾病，称为"是动病"。张志聪："夫是动者，病因于外。"下文"是主……所生病"，指与本经相连属的脏腑并影响经脉所发生的疾病。"是动"与"是主"所论角度不同，二者相辅相成，不可强分。十二经都有"是动"和"是主所生病"。② 膨膨：气郁不畅。③ 瞀：烦乱。在此指胸部满闷不舒。④ 臂厥：病名。手臂所行经脉之气逆乱导致的病证，症见肺胀、喘喝、缺盆中痛、咽干心痛、口渴欲饮以及两手交叉于胸部而视物不清。

【译文】

如果外邪侵犯，导致手太阴肺经的经气发生异常的变动，病人就会出现肺部胀满，气喘，咳嗽，缺盆部疼痛等症状，严重的在咳嗽剧烈的时候，病人常常会交叉双臂按住胸前，并感到眼花目眩、视物不清，这就是臂厥病。手太阴肺经所主的肺脏病变有：咳嗽气逆，呼吸急迫，感到口渴，心中烦乱，胸部满闷，上臂内侧前缘的部位疼痛、厥冷，手掌心发热。本经经气过盛，就会出现肩背部遇风寒而作痛、汗出而易感风邪，以及小便次数增多而尿量减少等症状。本经经气不足时，就会出现肩背部遇寒而痛、呼吸气短而不能接续、小便颜色

改变等症状。治疗上面这些疾病时，属于经气充盛的要用泻法，属于经气不足的要用补法；属于热证的要用速针法，属于寒证的要用留针法；属于阳气内衰以致脉道虚陷不起的要用灸法；既不属于经气充盛，也不属于经气虚乏，而仅仅是经气运行失调的，就要取用本经所属的腧穴来调治。属于本经经气亢盛的，寸口脉的脉象要比人迎脉的脉象大三倍；而属于本经经气虚弱的，寸口脉的脉象反而会比人迎脉的脉象小。

【原文】

大肠手阳明之脉，起于大指次指之端，循指上廉，出合谷两骨之间①，上入两筋之中②，循臂上廉，入肘外廉，上臑外前廉，上肩，出髃骨③之前廉，上出于柱骨之会上④，下入缺盆⑤络肺，下膈属大肠；其支者，从缺盆上颈贯颊，入下齿中，还出挟口，交人中，左之右，右之左，上挟鼻孔。

【注释】

①两骨之间：即第一掌骨和第二掌骨之间，俗名"虎口"，又名"合谷"。②两筋之中：指手腕背侧，拇长伸肌腱与拇短伸肌腱两筋间陷中，即"阳溪穴"处。③髃骨：为肩胛骨与锁骨相连接的地方，即肩前骨。④柱骨之会上：肩胛骨上，颈骨隆起处，即大椎穴处。因诸阳脉会于大椎，故称"会上"。⑤缺盆：锁骨窝。

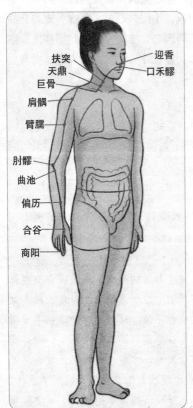

扶突
天鼎
巨骨
肩髃
臂臑
肘髎
曲池
偏历
合谷
商阳

迎香
口禾髎

【译文】

大肠的经脉手阳明经，从食指的前端开始，顺着食指桡侧的上缘，通过拇指、食指歧骨之间的合谷穴，向上行至拇指后方、腕部外侧前缘两筋之中的凹陷处，再沿前臂外侧的上缘，进入肘外侧，然后沿上臂的外侧前缘，上行至肩，出于肩峰的前缘，再向后上走到脊柱骨之上而与诸阳经会合于大椎穴，然后再折向前下方，进入缺盆，并下行而连络于与本经相表里的脏腑肺脏，再向下贯穿膈膜，而连属于本经所属的脏腑大肠腑；另有一条支脉，从缺盆处向上走至颈部，并贯通颊部，而进入下齿龈中，其后再从口内回转而绕行于口唇旁，左右两脉在人中穴处相交会，相交之后，左脉走到右边，右脉走到左边，再向上挟行于鼻孔两侧，而在鼻翼旁的迎香穴处与足阳明胃经相连接。

【原文】

是动则病齿痛颈肿。是主津液所生病者，目黄，口干，鼽衄^①，喉痹，肩前臑痛，大指次指痛不用。气有余，则当脉所过者热肿；虚，则寒栗不复^②。为此诸病，盛则泻之，虚则补之，热则疾之，寒则留之，陷下则灸之，不盛不虚，以经取之。盛者人迎大三倍于寸口，虚者人迎反小于寸口也。

大肠经与病变	
外邪所致疾病	所主治之病
牙齿疼痛，颈部肿大	津液出现异常，眼睛发黄，口中发干，鼻流清涕或出鼻血，喉头肿痛以致气闭，肩前与上臂作痛，食指疼痛而不能动弹
经气过盛，就会出现经脉所过之处发热而肿的病象；经气不足，就会出现发冷颤抖、不易回暖等病象	

【注释】

①鼽：鼻流清涕。衄：鼻出血。②寒栗：发寒战栗。不复：不易恢复温暖。

【译文】

如果外邪侵犯，导致手阳明大肠经的经气发生异常的变动，就会出现牙齿疼痛、颈部肿大等症状。手阳明大肠经所主的大肠病变会导致津液出现异常，其症状是眼睛发黄，口中发干，鼻流清涕或出鼻血，喉头肿痛以致气闭，肩前与上臂作痛，食指疼痛而不能动弹。本经经气过盛，就会出现经脉所过之处发热而肿的病象；本经经气不足时，就会出现发冷颤抖、不易回暖等病象。治疗上述疾病时，属于经气充盛的要用泻法，属于经气不足的要用补法；属于热证的要用速针法，属于寒证的要用留针法；属于阳气衰竭而导致脉道虚陷不起的要用灸法；既不属于经气亢盛，也不属于经气虚弱，而仅仅是因为经气循行异常的，就要取用本经所属的腧穴来调治。属于本经经气亢盛的，人迎脉的脉象要比寸口脉的脉象大三倍；而属于本经经气虚弱的，人迎脉的脉象反而会比寸口脉的脉象小。

【原文】

胃足阳明之脉，起于鼻，交颈中^①，旁纳太阳之脉，下循鼻外，入上齿中，还出挟口，环唇，下交承浆，却循颐^②后下廉，出大迎，循颊车，上耳前，过客主人，循发际，至额颅^③；其支者，从大迎前下人迎，循喉咙，入缺盆，下膈，属胃，络脾；其直者，从缺盆下乳内廉，下挟脐，入气街^④中；其支者，起于胃口，下循腹里，下至气街中而合，以下髀关，抵伏兔，下膝膑中，下循胫外廉，下足跗，入中趾内间；其支者，下廉三寸而别，下入中趾外间；其支者，别跗上，入大趾间，出其端。

【注释】

①頻：鼻梁。②颐：在口角的外下方，腮的前下方。③额颅：即前额骨部，在发下眉上处。④气街：经穴名，又叫"气冲"，位于腹中线脐下五寸，旁开两寸处。

【译文】

　　胃的经脉足阳明经，从鼻孔两旁的迎香穴开始，上行于鼻根部左右相交，并缠束旁侧的足太阳膀胱经的经脉，到达内眼角睛明穴之后再向下行，沿鼻的外侧，入于上齿龈内，继而回转出来挟行于口旁，并环绕口唇，再向下交会于口唇下方的承浆穴处，然后再沿腮部后方的下缘退行而出于大迎穴，又沿着下颌角部位的颊车，上行至耳的前方，通过足少阳胆经所属的客主人穴，沿着发际，上行至额颅部；它有一条支脉，从大迎穴的前方，向下行至颈部的人迎穴处，再沿喉咙进入缺盆，向下贯穿横膈膜，而连属于本经所属的脏腑胃腑，并连络于与本经相表里的脏腑脾脏；其直行的经脉，从缺盆处下行至乳房的内侧，再向下挟行于脐的两侧，最后进入阴毛毛际两旁的气街部位的气冲穴；另有一条支脉，起始于胃的下口处，再顺着腹部的内侧下行，到达气街的部位，而与前面所讲的那条直行的经脉相会合，再由此下行，沿着大腿外侧的前缘到达髀关穴处，而后直达伏兔穴，接着再下行至膝盖，并沿小腿胫部外侧的前缘，下行至足背部，最后进入足次趾的外侧间，即足中趾的内侧部；还有一条支脉，在膝下三寸的地方分出，下行到足中趾的外侧间；又有一条支脉，从足背面的冲阳穴别行而出，向外斜走至足厥阴肝经的外侧，进入足大趾，并直行到大趾的末端，而与足太阴脾经相连接。

【原文】

　　是动则病洒洒①振寒，善伸，数欠，颜黑，病至则恶人与火，闻木声则惕然而惊，心欲动，独闭户塞牖而处，甚则欲上高而歌，弃衣而走，贲响②腹胀，是为骭厥③。是主血所生病者，狂疟，温淫汗出④，鼽衄，口喎，唇胗，颈肿，喉痹，大腹水肿，膝膑肿痛，循膺、乳、气街、股、伏兔、骭外廉、足跗上皆痛，中指不用。气盛，则身以前皆热，其有余于胃，则消谷善饥，溺色黄。气不足，则身以前皆寒栗，胃中寒则胀满。为此诸病，盛则泻之，虚则补之，热则疾之，寒则留之，陷下则灸之，不盛不虚，以经取之。盛者，人迎大三倍于寸口；虚者，人迎反小于寸口也。

【注释】

①洒洒：寒冷战栗的样子。②响：腹胀肠鸣，如水沸腾有声。③骭厥：病证名。

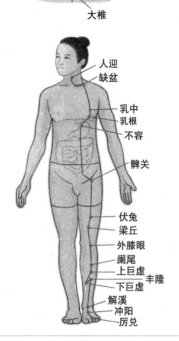

胃经与病变

外邪所致疾病	所主治之病
全身发冷并颤抖，频频伸腰打哈欠，额头黯黑，怕见人和火光，听到木器撞击声音则惊慌恐惧，心跳不安，喜欢关闭门窗而独处室内，重者想要登高唱歌，脱衣乱跑，腹胀肠鸣，是为骭厥病	高烧而神志不清，出暴汗，鼻流清涕或出血，口角歪斜，口唇生疮，颈部肿大，喉肿闭塞，腹胀，膝盖部肿痛，足中趾不能灵活动弹

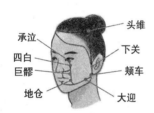

主要症状是登高而歌、弃衣而走、贲响腹胀。古人认为是足胫部之气上逆所致，故称"骭厥"。④温淫汗出：热气淫泆而导致汗出。

【译文】

　　如果外邪侵犯，导致足阳明胃经的经气发生异常的变动，就会出现全身发冷并颤抖，就好像被冷水淋湿过一样，以及频频伸腰、不停地打哈欠、额头黯黑等症状，发病时怕见人和火光，听到木器撞击所发出的声音就会惊慌恐惧，心跳不安，所以病人喜欢关闭门窗而独处室内，在病情严重时，病人就会出现想要爬到高处去唱歌、脱了衣服乱跑，以及腹胀肠鸣等症状，这种疾病叫作骭厥病。足阳明胃经主治的血分的病变，包括发高烧而神志不清的疟疾，热邪过胜就会导致出暴汗，鼻流清涕或鼻出血，口角歪斜，口唇生疮，颈部肿大，喉肿闭塞，腹部因水停而胀痛，膝盖部肿痛，足阳明胃经沿着胸膺、乳部、气街、大腿前缘、伏兔、胫部外缘、足背等处循行的部位都发生疼痛，足中趾不能灵活动弹。本经经气过盛时，就会出现胸腹发热的病状；如果气盛而充于胃腑，使胃腑之气有余，就会出现胃热所导致的谷食易消而时常饥饿，以及小便颜色发黄等症状。本经经气不足时，就会出现胸腹部发冷而战栗；如果胃中阳虚有寒，以致运化无力，水谷停滞中焦，就会出现胀满的病象。上述这些病证在治疗时，经气亢盛所导致的要用泻法，经气不足所导致的要用补法；属于热证的要用速针法，属于寒证的要用留针法；属于阳气内衰以致脉道虚陷不起的要用灸法；既不属于经气亢盛，也不属于经气虚弱，而仅仅是经气运行失调的，就要取用本经所属的腧穴来调治。属于本经经气亢盛的，人迎脉的脉象要比寸口脉的脉象大三倍；而属于本经经气虚弱的，人迎脉的脉象反而会比寸口脉的脉象小。

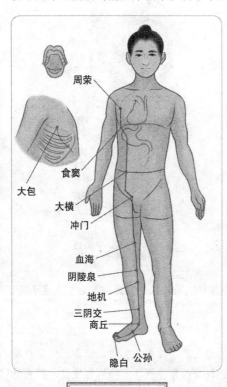

脾经与病变

外邪所致疾病	所主治之病
舌根僵直，食后呕吐，胃脘疼痛，腹部胀闷，经常嗳气，在排出大便或矢气后，就会感到脘腹轻松，就好像病已祛除了一样，全身上下都感觉沉重	舌根疼痛，身体不能活动，食难下咽，心中烦躁，心下牵引作痛，大便溏薄，生疟疾，小便不通，黄疸，不能安眠，勉强站立时，股膝内侧经脉所过之处肿胀而厥冷，足大趾无法动弹

【原文】

脾足太阴之脉，起于大趾之端，循指内侧白肉际①，过核骨②后，上内踝前廉，上踹③内，循胫骨后，交出厥阴之前，上膝股内前廉，入腹属脾络胃，上膈，挟咽，连舌本④，散舌下；其支者，复从胃，别上膈，注心中。

【注释】

①白肉际：即赤白肉际，是手足两侧阴阳界面的分界处。手掌、手指、足掌、足趾的阳面为赤肉，阴面为白肉。②核骨：指足大趾本节后内侧凸起的形如果核的圆骨。③踹：小腿肚。④舌本：舌根。

【译文】

脾的经脉足太阴经，从足大趾的末端开始，顺着足大趾内侧的白肉处，经过足大趾本节后方的核骨，上行到达内踝的前缘，再上行至小腿的内侧，然后顺着胫骨的后缘，与足厥阴肝经相交会并穿行至其前方，然后再上行经过膝部、大腿之内侧的前缘，进入腹内，而连属于本经所属的脏腑脾脏，并连络于与本经相表里的脏腑胃腑，然后再向上穿过横膈膜，挟行于咽喉两侧，连于舌根，并散布于舌下；它的支脉，在胃腑处分出，上行穿过隔膜，进入心脏与手少阴心经相连接。

【原文】

是动则病舌本强，食则呕，胃脘痛，腹胀善噫，得后与气①，则快然如衰，身体皆重。是主脾所生病者，舌本痛，体不能动摇，食不下，烦心，心下急痛，溏、瘕泄②、水闭，黄疸，不能卧，强立，股膝内肿、厥，足大趾不用。为此诸病，盛则泻之，虚则补之，热则疾之，寒则留之，陷下则灸之，不盛不虚，以经取之。盛者，寸口大三倍于人迎；虚者，寸口反小于人迎也。

【注释】

①后：大便的避讳语。气：矢气，俗称放屁。②溏：大便稀薄。瘕泄：即痢疾。

【译文】

如果外邪侵犯，导致足太阴脾经的经气发生异常的变动，病人就会出现舌根僵直、食后呕吐、胃脘疼痛、腹部胀闷、经常嗳气等症状，在排出大便或矢气后，就会感到脘腹轻松，就好像病已祛除了一样，此外还会出现全身上下都感觉沉重等病状。足太阴脾经所主的脾脏病变有：舌根疼痛，身体不能活动，食物不能下咽，心中烦躁，心下牵引作痛，大便溏薄，生痢疾，水闭于内以致小便不通，患面目皮肤发黄的黄疸，不能安静睡卧，勉强站立时，就会出现股膝内侧经脉所过之处肿胀而厥冷等病象，此外还有足大趾无法动弹等症状。治疗上述这些疾病时，由经气充盛所导致的要用泻法，由经气不足所导致的要用补法；病性属于热证的要用速针法，属于寒证的要用留针法；属于阳气内衰以致脉道塌陷的要用灸法；既不属于经气亢盛，也不属于经气虚弱，而仅仅是经气运行失调的，就要取用本经所属的腧穴来调治。属于本经经气亢盛的，寸口脉的脉象要比人迎脉的脉象大三倍；而属于本经经气虚弱的，病人寸口脉的脉象小于人迎脉的脉象。

【原文】

心手少阴之脉，起于心中，出属心系①，下膈络小肠；其支者，从心系上挟咽，系目系②；其直者，复从心系却上肺，下出腋下，下循臑内后廉，行手太阴心主之后，下肘内，循臂内后廉，抵掌后锐骨③之端，入掌内后廉，循小指之内出其端。

【注释】

①心系：指心脏与其他脏器相联系的脉络。张介宾："心当五椎之下，其系有

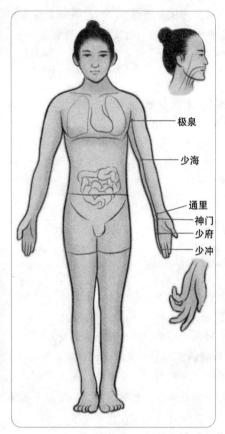

极泉

少海

通里
神门
少府
少冲

心经与病变

外邪所致疾病	所主治之病
咽喉干燥，心疼，口渴，是为臂厥证	眼睛发黄，胁肋疼痛，上下臂的内侧后缘处疼痛，手足冰冷但掌心处发热并灼痛

五，上系连肺，肺下系心，心下三条，连脾肝肾，故心通五脏之气而为之主也。"②目系：眼球内连于脑的脉络。③锐骨：指掌后小指侧的高骨。

【译文】

心的经脉手少阴经，从心脏中开始，从心脏出来以后连属于心的脉络，然后就向下贯穿横膈膜，而连络于与本经相表里的脏腑小肠腑；它的支脉，从心的脉络向上行，并挟行于咽喉的两旁，然后再向上行而与眼球连络于脑的脉络相联系；它直行的经脉，沿心的脉络上行至肺部，然后再向下行而横出于腋窝下，此后再向下沿着上臂内侧的后缘走行，且循行于手太阴肺经和手厥阴心包络经的后方，一直下行而至肘内，再沿着前臂内侧的后缘循行，直达掌后小指侧高骨的尖端，并进入手掌内侧的后缘，再顺着小指内侧到达小指的尖端，而与手太阳小肠经相连接。

【原文】

是动则病嗌干心痛，渴而欲饮，是为臂厥。是主心所生病者，目黄胁痛，臑臂内后廉痛厥，掌中热痛。为此诸病，盛则泻之，虚则补之，热则疾之，寒则留之，陷下则灸之，不盛不虚，以经取之。盛者，寸口大再倍于人迎；虚者，寸口反小于人迎也。

【译文】

如果外邪侵犯，导致手少阴心经的经气出现不正常的变化，就会出现咽喉干燥、心疼、口渴等症状，这样的病证就叫作臂厥证。手少阴心经所主的心脏

中医四大名著

病变有：眼睛发黄，胁肋疼痛，上臂及下臂的内侧后缘处疼痛，手足冰冷但掌心处发热并灼痛。治疗上面这些病证时，经气充盛所导致的要用泻法，经气不足所导致的要用补法；病性属于热证的就要用速针法，属于寒证的要用留针法；属于阳气内衰以致脉道虚陷不起的要用灸法；既不属于经气亢盛，也不属于经气虚弱，而仅仅是经气运行失调的，就要取用本经所属的腧穴来调治。属于本经经气亢盛的，寸口脉的脉象要比人迎脉的脉象大两倍；而属于本经经气虚弱的，寸口脉的脉象反而会比人迎脉的脉象小。

【原文】

小肠手太阳之脉，起于小指之端，循手外侧上腕，出踝①中，直上循臂骨下廉，出肘内侧两筋之间，上循臑外后廉，出肩解②，绕肩胛，交肩上，入缺盆络心，循咽下膈，抵胃属小肠；其支者，从缺盆循颈上颊，至目锐眦③，却入耳中；其支者，别颊上䪼④，抵鼻，至目内眦⑤，斜络于颧。

【注释】

①踝：指手腕后方小指侧突出的圆形高骨。②肩解：即肩后侧偏后的骨缝，即肩胛关节处。③目锐眦：即眼外角。④䪼：眼眶的下方，包括颧骨内连及上牙床的部位。⑤目内眦：即眼内角。

【译文】

小肠的经脉手太阳经，从手小指外侧的末端开始，顺着手外侧循行而向上到达腕部，并出于腕后小指侧的高骨，由此再沿着前臂尺骨的下缘直行而上，出于肘后内侧两筋的中间，再向上顺着上臂外侧的后缘，出于肩后的骨缝处，绕行肩胛部，再前行而相交于肩上，继而进入缺盆，深入体内而连络于与本

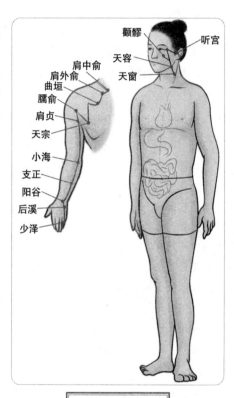

颧髎　听宫
天容
肩中俞　天窗
肩外俞
曲垣
臑俞
肩贞
天宗
小海
支正
阳谷
后溪
少泽

小肠经与病变

外邪所致疾病	所主治之病
咽喉疼痛，颔部发肿，颈项难以转动而不能回头，肩部疼痛像在被人拉扯，上臂部就像被折断一样剧痛难忍	耳聋，眼睛发黄，面颊肿胀，颈部、颔部、肩部、上臂、肘部、前臂等部位的外侧后缘处发痛

经相表里的脏腑心脏，此后再沿着食管下行并贯穿横膈膜，到达胃部，最后再向下行而连属于本经所属的脏腑小肠腑；它的一条支脉，从缺盆部分出，沿着颈部向上走行而到达颊部，再从颊部行至外眼角，最后从外眼角斜下而进入耳内；它的另一条支脉，从颊部别行而出，走至眼眶下方，并从眼眶下方到达鼻部，然后再抵达内眼角，最后再从内眼角向外斜行并络于颧骨部，而与足太阳膀胱经相连接。

【原文】

　　是动则病嗌痛颔^①肿，不可以顾，肩似拔，臑似折。是主液所生病者，耳聋、目黄、颊肿，颈、颔、肩、臑、肘、臂外后廉痛。为此诸病，盛则泻之，虚则补之，热则疾之，寒则留之，陷下则灸之，不盛不虚，以经取之。盛者，人迎大再倍于寸口；虚者，人迎反小于寸口也。

【注释】

　　① 颔：颈的前上方，相当于颏部的下方，结喉的上方柔软处。

【译文】

　　如果外邪侵犯，导致手太阳小肠经的经气发生异常的变动，就会出现咽喉疼痛、颔部发肿、颈项难以转动而不能回头、肩部疼痛像在被人拉扯、上臂部就像已被折断一样剧痛难忍等症状。手太阳小肠经所主的液的病变，包括耳聋、眼睛发黄、面颊肿胀，以及颈部、颔部、肩部、上臂、肘部、前臂等部位的外侧后缘处疼痛。治疗上面这些病证时，属于经气充盛的要用泻法，属于经气不足的要用补法；病性属于热证的要用速针法，属于寒证的要用留针法；属于阳气内衰以致脉道虚陷不起的就要用灸法；既不属于经气亢盛，也不属于经气虚弱，而仅仅是经气运行失调的，就要取用本经所属的腧穴来调治。属于本经经气亢盛的，人迎脉的脉象要比寸口脉的脉象大两倍；而属于本经经气虚弱的，人迎脉的脉象反而会比寸口脉的脉象小。

【原文】

　　膀胱足太阳之脉，起于目内眦，上额交巅^①；其支者，从巅至耳上角^②；其直者，从巅入络脑，还出别下项，循肩髆^③内，挟脊抵腰中，入循膂^④，络肾属膀胱；其支者，从腰中下挟脊贯臀，入腘中；其支者，从髆内左右，别下，贯胛，挟脊内，过髀枢^⑤，循髀外，从后廉下合腘中，以下贯踹内，出外踝之后，循京骨^⑥，至小趾外侧。

【注释】

　　① 巅：指头顶正中最高点，即百会穴处。② 耳上角：指耳郭的上部。③ 肩髆：即肩胛骨。④ 膂：挟脊两旁的肌肉。张介宾："夹脊两旁之肉曰膂。"⑤ 髀枢：

指股骨上端的髋关节，即环跳穴处。为髀骨所嵌入的地方，有转枢作用，故称"髀枢"。⑥京骨：足外侧小趾本节后突出的半圆骨，也是穴名。京，本意为高地、高处。

【译文】

膀胱的经脉足太阳经，从内眼角开始，向上经过额部而交会于头部的最高处，即巅顶；它的一条支脉，从巅顶下行至耳的上角；它直行的经脉，从巅顶向内走行，与脑髓相接，然后返还出来，再下行到达颈项的后部，然后就沿着肩胛的内侧，挟行于脊柱的两旁，抵达腰部，再沿着脊柱旁的肌肉深入腹内，而连络于与本经相表里的脏腑肾脏，并连属于本经所属的脏腑膀胱；另有一条支脉，从腰部分出，挟着脊柱的两侧下行并贯穿臀部，而直入于膝部的腘窝中；还有一条支脉，从左右的肩胛骨处分出，向下贯穿肩胛骨，再挟着脊柱的两侧，在体内下行，通过髀枢部，然后再沿着大腿外侧的后缘向下走行，而与先前进入腘窝的那条支脉在腘窝中相会合，由此再向下走行，通过小腿肚的内部，出于外踝骨的后方，再沿着足

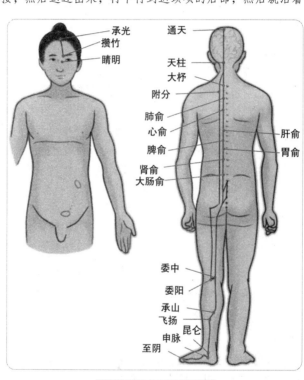

承光
攒竹
睛明

通天
天柱
大杼
附分
肺俞
心俞
脾俞
肾俞
大肠俞

肝俞
胃俞

委中
委阳
承山
飞扬
昆仑
申脉
至阴

膀胱经与病变

外邪所致疾病	所主治之病
气上冲，头痛，眼睛疼痛犹如要从眼眶中脱出，颈项好像在被拉扯般疼痛，脊柱和腰部好像已被折断一样疼痛难忍，髋关节不能屈伸，膝腘窝部好像被捆绑住一样紧涩结滞而不能运动自如，小腿肚疼痛得好像要裂开一样，是为踝厥病	痔疮、疟疾、狂病、癫病、头、囟门与颈部疼痛，眼睛发黄，流泪，鼻流清涕或鼻出血，项、背、腰、尻、腘窝、小腿肚、脚等部位都发生疼痛，足小趾不能动弹

小趾本节后的圆骨，到达足小趾外侧的末端，而与足少阴肾经相连接。

【原文】

　　是动则病冲头痛，目似脱，项似拔，脊痛，腰似折，髀不可以曲，腘如结，腨如裂，是为踝厥。是主筋所生病者，痔、疟、狂、癫疾，头囟项痛，目黄、泪出、鼽衄，项、背、腰、尻、腘、腨、脚皆痛，小趾不用。为此诸病，盛则泻之，虚则补之，热则疾之，寒则留之，陷下则灸之，不盛不虚，以经取之。盛者，人迎大再倍于寸口；虚者，人迎反小于寸口也。

【译文】

　　如果外邪侵犯，导致足太阳膀胱经的经气发生异常的变化，病人就会出现伴有气上冲的感觉的头痛，眼睛疼痛得好像要从眼眶中脱出一样，颈项就好像在被拉扯般疼痛，脊柱和腰部就好像已被折断一样疼痛难忍，髋关节不能屈伸，膝腘窝部就好像被捆绑住一样紧涩结滞而不能运动自如，小腿肚疼痛得就好像要裂开一样，这种病就叫作踝厥病。足太阳膀胱经所主的筋的病变，包括痔疮、疟疾、狂病、癫病，头、囟门与颈部疼痛，眼睛发黄，流泪，鼻流清涕或鼻出血，项、背、腰、尻、腘窝、小腿肚、脚等部位都发生疼痛，足小趾不能动弹。治疗上面这些疾病时，由经气亢盛导致的要用泻法，由经气不足导致的要用补法；病性属于热证的要用速针法，属于寒证的要用留针法；属于阳气内衰以致脉道虚陷不起的要用灸法；既不属于经气充盛，也不属于经气虚弱，而仅仅是经气运行失调的，就要取用本经所属的腧穴来调治。属于本经经气亢盛的，人迎脉的脉象要比寸口脉的脉象大两倍；而属于本经经气虚弱的，人迎脉的脉象反而会比寸口脉的脉象小。

【原文】

　　肾足少阴之脉，起于小趾之下，邪[①]走足心，出于然谷之下，循内踝之后，别入跟中，以上腨内，出腘内廉，上股内后廉，贯脊，属肾，络膀胱；其直者，从肾上贯肝膈，入肺中，循喉咙，挟舌本；其支者，从肺出络心，注胸中。

【注释】

①邪：同"斜"，偏斜。

【译文】

　　肾的经脉足少阴经，从足小趾的下方开始，斜行走向足心部，在内踝前下方上往然谷穴处出，然后顺着内踝的后方，别行向下，入于足跟部，再由足跟部上行至小腿肚的内侧，并出于腘窝的内侧，此后再沿着大腿内侧的后缘，贯穿脊柱，而连属于本经所属的脏腑肾脏，并连络于与本经相表里的脏腑膀胱；其直行的经脉，从肾脏向上行，贯穿肝脏和横膈膜，而进入肺脏，再从肺脏沿着喉咙上行并最终挟傍于舌的根部；另有一条支脉，从肺脏发出，连络于心脏，并贯注于胸中与手厥阴心包络经相连接。

【原文】

　　是动则病饥不欲食，面如漆柴[①]，咳唾则有血，喝喝而喘，坐而欲起，目䀮䀮[②]，如无所见，心如悬，若饥状；气不足则善恐，心惕惕，如人将捕之，是为骨厥。是主肾所生病者，口热舌干，咽肿上气，嗌干及痛，烦心，心痛，黄疸，肠澼，脊股内后廉痛，痿厥嗜卧，足下热而痛。为此诸病，盛则泻之，虚则补之，热则疾之，寒则留之，陷下则灸之，不盛不虚，以经取之。灸则强食生肉[③]，缓带披发[④]，大杖重履[⑤]而步。盛者，寸口大再倍于人迎；虚者，寸口反小于人迎者。

【注释】

①面如漆柴：面瘦如柴，色如黑漆。漆柴，霉烂的黑色木材。漆，黑色。②䀮䀮：指眼花，视物不清。即目眩。③灸则强食生肉：杨上

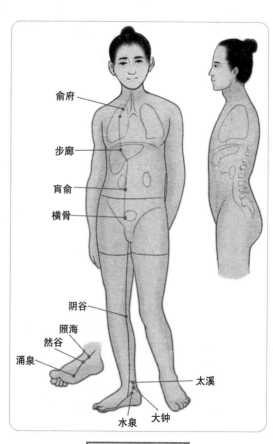

俞府
步廊
肓俞
横骨
阴谷
照海
然谷
涌泉
太溪
水泉　大钟

肾经与病变

外邪所致疾病	所主治之病
饥饿却不想进食，脸色黯黑无光，咳唾带血，喘息有声，刚坐下去就想站起来，视物模糊，心中如同悬挂在空中似的空荡不宁，感觉就好像处于饥饿状态一样，气虚不足则常有恐惧感，心中忧惧不安，就好像有人要来逮捕他一样，是为骨厥病	口热，舌干，咽肿，气息上逆，喉咙干痛，心烦，心痛，黄疸，痢疾，脊柱及大腿内侧后缘疼痛，足部无力而发寒，嗜睡，足底发热并疼痛

善："豕肉温肾补虚，人有患脚风气，食生猪肉，得食者众，故灸肾病，须食助之。"④缓带：杨上善，"带若急，则肾气不适，故须缓带，令腰肾通畅，火气宣行"。披发：杨上善，"足太阳脉，从顶下腰至脚。今灸肾病，须开顶被发，阳气上通，火气宣流"。⑤大杖：杨上善，"足太阳脉循于肩髆，下络于肾。今疗肾病，可策大杖而行，牵引肩髆，火气通流"。重履：杨上善，"燃磁石，疗肾气，重履引腰脚。故为履重者，可用磁石，分著履中，上弛其带令重，履之而行。以为轻者，可渐加之令重，用助火气。若得病愈，宜渐去之，此为古之疗肾要法"。

【译文】

　　如果外邪侵犯，导致足少阴肾经的经气出现不正常的变化，病人就会虽觉饥饿却不想进食，脸色像漆柴一样黯黑无光，咳唾带血，喘息有声，刚坐下去就想站起来，视物模糊，就好像看不见东西一样，而且心中如同悬挂在空中似的空荡不宁，感觉就好像处于饥饿状态一样等；气虚不足，就常常会有恐惧感，其病证发作时，患者心中忧惧不安，就好像有人要来逮捕他一样，这种病就叫作骨厥病。足少阴肾经所主的肾脏病变有：口热、舌干、咽肿、气息上逆、喉咙干燥而疼痛、心中烦乱、心痛、黄疸、痢疾、脊柱及大腿内侧后缘疼痛、足部无力而发寒、嗜睡、足底发热并疼痛等。治疗上面这些疾病时，由经气充盛所导致的要用泻法，由经气不足导致的要用补法；病性属于热证的要用速针法，属于寒证的要用留针法；属于阳气内衰以致脉道虚陷不起的要用灸法；既不属于经气充盛，也不属于经气虚弱，而仅仅是经气运行失调的，就要取用本经所属的腧穴来调治。使用灸法治疗的病人，都应当加强饮食以促进肌肉生长，同时还要结合适当的调养，放松身上缠束的衣带，披散头发而不必扎紧，从而使周身气血得以通畅，此外，即使病患尚未痊愈，也要经常起床，手扶较粗的拐杖，足穿重履，缓步行走，进行轻微的活动，从而使全身筋骨得以舒展。属于本经经气充盛的，寸口脉的脉象要比人迎脉的脉象大两倍；而属于本经经气虚弱的，寸口脉的脉象反而会比人迎脉的脉象小。

【原文】

　　心主手厥阴心包络之脉，起于胸中，出属心包络，下膈，历络三焦①；其支者，循胸出胁，下腋三寸，上抵腋下，循臑②内，行太阴少阴之间，入肘中，下臂行两筋之间，入掌中，循中指出其端；其支者，别掌中，循小指次指出其端。

【注释】

　　①历络三焦：指手厥阴心包络从胸至腹依次连络上中下三焦。②臑：上臂。

【译文】

　　心主的经脉手厥阴心包络经，从胸中开始，向外走行而连属于本经所的脏腑心包络，然后再下行贯穿横膈膜，由此而经过并连络于与本经相表里的脏腑三焦；它的一条支脉，从胸中横出至胁部，再走行到腋下三寸处，然后再向上循行，抵达腋窝部，然后再沿着上臂的内侧，在手太阴肺经与手少阴心经这两条经脉的中间向下循行，进入肘中，再沿着前臂内侧两筋的中间下行，入于掌中，然后沿着中指直达其末端；它的另一条支脉，从掌心别行而出，沿着无名指走行，在指端与手少阳三焦经相连接。

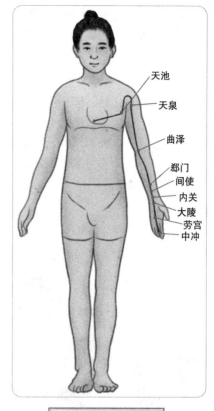

天池
天泉
曲泽
郄门
间使
内关
大陵
劳宫
中冲

心包经与病变

外邪所致疾病	所主治之病
掌心发热、臂肘关节拘挛、腋下肿胀，重者胸部、胁肋部支撑满闷，心跳剧烈，面赤，眼黄，喜笑不止	心中烦躁、心痛、掌心发热

【原文】

　　是动则病手心热，臂肘挛急，腋肿，甚则胸胁支满，心中澹澹①大动，面赤目黄，喜笑不休。是主脉所生病者，烦心心痛，掌中热。为此诸病，盛则泻之，虚则补之，热则疾之，寒则留之，陷下则灸之，不盛不虚，以经取之。盛者，寸口大一倍于人迎；虚者，寸口反小于人迎也。

【注释】

　　① 澹澹：心中动荡不安的样子。澹，水动貌。

【译文】

　　如果外邪侵犯，导致手厥阴心包络经的经气发生异常的变动，就会出现掌心发热、臂肘关节拘挛、腋下肿胀等症状，更严重的还会胸部、胁肋部支撑满闷，心中惊惧不宁而致使心脏跳动剧烈，面赤，眼黄，喜笑不止。由手厥阴心包络经所主的脉的病变，包括心中烦躁、心痛、掌心发热。治疗上述这些病证时，由经气充盛导致的要用泻法，由经气不足导致的要用补法；病性属于热证的要用速针法，属于寒证的要用留针法；属于阳气内衰以致脉道虚陷不起的要用灸法；既不属于经气亢盛，也不属于经气虚弱，而仅仅是经气运行失调的，就要取用本经所属的腧穴来调治。属于本经经气亢盛的，寸口脉的脉象要比人迎脉的脉象大一倍；而属于本经经气虚弱的，寸口脉的脉象反而会比人迎脉的脉象小。

【原文】

三焦手少阳之脉，起于小指次指之端，上出两指之间，循手表腕①，出臂外两骨之间，上贯肘，循臑外，上肩，而交出足少阳之后，入缺盆，布膻中，散络心包，下膈，循属三焦；其支者，从膻中上出缺盆，上项，系耳后直上，出耳上角，以屈下颊至䪼；其支者，从耳后入耳中，出走耳前，过客主人前，交颊，至目锐眦。

【注释】

① 手表腕：指手背与手腕的背面。

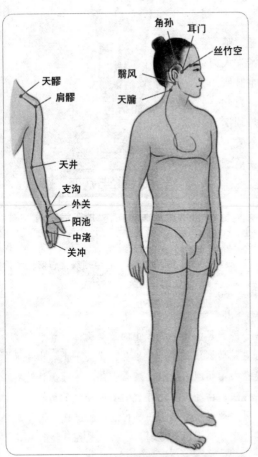

【译文】

三焦的经脉手少阳经，从无名指的末端开始，向上走行而出于小指与无名指的中间，再顺着手背到达腕部，并出于前臂外侧两骨的中间，再向上循行，穿过肘部，沿着上臂的外侧，上行至肩部，而与足少阳胆经相交叉，并走行于足少阳胆经的后方，此后再进入缺盆，分布于两乳之间的膻中处，并散布连络于与本经相表里的脏腑心包络，再向下穿过横膈膜，而依次连属于本经所属的脏腑上、中、下三焦；它的一条支脉，从胸部的膻中处上行，出于缺盆，并向上走行到颈项，连系于耳后，再直上而出于耳上角，并由此屈折下行，绕颊部，而到达眼眶的下方；它的另一条支脉，从耳的后方进入耳中，再走行至耳的前方，经过足少阳胆经所属之客主人穴的前方，与前一条支脉交会于颊部，由此再上行至外眼角与足少阳胆经相连接。

三焦经与病变

外邪所致疾病	所主治之病
耳聋、听不清声音、咽喉肿痛、喉咙不畅	汗出，外眼角疼痛，面颊作痛，耳后、肩部、上臂、肘部、前臂等部位的外缘处都发生疼痛，无名指不能动弹

【原文】

是动则病，耳聋浑浑焞焞[①]，嗌肿喉痹。是主气所生病者，汗出，目锐眦痛，颊痛，耳后肩臑肘臂外皆痛，小指次指不用。为此诸病，盛则泻之，虚则补之，热则疾之，寒则留之，陷下则灸之，不盛不虚，以经取之。盛者，人迎大一倍于寸口；虚者，人迎反小于寸口也。

【注释】

①浑浑焞焞：形容听觉模糊不清，耳内出现轰轰的响声。浑浑，模糊不清貌。焞焞，暗弱貌。

【译文】

如果外邪侵犯，导致手少阳三焦经的经气发生异常的变动，就会出现耳聋、听不清声音、咽喉肿痛、喉咙不畅等症状。由手少阳三焦经所主的气的病变，包括汗出，外眼角疼痛，面颊作痛，耳后、肩部、上臂、肘部、前臂等部位的外缘处都发生疼痛，无名指不能动弹。治疗上面这些病证时，由经气亢盛所导致的要用泻法，由经气不足所导致的要用补法；病性属于热证的要用速针法，属于寒证的要用留针法；属于阳气内衰以致脉道虚陷不起的要用灸法；既不属于经气亢盛，也不属于经气虚弱，而仅仅是经气运行失调的，就要取用本经所属的腧穴来调治。属于本经经气亢盛的，人迎脉的脉象要比寸口脉的脉象大一倍；而属于本经经气虚弱的，人迎脉的脉象反而会比寸口脉的脉象小。

【原文】

胆足少阳之脉，起于目锐眦，上抵头角，下耳后，循颈行手少阳之前，至肩上，却交出手少阳之后，入缺盆；其支者，从耳后入耳中，出走耳前，至目锐眦后；其支者，别锐眦，下大迎，合于手少阳，抵于頄，下加颊车，下颈合缺盆，以下胸中，贯膈络肝属胆，循胁里，出气街，绕毛际[①]，横入髀厌[②]中；其直者，从缺盆下腋，循胸过季胁，下合髀厌中，以下循髀阳[③]，出膝外廉，下外辅骨[④]之前，直下抵绝骨[⑤]之端，下出外踝之前，循足跗上，入小趾次趾之间；其支者，别跗上，入大趾之间，循大趾歧骨内出其端，还贯爪甲，出三毛[⑥]。

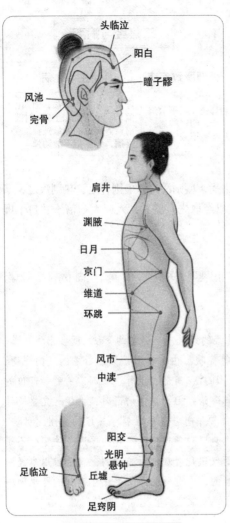

头临泣
阳白
瞳子髎
风池
完骨
肩井
渊腋
日月
京门
维道
环跳
风市
中渎
阳交
光明
悬钟
足临泣
丘墟
足窍阴

胆经与病变

外邪所致疾病	所主治之病
口苦，常常叹气，胸胁部疼痛而导致身体不能转动，重者面部像有灰尘蒙罩着一样黯淡无光，全身皮肤干燥，足外侧反觉发热，是为阳厥病	头、颌部、外眼角痛，缺盆肿痛，腋下肿胀，腋下或颈部生瘰疬，出汗，畏寒，疟疾，胸胁、肋部、大腿、膝盖等部位外侧至小腿外侧，绝骨、外踝前等部位以及胆经各关节疼痛，足第四趾不能动弹

中医四大名著

【注释】

①毛际：指耻骨部生阴毛处。②髀厌：就是髀枢，即环跳部。③髀阳：指大腿的外侧。髀，大腿部。阳，指外侧。④外辅骨：即腓骨。小腿骨有胫骨、腓骨两支，胫骨为主，腓骨为辅，且在外侧，故称"外辅骨"。⑤绝骨：在外踝直上三寸许，腓骨的凹陷处。因以手按摸到此处，腓骨已不明显，似已绝断，故称"绝骨"。⑥三毛：又名"丛毛"，指足大趾爪甲后生毛的部位。

【译文】

胆的经脉足少阳经，从外眼角开始，上行到额角，再折而下行，绕至耳的后方，然后沿着颈部，在手少阳三焦经的前方向下走行，到达肩上，再与手少阳三焦经相交叉并走行到其后方，而进入缺盆；它的一条支脉，从耳的后方进入耳中，再出行至耳的前方，最后到达外眼角的后方；它的另一条支脉，从外眼角处别出，下行至大迎穴处，再由此上行而与手少阳三焦经相会合，并到达眼眶的下方，折行，到达颊车的部位，再向下循行至颈部，并与上面所说的本经的主干会合于缺盆部，然后再由缺盆部下行至胸中，穿过横膈膜，而连络于与本经相表里的脏腑肝脏，并连属于本经所属的脏腑胆腑，然后再沿着胁部的里面向下走行，出于少腹两侧的气街部，再绕过阴毛的边缘，而横行进入环跳穴所在的部位；其直行的经脉，从缺盆部下行至腋部，再沿着胸部通过季胁，并与前一支脉相会合于环跳穴所在的部位，由此向下行，沿着大腿的外侧到达膝部的外缘，再下行到腓骨的前方，然后一直下行，抵达外踝上方之腓骨末端的凹陷处，再向下行而出于外踝的前方，并由此沿着足背，进入足的第五趾与第四趾的中间；还有一条支脉，从足背别行而出，进入足的大趾与次趾的中间，并沿着足大趾的外侧，即靠近次趾的那一侧，行至其末端，然后再回转过来，穿过足大趾的爪甲部分，出于趾甲后方的三毛部位与足厥阴肝经相连接。

【原文】

是动则病口苦，善太息，心胁痛，不能转侧，甚则面微有尘^①，体无膏泽，足外反热，是为阳厥^②。是主骨所生病者，头痛颔痛，目锐眦痛，缺盆中肿痛，腋下肿，马刀侠瘿^③，汗出振寒，疟，胸、胁、肋、髀、膝外至胫、绝骨、外踝前及诸节皆痛，小趾次趾不用。为此诸病，盛则泻之，虚则补之，热则疾之，寒则留之，陷下则灸之，不盛不虚，以经取之。盛者，人迎大一倍于寸口；虚者，人迎反小于寸口也。

【注释】

①面微有尘：面色灰暗，好像蒙着一层灰尘。②阳厥：病证名。足少阳之气厥逆所致，主要症状是口中发苦、经常叹息、心胁疼痛、不可以转侧、面如尘土、肤色没有光泽、足外侧发热等。③马刀侠瘿：指生于颈、腋下的淋巴结结核。中医又称为瘰疬。生于腋下，质地坚硬，形似马刀的叫"马刀"；生于颈部，形如串珠的叫"侠瘿"。

【译文】

如果外邪侵犯，导致足少阳胆经的经气发生异常的变动，就会出现口苦、常常叹气、胸胁部疼痛而导致身体不能转动等症状，病情严重时，还会出现面部像有灰尘蒙罩着一样黯淡无光、全身皮肤干燥、足外侧反觉发热等症状，这种病就叫作阳厥病。足少阳胆经所主的骨的病变，包括头疼，颔部作痛，外眼角痛，缺盆中肿痛，腋下肿胀，腋下或颈部病发瘰疬，自汗出而战栗畏寒，疟疾，胸胁、肋部、大腿、膝盖等部位的外侧，直至小腿外侧、绝骨、外踝前等部位以及胆经经脉循行所经过的各个关节都发生疼痛，足的第四趾不能动弹。治疗上面这些病证时，由经气充盛所导致的要用泻法，由经气不足导致的要用补法；病性属于热证的要用速针法，属于寒证的要用留针法；属于阳气内衰以致脉道虚陷不起的要用灸法；既不属于经气亢盛，也不属于经气虚弱，而仅仅是经气运行失调的，就要取用本经所属的腧穴来调治。属于本经经气亢盛的，人迎脉的脉象要比寸口脉的脉象大一倍；而属于本经经气虚弱的，人迎脉的脉象反而会比寸口脉的脉象小。

【原文】

　　肝足厥阴之脉，起于大趾丛毛^①之际，上循足跗上廉，去内踝一寸，上踝八寸，交出太阴之后，上腘内廉，循股阴入毛中，环阴器，抵小腹，挟胃属肝络胆，上贯膈，布胁肋，循喉咙之后，上入颃颡，连目系，上出额，与督脉会于巅；其支者，从目系下颊里，环唇内；其支者，复从肝别贯膈，上注肺。

【注释】

①丛毛：即上文"三毛"。

【译文】

　　肝的经脉足厥阴经，从足大趾趾甲后方的丛毛的边缘开始，然后顺着足背的上缘向上走行，到达内踝前一寸的地方，再向上循行至内踝上方八寸的部位，而与足太阴脾经相交叉并走行到其后方，此后再上行至膝部腘窝的内缘，并沿着大腿的内侧，进入阴毛之中，然后环绕并通过阴器，而抵达少腹部，由此再挟行于胃的两旁，并连属于本经所属的脏腑肝脏，再连络于与本经相表里的脏腑胆腑，此后再向上走行，贯穿横膈膜，并散布于胁肋，然后再沿着喉咙的后方，向上进入于鼻腔后部之鼻后孔处，由此再向上走行，而与眼球连络于脑的脉络相联系，再向上行，出于额部，与督脉会合于头顶

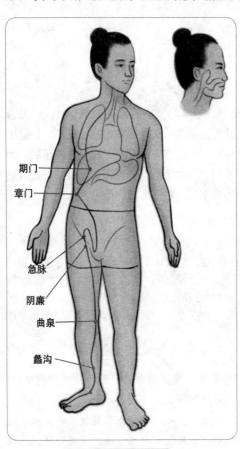

期门
章门
急脉
阴廉
曲泉
蠡沟

肝经与病变

外邪所致疾病	所主治之病
腰部疼痛以致不能前后俯仰，男子病发癀疝，女子少腹肿胀，重者喉咙干燥，面部像蒙着灰尘一样黯淡无光	胸中满闷，呕吐气逆，完谷不化的泄泻，疝气，遗尿，小便不通

百会穴所在的部位；它的一条支脉，从眼球连络于脑的脉络处别行而出，向下行至颊部的内侧，再环绕口唇的内侧；它的另一条支脉，从肝脏别行而出，贯穿横膈膜，再向上走行并注于肺脏与手太阴肺经相连接。

【原文】

是动则病腰痛不可以俯仰，丈夫㿉疝①，妇人少腹肿，甚则嗌干，面尘脱色。是主肝所生病者，胸满呕逆，飧泄狐疝②，遗溺闭癃。为此诸病，盛则泻之，虚则补之，热则疾之，寒则留之，陷下则灸之，不盛不虚，以经取之。盛者，寸口大一倍于人迎；虚者，寸口反小于人迎也。

【注释】

①㿉疝：疝气之一。邪气侵犯足厥阴肝经所致，主要症状是睾丸肿痛下坠。②狐疝：病证名，也称小肠气，疝气之一，肝经之气失调所致，主要症状是阴囊胀痛，时大时小。其病阴囊站立时胀大，躺卧时变小，时大时小，如狐狸之出没无常，故称狐疝。

【译文】

如果外邪侵犯，导致足厥阴肝经的经气发生异常的变动，就会出现腰部疼痛以致不能前后俯仰，男子病发㿉疝，女子少腹肿胀的症状，病情严重时，还会出现喉咙干燥、面部像蒙着灰尘一样黯淡无光等症状。足厥阴肝经所主的肝脏病变有：胸中满闷、呕吐气逆、完谷不化的泄泻、疝气、遗尿、小便不通等。治疗上面这些疾病时，由经气亢盛导致的要用泻法，由经气不足导致的要用补法；病性属于热证的要用速针法，属于寒证的要用留针法；属于阳气内衰以致脉道虚陷不起的要用灸法；既不属于经气亢盛，也不属于经气虚弱，而仅仅是经气运行失调的，就要取用本经所属的腧穴来调治。属于本经经气亢盛的，寸口脉的脉象要比人迎脉的脉象大一倍；而属于本经经气虚弱的，寸口脉的脉象反而会比人迎脉的脉象小。

【原文】

手太阴气绝，则皮毛焦。太阴者，行气，温于皮毛者也。故气不荣，则皮毛焦；皮毛焦，则津液去皮节；津液去皮节者，则爪枯毛折；毛折者，则气先死。丙笃丁死，火胜金也。

手少阴气绝，则脉不通，少阴者，心脉也；心者，脉之合也。脉不通，则血不流；血不流，则髦①色不泽。故其面黑如漆柴者，血先死。壬笃癸死，水胜火也。

足太阴气绝者，则脉不荣肌肉。唇舌者，肌肉之本也。脉不荣，则肌肉软；肌肉软，则舌萎，人中满；人中满，则唇反；唇反者，肉先死。甲笃乙死，木胜土也。

足少阴气绝，则骨枯。少阴者，冬脉也，伏行而濡骨髓者也。故骨不濡，则肉不能著也；骨肉不相亲，则肉软却；肉软却，故齿长而垢，发无泽；发无泽者，骨先死。戊笃己死（谓戊日病剧，己日死亡），土胜水也。

足厥阴气绝，则筋绝。厥阴者，肝脉也；肝者，筋之合也；筋者，聚于阴器，而脉络于舌本也。故脉弗荣，则筋急；筋急，则引舌与卵。故唇青，舌卷，卵缩，则筋先死。庚笃辛死，金胜木也。

【注释】

① 髦：即头发。

【译文】

如果手太阴肺经的经气衰竭，人的皮毛就会憔悴枯槁。因为手太阴肺经能够运行气血而温润肌表的皮肤和毫毛，所以如果肺经的经气不足，气血无法运行，皮毛就会焦枯；出现了皮毛焦枯的病象，就表明皮毛已经丧失了津液的滋养；皮毛没有津液的滋养，就会出现爪甲枯槁、毫毛断折脱落等现象；出现了毫毛断折脱落的现象，就是毫毛已经死亡，肺经精气衰绝了。这种病证，逢丙日就会加重，逢丁日人就会死亡，原因是因为丙、丁属火，肺属金，火能克金。

如果手少阴心经的经气衰竭，人体的脉道就不通畅。手少阴经是心脏的经脉，心是与血脉相配合的。脉道不通畅，血液就不能流行；血液不能流行，头发和面色就没有光泽。因此，如果病人的面色黯黑，好像烧焦的木炭一样，就是

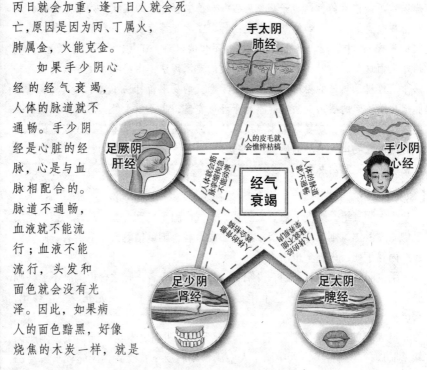

手太阴肺经

人的皮毛就会憔悴枯槁

手少阴心经

人体的脉道就不通畅

足厥阴肝经

经气衰竭

足少阴肾经

足太阴脾经

血脉已经枯竭，心经精气衰绝了。这种病证，逢壬日就会加重，逢癸日人就会死亡，原因是壬、癸属水，心属火，水能克火。

如果足太阴脾经的经气衰竭，人体的经脉就不能输布水谷精微以荣养肌肉。脾主肌肉，唇舌是肌肉的根本。因为足太阴经脉连于舌本，散于舌下，因而通过唇舌就能够观察出肌肉的状态，所以说唇舌为肌肉的根本。经脉不能输布水谷精微以滋养肌肉，肌肉就会松软；肌肉松软，就会导致舌体萎缩，人中部肿满；人中部肿满，口唇就会外翻；出现了口唇外翻的病象，就是肌肉已经萎缩，脾经精气衰绝了。这种病，逢甲日就会加重，逢乙日人就会死亡，原因是甲、乙属木，脾属土，木能克土。

如果足少阴肾经的经气衰竭，人体的骨骼就会枯槁。足少阴肾经是与冬季相应的经脉，它走行于人体深部而荣养骨髓，所以，足少阴肾经的经气竭绝，骨髓就会得不到滋养，进而就会导致骨骼枯槁。如果骨骼得不到滋养而枯槁，肌肉也就不能再附着于骨骼之上；骨与肉分离而不能相互结合，肌肉就会松软萎缩；肌肉松软萎缩，牙齿就会显得很长，并且上面积满污垢，同时，还会出现头发失去光泽等现象；出现了头发枯槁无光的病象，就是骨骼已经衰败，肾经精气衰绝了。这种病证，逢戊日就会加重，逢己日人就会死亡，原因是戊、己属土，肾属水，土能克水。

如果足厥阴肝经的经气竭绝，人体就会筋脉挛缩拘急，不能动弹。因为足厥阴肝经是连属于肝脏的经脉，且肝脏外合于筋，所以足厥阴肝经与筋的活动有着密切的联系；同时，各条经筋都会聚于生殖器部，而其脉又都连络于舌根。如果足厥阴肝经的经气不足以致不能滋养筋脉，筋脉就会拘急挛缩；筋脉拘急挛缩，就会导致舌体卷屈以及睾丸上缩；所以，如果出现了唇色发青、舌体卷屈以及睾丸上缩等病象，就是筋脉已经衰败，肝经精气衰绝了。这种病证，逢庚日就会加重，逢辛日人就会死亡，原因是庚、辛属金，肝属木，金能克木。

【原文】

五阴气俱绝，则目系转，转则目运。目运者，为志先死。志先死，则远一日半死矣。六阳气绝，则阴与阳相离，离则腠理发泄，绝汗乃出。故旦占[①]夕死，夕占旦死。

【注释】

①占：占卜、预测。

【译文】

如果五脏所主的五条阴经的经气都已衰竭，人体中眼球和脑相连的脉络就会扭转；眼球连络于脑的脉络扭转，就会使人的眼睛上翻；出现了这种眼睛上翻的病象，就表明病人的神志已经先行败绝了。病人如果神志已经败绝，那么最多一天半后就会死亡。如果六腑所主的六条阳经的经气都已竭绝，阴气和阳气就会相互分离；阴阳分离，就会使皮表不固，精气外泄，从而出现如串珠般大小，凝滞不流的绝汗，这是人体精气败绝的病象。病人如果在早晨出现了这种病象，那么当天晚上就会死亡；病人如果在晚上出现了这种病象，就将在第二天早晨死亡。

【原文】

经脉十二者，伏行分肉之间，深而不见；其常见者，足太阴过于外踝之上^①，无所隐故也。诸脉之浮而常见者，皆络脉也。六经络手阳明少阳之大络，起于五指间，上合肘中。饮酒者，卫气先行皮肤，先充络脉，络脉先盛，故卫气已平，营气乃满，而经脉大盛。脉之卒然动者，皆邪气居之，留于本末，不动则热。不坚则陷且空，不与众同，是以知其何脉之病也。

【注释】

①"足太阴"句：张介宾，"足太阴当作手太阴，经脉深而直行，故手足十二经脉，皆伏行分肉之间，不可得见。其有见者，唯手太阴一经，过于手外踝之上，因其骨露皮浅，故不能隐。下文云'经脉者，常不可见也，其虚实也，以气口知之'，正谓此耳"。张氏之说可从。

【译文】

手足阴阳十二经脉，大都隐伏在人体内部并运行于分肉之间，它们所处的位置都较深，所以不能在体表看到；用肉眼可以看见的，只有手太阴肺经之脉经过手腕外髁骨之上的那一部分。这是因为该处的皮肤较薄，经脉无法隐匿。因此，大多数浮现在浅表而平常可以看见的，都是络脉。在手足阴阳六经的络脉之中，最明显、突出而易于诊察的就是手阳明大肠经和手少阳三焦经这两条经脉的大络，它们分别起于手部五指之间，由此再向上会合于肘窝之中。饮酒之后，酒气因为具有剽疾滑利之性，会先随着卫气行于皮肤，充溢于浅表的络脉，从而使络脉首先满盛起来。此后，如果在外的卫气已经充溢有余，就会使在内的营气也随之满盛，进而就会使经脉中的血气也大大地充盛起来。如果没有饮酒，人体的经脉突然充盛起来，发生异常的变动，就说明有邪气侵袭于内，并停留在了经脉自本至末的循行通路上。外邪侵袭人体，都是先入络后入经，所以如果经脉没有出现异常的变动，就说明外邪尚在浮浅的络脉，此时的邪气不能走窜，就会郁而发热，从而使脉形变得坚实。如果络脉的脉形不显坚实，就说明邪气已经深陷于经脉，并使络脉之气空虚衰竭了，凡是被邪气所侵袭了的经脉，都会出现与其他正常经脉不同的异常表现，由此也就可以测知是哪一条经脉被邪气入侵而发病了。

【原文】

雷公曰：何以知经脉之与络脉异也？

黄帝曰：经脉者常不可见也，其虚实也，以气口知之。脉之见者，皆络脉也。

雷公曰：细子无以明其然也。

黄帝曰：诸络脉皆不能经大节之间，必行绝道①而出，入复合于皮中，其会皆见于外。故诸刺络脉者，必刺其结上②。甚血者虽无结，急取之以泻其邪而出其血，留之发为痹也。凡诊络脉，脉色青则寒且痛，赤则有热。胃中寒，手鱼之络多青矣；胃中有热，鱼际络赤。其暴黑者，留久痹也；其有赤有黑有青者，寒热气也；其青短者，少气也。凡刺寒热者皆多血络。必间日而一取之，血尽而止，乃调其虚实。其青而短者少气，甚泻之则闷，闷甚则仆，不得言。闷则急坐之也。

【注释】

①绝道：指络脉循行的通道。因络脉所行之处是经脉不能到达之处，故称绝道。②结上：络脉之上有血液瘀结处。

【译文】

雷公问：怎样才能知道是经脉还是络脉之中发生了病变呢？

黄帝说：经脉潜伏在人体内部，就算它发生了病变，通常在体表也是看不到的，其虚实的变化情况只能从气口部位的脉象变化来测知。而在体表可以看到的那些经络的病变，其实都是络脉的病变。

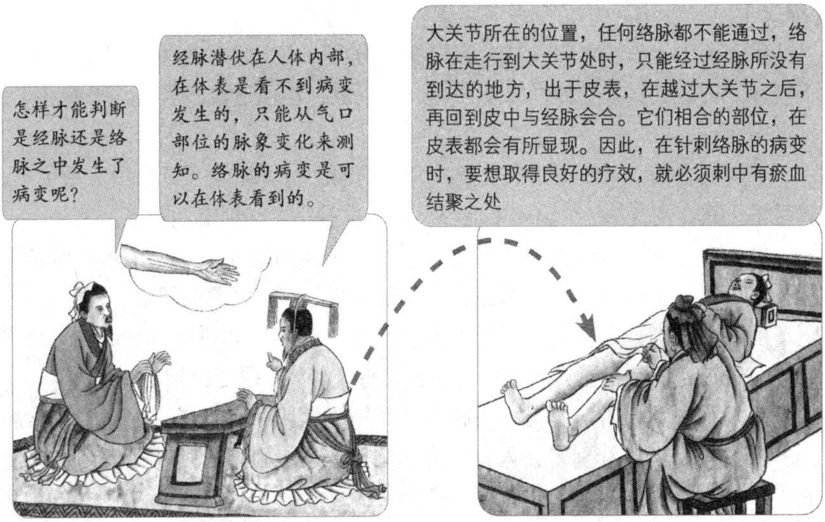

怎样才能判断是经脉还是络脉之中发生了病变呢？

经脉潜伏在人体内部，在体表是看不到病变发生的，只能从气口部位的脉象变化来测知。络脉的病变是可以在体表看到的。

大关节所在的位置，任何络脉都不能通过，络脉在走行到大关节处时，只能经过经脉所没有到达的地方，出于皮表，在越过大关节之后，再回到皮中与经脉会合。它们相合的部位，在皮表都会有所显现。因此，在针刺络脉的病变时，要想取得良好的疗效，就必须刺中有瘀血结聚之处

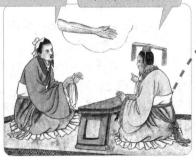

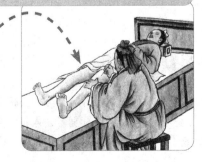

雷公说：我还是不明白其中的道理。

黄帝说：任何络脉都不能通过大关节所在的部位，因此在走行到大关节的部位时，就会经过经脉所不能到达的地方，出于皮表，越过大关节后，再入里而与经脉会合于皮中。此外，它们相合的部位还都会在皮表部显现出来。因此，凡是针刺络脉的病变，都必须刺中其有瘀血结聚的地方，才能取得良好的疗效。而对于血气郁积的病证，虽然它还没有出现瘀血结聚的现象，但也应该尽快采用刺络的方法去进行治疗，以泻除其病邪而放出其恶血，如果把恶血留在体内，就会导致血络凝滞、闭塞不通的痹证。在诊察络脉病变的时候，如果络脉所在的部位呈现青色，就表明属于寒邪凝滞于内，气血不通而痛的病证；如果络脉所在的部位呈现红色，就表明属于体内有热的病证。例如，胃中有寒的病人，手上鱼际的络脉大多都会呈现出青色；而胃中有热的病人，鱼际部的络脉会呈现出红色。络脉所在部位突然呈现出黑色，就说明是留滞已久的痹病；络脉所在部位的颜色时而发红，时而发黑，又时而发青，就说明是寒热相兼的病证；颜色发青且脉络短小，则是元气衰少的征象。一般在针刺邪在浅表以致寒热并作的病证时，因为病邪尚未深入于经，应该多刺浅表的血络。同时，还必须隔日一刺，直到把恶血完全泻尽才能停止，然后才可以再根据病证的虚实来进行调治。络脉色青且脉形短小的，是属于元气衰少的病证，如果对元气衰少很严重的病人使用了泻法，就会使其感到心胸烦闷，烦闷至极就会出现昏厥倒地、不能言语等症状。因此，对于这种病人，在他已有烦闷感但尚未昏厥倒地的时候，就应该立即将他扶住，让他静坐，然后马上对其进行救治。

【原文】

手太阴之别^①，名曰列缺。起于腕上分间，并太阴之经直入掌中，散入于鱼际。其病实，则手锐^②掌热；虚，则欠㰦，小便遗数。取之，去腕寸半。别走阳明也。

手少阴之别，名曰通里。去腕一寸，别而上行，循经入于心中，系舌本，属目系。其实则支膈^③，虚则不能言。取之掌后一寸。别走太阳也。

手心主之别，名曰内关。去腕二寸，出于两筋之间，别走少阳。循经以上，系于心，包络心系。实则心痛，虚则为烦心。取之两筋间也。

手太阳之别，名曰支正。上腕五寸，内注少阴；其别者，上走肘，络肩髃。实则节弛肘废，虚则生肬^④，小者如指痂疥^⑤。取之所别也。

手阳明之别，名曰偏历。去腕三寸，别入太阴；其别者，上循臂，乘肩髃，上曲颊偏齿；其别者，入耳，合于宗脉^⑥。实则龋齿耳聋，虚则齿寒痹隔^⑦。取之所别也。

手少阳之别，名曰外关。去腕二寸，外绕臂，注胸中，合心主。病实则肘挛，虚则不收。取之所别也。

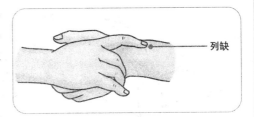

列缺

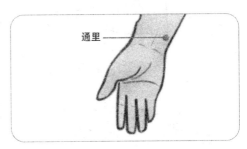

通里

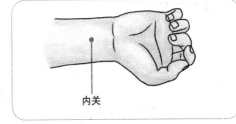

内关

第一卷 黄帝内经

【注释】

① 别：指本经别出的络脉，"别"与"络"义同，又称"别络"。马元台："夫不曰络而曰别者，以此穴由本经而别走邻经也。"② 手锐：手的锐骨部，即手掌后小指侧的高骨。③ 支膈：胸膈间支撑不舒。④ 胅："疣"的异体字，生于皮肤的赘肉。⑤ 小者如指痂疥：丹波元简，"此谓胅之多生，如指间痂疥之状"。⑥ 宗脉：分布在耳、眼等器官的，由很多经脉汇聚而成的大脉。杨上善："宗，总也。耳中有手太阳、手少阳、足少阳、足阳明络四脉总合之处，故曰宗脉。"⑦ 痹隔：指肠胃闭塞不通的病证。痹，闭塞。隔，阻隔。

【译文】

手太阴肺经别出的络脉，名叫列缺。它从手腕上部的分肉之间开始，由此而与手太阴肺经的正经并行，直入于手掌内侧，并于鱼际处广泛散布。如果列缺发生病变，属于实证，就会出现腕后的锐骨部与手掌部发热的症状；而属于虚证，就会出现打哈欠、小便失禁或频数等症状。对于以上这些病证，都可以取用位于腕后一寸半处的列缺穴来进行治疗。这条络脉就是手太阴肺经走向并连络于手阳明大肠经的主要分支。

手少阴心经别出的络脉，名叫通里。它从手掌后方距离腕关节一寸处别行分出，由此而沿着手少阴心经的正经向上走行，并进入心中，然后再向上循行而联系于舌根，并连属于眼球内连于脑的脉络。如果通里发生病变，属于实证，就会出现胸膈间支撑不舒的症状；而属于虚证，就会出现不能言语的症状。对于以上这些病证，都可以取用位于手掌后方一寸处的通里穴来进行治疗。这条络脉就是手少阴心经走向并连络于手太阳小肠经的主要分支。

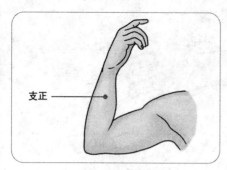

支正

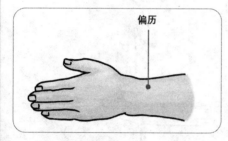

偏历

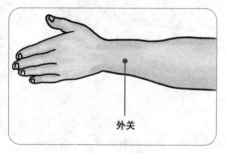

外关

手厥阴心包络经别出的络脉，名叫内关。它在距离腕关节两寸处，从两筋的中间别行分出，由此再沿着手厥阴心包络经的正经向上走行，而联系于心，并包绕连络于心脏与其他脏腑相联系的脉络。如果内关发生病变，属于实证，就会出现心痛的症状；属于虚证，就会出现头颈部僵硬强直的症状。对于以上这些病证，都可以取用位于手掌后方，两筋之间的内关穴来进行治疗。

手太阳小肠经别出的络脉，名叫支正。它从腕关节上方五寸的地方别行分出，由此再向内走行而注于手少阴心经之中；它有一条别行的支脉，在支正穴处别行而出，然后向上走行，到达肘部，再向上循行，而连络于肩髃穴所在的部位。如果支正发生病变，属于实证，就会出现骨节弛缓、肘关节痿废而不能活动等症状；而属于虚证，就会在皮肤上生出赘疣，其中小的就像指头中间干结作痒的痂疥一样大。对于以上这些病证，都可以取用手太阳小肠经的络脉从其本经所别出之处的络穴支正穴来进行治疗。

手阳明大肠经别出的络脉，名叫偏历。它在手掌后方距离腕关节三寸的部位从本经分出，由此而别行并进入于手太阴肺经的经脉；它的一条别行的支脉，在偏历穴处别行而出，然后就沿着手臂上行，经过肩髃穴所在的部位，再向上走行，而到达曲颊的部位，进而斜行到牙根部并连络之；它的另一条别出的支脉，进入耳中，而与耳部的宗脉相会合。如果偏历发生病变，属于实证，就会发生龋齿、耳聋等病证；而属于虚证，就会出现牙齿发冷、胸膈间闭塞不畅等症状。对于以上这些病证，都可以取用手阳明大肠经的络脉从其本经所别出之处的络穴偏历穴来进行治疗。

手少阳三焦经别出的络脉，名叫外关。它在手掌后方距离腕关节两寸的部位从本经分出，由此而向外绕行于臂部，然后再向上走行，注于胸中，而与手厥阴心包络经相会合。如果外关发生病变，属于实证，就会出现肘关节拘挛的症状；而属于虚证，就会出现肘关节弛缓不收的症状。对于以上这些病证，都可以取用手少阳三焦经的络脉从其本经所别出之处的络穴外关穴来进行治疗。

【原文】

足太阳之别，名曰飞扬。去踝七寸，别走少阴。实则鼽窒，头背痛；虚则鼽衄。取之所别也。

足少阳之别，名曰光明。去踝五寸，别走厥阴，下络足跗。实则厥，虚则痿躄①，坐不能起。取之所别也。

足阳明之别，名曰丰隆。去踝八寸，别走太阴；其别者，循胫骨外廉，上络头项，合诸经之气，下络喉嗌。其病气逆则喉痹瘁瘖②。实则狂癫，虚则足不收，胫枯。取之所别也。

足太阴之别，名曰公孙。去本节之后一寸，别走阳明；其别者，入络肠胃。厥气上逆则霍乱③。实则肠中切痛，虚则鼓胀。取之所别也。

足少阴之别，名曰大钟。当踝后绕跟，别走太阳；其别者，并经上走于心包，下贯腰脊。其病气逆则烦闷，实则闭癃，虚则腰痛。取之所别者也。

足厥阴之别，名曰蠡沟。去内踝五寸，别走少阳；其别者，经胫上睾，结于茎。其病气逆则睾肿卒疝。实则挺长，虚则暴痒。取之所别也。

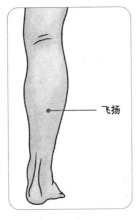

飞扬

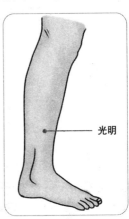

光明

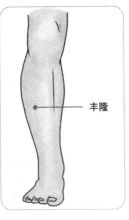

丰隆

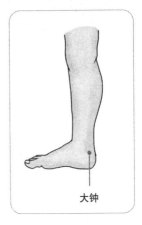

大钟

① 痿躄：下肢痿软无力，不能行走。② 瘖痱：即突然失音，不能讲话。马元台："瘖，当作瘁。"③ 厥气上逆则霍乱：张介宾，"厥气者，脾气失调而或寒或热，皆为厥气。逆而上行则为霍乱，本经入腹属脾络胃，故其所病如此"。

【译文】

足太阳膀胱经别出的络脉，名叫飞扬。它在足之上方、距离外踝七寸的部位从本经分出，由此而别行并走向足少阴肾经的经脉。如果飞阳发生病变，属于实证，就会出现鼻塞不通，头背部疼痛等症状；而属于虚证，就会出现鼻流清涕或鼻出血的症状。对于以上这些病证，都可以取用足太阳膀胱经的络脉从其本经所别出之处的络穴飞阳穴来进行治疗。

足少阳胆经别出的络脉，名叫光明。它在足之上方距离外踝五寸的部位从本经分出，由此而别行并走向足厥阴肝经的经脉，然后再向下走行，而连络于足背部。如果光明发生病变，属于实证，就会出现下肢厥冷的症状；而属于虚证，就会出现下肢痿软无力以致难以步行，以及坐下后就不能再起立等症状。对于以上这些病证，都可以取用足少阳胆经的络脉从其本经所别出之处的络穴光明穴来进行治疗。

足阳明胃经别出的络脉，名叫丰隆。它在足之上方距离外踝八寸的部位从本经分出，由此而别行并走向足太阴脾经的经脉；它有一条别行的支脉，在丰隆穴处别行而出，然后就沿着胫骨的外缘向上走行，一直走到头项部，与其他各经的经气相会合，然后再向下走行，并最终连络于咽喉部。它的脉气如果向上逆行，就会导致咽喉肿闭、突然失音而不能言语等症状。如果它的经脉发生病变，属于实证，就会出现神志失常的癫狂症；而属于虚证，就会出现两足弛缓不收、小腿部肌肉枯痿等症状。对于以上这些病证，都可以取用足阳明胃经的络脉从其本经所别出之处的络穴丰隆穴来进行治疗。

足太阴脾经别出的络脉，名叫公孙。它在足大趾本节后方一寸远的地方从本经分出，由此而别行并走向足阳明胃经的经脉；它有一条别行的支脉，向上走行，进入腹部而连络于肠胃。它的脉气如果厥逆上行，就会导致吐泻交作的

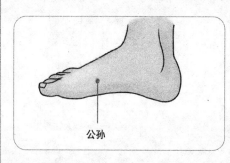

公孙

霍乱证。如果它的经脉发生病变，属于实证，就会出现腹部痛如刀绞的症状；而属于虚证，就会出现腹胀如鼓的症状。对于以上这些病证，都可以取用足太阴脾经的络脉从其本经所别出之处的络穴公孙穴来进行治疗。

足少阴肾经别出的络脉，名叫大钟。它从足内踝的后方别行分出，由此再环绕足跟至足的外侧，而走向足太阳膀胱经的经脉；它有一条别行的支脉，与足少阴肾经的正经并行而上，抵达心包络，然后再向外下方走行，贯穿腰脊。如果它的脉气上逆，就会出现心烦胸闷的症状。如果它的经脉发生病变，属于实证，就会出现二便不通的症状；而属于虚证，就会出现腰痛的症状。对于以上这些病证，都可以取用足少阴肾经的络脉从其本经所别出之处的络穴大钟穴来进行治疗。

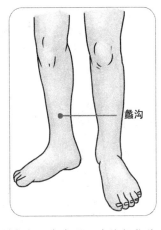

蠡沟

足厥阴肝经别出的络脉，名叫蠡沟。它在足之上方距离内踝五寸的部位从本经分出，由此而别行并走向足少阳胆经的经脉；它有一条别行的支脉，经过胫部而上行至睾丸，并聚结于阴茎。它的脉气如果上逆，就会导致睾丸肿大，突发疝气。如果它的经脉发生病变，属于实证，就会导致阴茎勃起而不能回复；属于虚证，就会出现阴部奇痒难忍等症状。对于以上这些病证，都可以取用足厥阴肝经的络脉从其本经所别出之处的络穴蠡沟穴来进行治疗。

【原文】

任脉之别，名曰尾翳^①。下鸠尾，散于腹。实则腹皮痛，虚则痒搔。取之所别也。

督脉之别，名曰长强。挟膂上项，散头上，下当肩胛左右，别走太阳，入贯膂。实则脊强，虚则头重。高摇之，挟脊之有过者。取之所别也。

脾之大络，名曰大包。出渊腋下三寸，布胸胁。实则身尽痛，虚则百节皆纵。此脉若罗络之血者^②，皆取之脾之大络脉也。

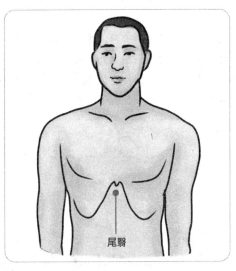

尾翳

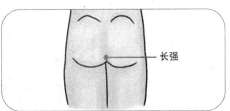

长强

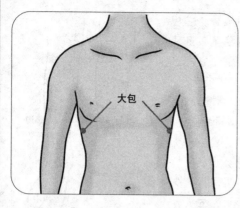

【注释】

①尾翳：即鸠尾穴。杨上善："尾则鸠尾，一名尾翳，是心之蔽骨。"②罗络之血者：张介宾，"言此大络，包罗诸络之血"。

【译文】

任脉别出的络脉，名叫尾翳。它起始于胸骨下方的鸠尾处，由此再向下散于腹部。如果尾翳发生病变，属于实证，就会出现腹部皮肤疼痛的症状；而属于虚证，就会出现腹部皮肤瘙痒的症状。对于以上这些病证，都可以取用任脉的络脉从其本经所别出之处的络穴尾翳穴来进行治疗。

督脉别出的络脉，名叫长强。它起始于尾骨尖下方的长强穴处，由此再夹着脊柱两旁的肌肉向上走行到项部，并散于头上，然后再向下走行到肩胛部的附近，此后就别行走向足太阳膀胱经，并深入体内，贯穿脊柱两旁的肌肉。如果长强发生病变，属于实证，就会出现脊柱强直以致不能俯仰的症状；而属于虚证，就会出现头部沉重、振摇不定等症状。以上这些症状都是由本条络脉之夹行于脊柱两侧的部分发生病变而引起的。对于这些病证，都可以取用督脉的络脉从其本经所别出之处的络穴长强穴来进行治疗。

脾脏的大络，名叫大包。它起始于渊腋穴下方三寸处，由此再散布于胸胁。如果大包发生病变，属于实证，就会出现全身各处都疼痛的症状；而属于虚证，就会出现周身骨节都弛纵无力的症状。这一络脉能够包罗诸络脉之血，所以对于以上这些病证，都可以取用脾之大络从其本经所别出之处的络穴大包穴来进行治疗。

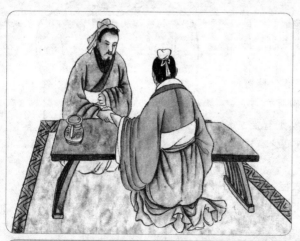

医生在对病人进行诊察时，必须仔细观察络脉及其所在部位有可能存在的异常现象。

【原文】

凡此十五络者，实则必见，虚则必下。视之不见，求之上下。人经不同，络

208

脉亦所别也。

【译文】

　　上面所述的十五条络脉，在发病时，凡是由于脉气旺盛所引起的实证，脉络必定都会变得明显突出而容易看到；凡是由于脉气虚弱所引起的虚证，脉络必定都会变得空虚下陷而不易察知。如果在络穴所在部位的体表处看不到丝毫异常的现象，就应当到该穴所在部位周围去仔细观察。人的形体有高矮胖瘦的区别，所以经脉会有长短的不同，而其络脉所别行分出的部位也会有一些差异，因此，医生在诊察病情时必须仔细体察。

◎营卫生会：营卫与气血◎

【导读】

营卫，即人体的营气和卫气。生会，即生成与会合。本篇对人体内营气和卫气的生成和会合情况进行了详述，所以名为"营卫生会"。

本篇的主要内容包括：一、论述营卫二气的生成会合情况；二、介绍三焦的功能和特点。之所以要介绍三焦，是因为营卫的功用和三焦有着密切的关系。

【原文】

黄帝问于岐伯曰：人焉受气？阴阳焉会？何气为营？何气为卫？营安从生？卫于焉会？老壮不同气，阴阳异位，愿闻其会。

岐伯答曰：人受气于谷。谷入于胃，以传与肺，五脏六腑，皆以受气。其清者为营，浊者为卫①。营在脉中，卫在脉外。营周不休，五十度而复大会。阴阳相贯，如环无端。卫气行于阴二十五度，行于阳二十五度，分为昼夜。故气至阳而起，至阴而止。故曰：日中而阳陇为重阳，夜半而阴陇为重阴。故太阴主内，太阳主外。各行二十五度，分为昼夜。夜半为阴陇，夜半后而为阴衰，平旦阴尽，而阳受气矣。日中而阳陇②，日西而阳衰。日入阳尽，而阴受气矣。夜半而大会，万民皆卧，命曰合阴。平旦阴尽而阳受气。如是无已，与天地同纪。

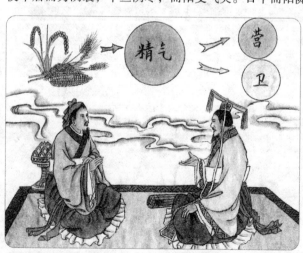

黄帝向岐伯请教精气和营卫二气的相关知识。

【注释】

①清者为营，浊者为卫：即水谷精微中清柔的部分进入脉中，为营气；水谷精微中刚悍的部分行于脉外，为卫气。张

介宾："谷气出于胃，而气有清浊之分。清者，水谷之精气也；浊者，水谷之悍气也。诸家以上下焦言清浊者皆非。清者属阴，其性精专，故化生血脉，而周行于经隧之中，是为营气；浊者属阳，其性慓疾滑利，故不循经络，而直达肌表，充实于皮毛分肉之间，是为卫气。"②陇：通"隆"，隆盛的意思。

【译文】

黄帝向岐伯问道：人体的精气来自何处？阴阳之气是怎样交会的？什么气叫"营"？什么气叫"卫"？"营"和"卫"是怎样生成的？二者又是怎样相会的？老年人与壮年人营卫二气的盛衰不同，昼夜运行的部位也不同，我想听您讲讲它们交会的道理。

岐伯回答说：人体的精气，来源于饮食五谷。饮食入胃，经过消化，再经脾吸收其精微之气，然后向上注入肺，从而使得五脏六腑都能得到精微之气的供养。这些精气中，精粹清纯的部分叫作"营"，剽悍滑利的部分叫作"卫"。营气运行于经脉之内，卫气运行于经脉之外。营卫二气在人体内周身运行不止，各自运行五十周后在手太阴交会一次。阴分和阳分互相贯通，终而复始，就像圆环一样没有开始终止。卫气夜间在人体内的阴经运行二十五周次，白天在阳经也运行二十五周次，这是以白天和黑夜来划分的。所以，卫气的循行，从属阳的头部开始，到手足阴经为止。因此，卫气行于阳经，当中午阳气隆盛时，称为"重阳"，到半夜阴气隆盛时，称为"重阴"。太阴主管人体内部，太阳主管人体外表。营卫在其中各运行二十五周次，都是以昼夜来划分的。半夜是行于阴分的阴气最隆盛的时候，自半夜以后，行于阴分之气就逐渐衰减，到早晨时，则行于阴分之气已尽，而阳分开始受气，阳气继起。中午是行于阳分的阳气最隆盛的时候，从太阳西斜开始，行于阳分之气就逐渐衰减。到日落时，则行于阳分之气已尽，而阴分开始受气，阴气继起。在半夜的时候，阴阳之气相会合，此时人们均已入睡，称为"合阴"。到早晨则行于阴分之气已尽，而阳分开始受气，阳

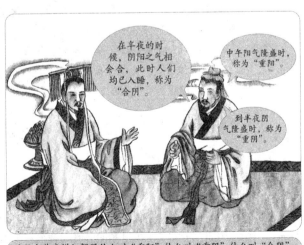

在半夜的时候，阴阳之气相会合，此时人们均已入睡，称为"合阴"。

中午阳气隆盛时，称为"重阳"。

到半夜阴气隆盛时，称为"重阴"。

岐伯向黄帝详细解释什么叫"重阳"，什么叫"重阴"，什么叫"合阴"。

气又继起了。如此循环不息，和自然界昼夜阴阳的变化规律相一致。

【原文】

黄帝曰：老人之不夜瞑者，何气使然？少壮之人，不昼瞑者，何气使然？

岐伯答曰：壮者之气血盛，其肌肉滑，气道通，营卫之行，不失其常，故昼精①而夜瞑。老者之气血衰，其肌肉枯，气道涩，五脏之气相搏，其营气衰少而卫气内伐②，故昼不精，夜不瞑。

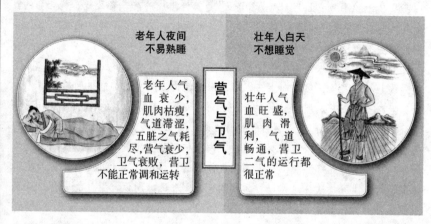

老年人夜间
不易熟睡

壮年人白天
不想睡觉

营气与卫气

老年人气血衰少，肌肉枯瘦，气道滞涩，五脏之气耗尽，营气衰少，卫气衰败，营卫不能正常调和运转

壮年人气血旺盛，肌肉滑利，气道畅通，营卫二气的运行都很正常

【注释】

① 精：此指神清气爽，精神饱满。② 伐：伐扰以致衰败。

【译文】

黄帝问：老年人往往在夜间不易熟睡，是什么原因使他们这样的？壮年人在白天往往不想睡觉，又是什么原因使他们这样的？

岐伯回答说：壮年人气血旺盛，肌肉滑利，气道畅通，营卫二气的运行都很正常，所以白天精神饱满，而晚上睡得很熟。老年人气血衰少，肌肉枯瘦，气道滞涩，五脏之气耗损，营气衰少，卫气衰败，营卫不能正常调和运转，所以白天精神不振，晚上也不能熟睡。

【原文】

黄帝曰：愿闻营卫之所行，皆何道从来？

岐伯答曰：营出于中焦，卫出于下焦①。

黄帝曰：愿闻三焦之所出。

岐伯答曰：上焦出于胃上口，并咽以上，贯膈而布胸中，走腋，循太阴之分而行，还至阳明，上至舌，下足阳明。常与营俱行于阳二十五度，行于阴亦二十五度，一周也。故五十度而复大会于手太阴②矣。

黄帝曰：人有热，饮食下胃，其气未定，汗则出，或出于面，或出于背，或出于身半，其不循卫气之道而出，何也？

岐伯曰：此外伤于风，内开腠理，毛蒸理泄，卫气走之，固不得循其道。此气慓悍滑疾，见开而出，故不得从其道，故命曰漏泄。

【注释】

①"营出"两句：营气是水谷精微所化，水谷精微来自中焦脾胃。又，营气运行始于手太阴肺经，手太阴肺经起于中焦，所以说，营出于中焦。张介宾："营气者，由谷入于胃，中焦受气取汁，化其精微，而上注于肺，乃自手太阴始，周行于经隧之中，故营气出于中焦。卫气者，出其悍气之慓疾，而先行于四末分肉皮肤之间，不入于脉，故于平旦阴尽，阳气出于目，循头项，始阳膀胱经，而行于阳分，日西阳尽，则始于足少阴肾经，而行阴分，其气自膀胱与肾由下而出，故卫气出于下焦。"②大会于手太阴：张介宾，"上焦之气，常与营气俱行于阳二十五度，阴亦二十五度。阳阴者，言昼夜也。昼夜周行五十度，至次日寅时，复会于手太阴肺经，是为一周，然则营气虽出于中焦，而施化则由于上焦也"。

【译文】

黄帝问：我想问一下，营气与卫气的运行是从什么部位发出来的？

岐伯回答说：营气出于中焦，卫气出于下焦。

黄帝说：我想听一下三焦之气的发出部位。

岐伯回答说：上焦之气出自胃的上口贲门，与食道并行向上至咽喉，贯穿膈膜而分布于胸中，再横向走至腋下，沿着手太阴经的路线循行，返回到手阳明经，向上到舌，向下会合于足阳明经，沿着足阳明经走行。卫气与营气一样，都是白天在阳经运行二十五周次，夜间在阴经运行二十五周次，一昼夜为一个大循环。所以，卫气运行总计五十个周次而行遍全身，然后再与营气会合于手太阴肺经。

黄帝问：人在有内热时，饮食刚刚入胃，还没有化成精微之气的时候，就已经出汗，有出于面部的，有出于背部的，有出于半身的，并不按照卫气通常的运行路线而出，这是什么缘故呢？

岐伯说：这是由于外表受了风邪的侵袭，以致腠理舒张开发，毛窍为风热所蒸，腠理疏泄，卫气运行到体表疏松的部位，就不能沿着常规路线而运行了。这是因为卫气的本性是剽悍滑疾的，见到何处疏张开来，就会从何处流汗出来，所以不一定按着卫气循行的正常路线而出，这种出汗过多的情况，名叫"漏泄"。

【原文】

黄帝曰：愿闻中焦之所出。

岐伯答曰：中焦亦并胃中，出上焦之后。此所受气者，泌糟粕，蒸津液，化其精微，上注于肺脉，乃化而为血。以奉生身，莫贵于此。故独得行于经隧，命曰营气。

黄帝曰：夫血之与气，异名同类，何谓也？

岐伯答曰：营卫者，精气也；血者，神气也。故血之与气，异名同类焉。故夺血者无汗，夺汗者无血。故人生有两死，而无两生[①]。

【注释】

① 人生有两死，而无两生：人体夺血会致死亡，夺汗也会致死亡，所以说"有两死"。血与汗两者缺一则不能生，所以说"无两生"。

【译文】

黄帝说：我想再听您讲讲中焦的出处。

岐伯回答说：中焦之气也是发自于胃，在上焦之气发出部位的下方，也就是胃的中脘部。这个部位的功能是吸收精气，通过泌去糟粕、蒸腾津液，而化生精微，然后向上注于肺脉，再化为血液。人体以它来奉养周身，这是人体内最宝贵的物质。所以，它能够独行于经脉之内，称为"营气"。

黄帝问：血与气，名称虽然不同而事实上是同类的物质，这是什么道理呢？

岐伯回答说：营和卫，都属于水谷化成的精气；而血是精气所化生的最宝贵的物质，因此称作"神气"。所以说，血与气的名称虽然不同，而实质上是同类的物质。凡失血过多的人，其汗也少，就不能再采用发汗的治疗方法了；出汗过多的人，其血也少，就不能使用放血的治疗方法了。所以说，病人夺血或夺汗都会导致死亡，而血与汗二者缺一则不能生存。

【原文】

黄帝曰：愿闻下焦之所出。

岐伯答曰：下焦者，别回肠，注于膀胱，而渗入焉。故水谷者，常并居于胃中，成糟粕而俱下于大肠，而成下焦。渗而俱下，济泌别汁，循下焦而渗入膀胱焉。

黄帝曰：人饮酒，酒亦入胃，谷未熟而小便独先下，何也？

岐伯答曰：酒者，熟谷之液也，其气悍以清，故后谷而入，先谷而出焉。

黄帝曰：善。余闻上焦如雾，中焦如沤，下焦如渎，此之谓也。

【译文】

黄帝说：我想再听您讲讲下焦的出处。

岐伯回答说：下焦之气是沿着回肠曲折向下而行，可将糟粕输送到回肠，又将水液注于膀胱并渗入其中。所以说，水谷同在脾胃之中，经过消化吸收以

中医四大名著

后，糟粕进入大肠，这就是下焦的主要功能。至于水液，也是向下渗灌，排去其水，保留清液，其中的浊秽部分，就沿着下焦而渗入于膀胱。

黄帝问：人饮酒后，酒液也会进入胃中，为什么五谷尚未消化，而酒液先从小便独自排出呢？

岐伯回答说：酒是谷类已经蒸熟发酵而酿成的液体，其性剽悍而质清稀，因此，酒液虽在五谷之后入胃，但经过脾胃的迅速吸收，多余的水分反在五谷消化之前排出体外。

黄帝说：讲得好。我听说上焦的作用是输送精气，像雾露蒸腾一样；中焦的作用是腐熟水谷，像沤渍东西一样；下焦的作用是排泄废料，像沟渠排水一样。就是这个道理吧！

上焦之气出自胃的上口贲门

中焦之气发自胃的中脘部

下焦之气沿着回肠向下而行

师传：问诊的技巧

【导读】

师传，即先师的心传。本篇之所以名为"师传"，是因为篇中所论在医书中没有记载，乃是由先师传授的经验。

本篇的主要内容有：一、强调医生临床思想方法的重要，即应当懂得"顺"和"便"的道理，能够顺应人之常情和自然规律，同时要"临病人问所便"，医患双方能够良好合作，才能做出正确的诊断与合理的治疗；二、说明望诊的重要性，指出医生要根据病人的身形、肢节、肌肉、五官等情况，来测候脏腑的情状与病变。

【原文】

黄帝曰：余闻先师，有所心藏，弗著于方①。余愿闻而藏之，则而行之。上以治民，下以治身，使百姓无病。上下和亲，德泽下流。子孙无忧，传于后世。无有终时，可得闻乎？

岐伯曰：远乎哉问也！夫治民与自治，治彼与治此，治小与治大，治国与治家，未有逆而能治之也，夫惟顺而已矣。顺者，非独阴阳脉论气之逆顺也，百姓人民皆欲顺其志也。

【注释】

① 方：即方版，古代书写用的木板。

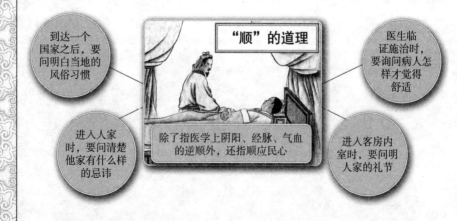

"顺"的道理

到达一个国家之后，要问明白当地的风俗习惯

医生临证施治时，要询问病人怎样才觉得舒适

进入人家时，要问清楚他家有什么样的忌讳

进入客房内室时，要问明人家的礼节

除了指医学上阴阳、经脉、气血的逆顺外，还指顺应民心

中医四大名著

216

【译文】

黄帝说：我听说先师有许多宝贵的心得，但没有在著作中记载下来。我希望听听这些心得并牢记于心，以作为准则执行，从大的方面讲，可以用来治理天下百姓；从小的方面讲，可以保养自己的身体，使百姓不为疾病所困。上下和睦亲善，恩德教泽向下流传。让子子孙孙不为疾病所忧虑，并让这些经验传于后世，永远没有终止。所有这些，您可以为我讲述吗？

岐伯说：您问得真深远啊！不论治民还是治身，治彼还是治此，治小还是治大，治国还是治家，从来没有用逆行倒施的方法能治理好的，只有顺应自然规律才行得通。所谓顺，不仅仅是指医学上阴阳、经脉、气血的逆顺，还包括对待百姓时，也要顺应他们的意愿。

【原文】

黄帝曰：顺之奈何？

岐伯曰：入国问俗，入家问讳，上堂问礼，临病人问所便^①。

黄帝曰：便病人奈何？

岐伯曰：夫中热消瘅则便寒，寒中之属则便热。胃中热则消谷，令人悬心善饥。脐以上皮热，肠中热，则出黄如糜。脐以下皮寒，肠中寒，则肠鸣飧泄。胃中寒，肠中热，则胀而且泄。胃中热，肠中寒，则疾饥，小腹痛胀。

【注释】

① 便：即为病者"喜爱"或"相宜"的意思。张介宾："便者，相宜也。有居处之宜否，有动静之宜否，有阴阳之宜否，有寒热之宜否，有性情之宜否，有味气之宜否。临病人而失其宜，施治必相左矣。故必问病人之所便，是皆取顺之道也。"

【译文】

黄帝问：怎样才能做到顺呢？

岐伯说：到达一个国家之后，先要问明白当地的风俗习惯；进入人家时，先要问清楚他家有什么样的忌讳；进入客房内室时，更要问明人家的礼节；医生临证施治时，也要询问病人怎样才觉得舒适。

黄帝问：要想使病人觉得舒适，应当怎样做呢？

岐伯说：由于内热而导致多食易饥的消渴病人，适宜于寒的治法；属于寒邪内侵一类的病证，就适宜于热的治法。胃里有热邪，就会很快地消化谷物，使人心似悬挂，总有饥饿感。脐以上的皮肤有热感，说明肠中有热邪，就会排出像稀粥一样的粪便。脐以下的皮肤感觉寒冷，就表明肠中有寒气，会产生肠鸣腹泻的症状。如果胃中有寒气，肠中有热邪，就会导致腹胀腹泻。胃中有热邪，肠中有寒气，就会容易饥饿，并引发小腹胀痛。

【原文】

黄帝曰：胃欲寒饮，肠欲热饮，两者相逆，便之奈何？且夫王公大人血食之君，骄恣纵欲，轻人，而无能禁之，禁之则逆其志，顺之则加其病，便之奈何？治之何先？

岐伯曰：人之情，莫不恶死而乐生。告之以其败，语之以其善，导之以其所便，开之以其所苦。虽有无道之人，恶有不听者乎？

【译文】

黄帝说：胃热宜食寒性的食物，肠寒宜食热性的食物，寒热两者性质相反，应该怎样治疗呢？尤其是那些王公贵族，肉食之人，都是性情骄傲，恣意妄行，轻视别人的，无法劝阻他们，如果劝阻，就会违背他们的意志，但如果顺从他们的意志，就会导致病情加重。在这种情况下，应当如何处理呢？治疗时又应先从哪里着手呢？

岐伯说：人之常情，没有不怕死而喜欢活着的。如果医生告诉他哪些对身体有害，哪些对身体有益，并指导他应该怎样做，解开他们心中的苦痛，即使是不太懂情理的人，又怎么会不听劝告呢？

【原文】

黄帝曰：治之奈何？

岐伯曰：春夏先治其标，后治其本；秋冬先治其本，后治其标。

【译文】

黄帝问：应当怎样治疗呢？

岐伯说：春夏季节，应先治在外的标病，后治在内的本病；秋冬季节，应先治在内的本病，后治在外的标病。

【原文】

黄帝曰：便其相逆^①者奈何？

岐伯曰：便此者，食饮衣服，亦欲适寒温。寒无凄怆^②，暑无出汗。食饮者，热无灼灼^③，寒无沧沧^④，寒温中适。故气将持。乃不致邪僻也。

【注释】

①便其相逆：张介宾，"谓于不可顺之中，而复有不得不委曲，以便其情者也"。②凄怆：身体寒冷。③灼灼：形容食物过热。灼，烧。④沧沧：形容食物过凉。沧，寒冷。

【译文】

黄帝问：对那种性情与病情相矛盾的病人，应当怎样从病人的喜好来适应其病情呢?

岐伯说:对于这样的病人,在日常的饮食穿着上,应注意使他寒温适中。天冷时,要加厚衣服,不要使他受冻发抖;天热时,要减少衣服,不要使他发热出汗。在饮食方面,不要让他吃过热或过凉的食物,寒温要适中。这样真气就能内守,邪气也就无法侵入人体而致病了。

【原文】

黄帝曰:《本脏》^①以身形支节胭肉,候五脏六腑之小大焉。今夫王公大人、临朝即位之君而问焉,谁可扪循之而后答乎?

岐伯曰:身形支节者,脏腑之盖^②也,非面部之阅^③也。

【注释】

①《本脏》:指《黄帝内经》的《本脏》篇。②脏腑之盖:身体肢节是覆盖脏腑的。盖,覆盖。③阅:察看。

【译文】

黄帝说:《本脏》篇认为,根据人的形体、四肢、关节、肌肉等情况,可以测知五脏六腑的形态大小。但对于王公贵族以及临朝居位的君主,如果他们想知道自己的身体状况,有谁敢在他们的身上随便按摸检查,然后再予以回答呢?

岐伯说:人的身形肢节,覆盖在五脏六腑

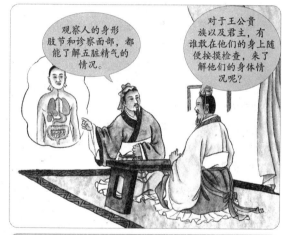

观察人的身形肢节和诊察面部,都能了解五脏精气的情况。

对于王公贵族以及君主,有谁敢在他们的身上随便按摸检查,来了解他们的身体情况呢?

岐伯说,通过观察人的身形肢节也能够了解五脏六腑的情况。

的外部,生理上与脏腑相通,因而观察它们也能了解五脏精气的情况,而不是只有依靠诊察面部才能行。

【原文】

黄帝曰:五脏之气,阅于面者,余已知之矣,以肢节而阅之奈何?

岐伯曰:五脏六腑者,肺为之盖,巨肩陷咽,候见其外^①。

黄帝曰:善。

岐伯曰:五脏六腑,心为之主,缺盆为之道,骺骨有余^②,以候䯏骬。

黄帝曰:善。

岐伯曰：肝者主为将，使之候外，欲知坚固，视目小大。

黄帝曰：善。

岐伯曰：脾者主为卫，使之迎粮③，视唇舌好恶，以知吉凶。

黄帝曰：善。

岐伯曰：肾者主为外，使之远听，视耳好恶，以知其性。

【注释】

①"巨肩"两句：张介宾："肩高胸突，其喉必缩，是为陷咽。"马元台："凡巨肩陷咽者，肺之小大高下、坚脆偏正可候矣。"②骺：两锁骨内侧段的肩端骨。③使之迎粮：使其受纳饮食物。

【译文】

黄帝说：五脏精气的情况，可以由人的面部观察得知，我已经懂得了这个道理。但从形体肢节来察知内脏的情况，应该怎样做呢？

岐伯说：五脏当中，肺所处的部位最高，如同伞盖一样。根据肩的上下动态和咽喉的高突凹陷情况，就能测知肺脏的情况如何。

黄帝说：讲得好。

岐伯说：五脏当中，心是主宰，以缺盆作为血脉的通道，观察两肩端骨距离的远近，就可测知缺盆骨的部位，从而了解心脏的大小。

黄帝说：讲得好。

岐伯说：五脏当中，肝的功能像将军，能够守护身体使其不受侵害，肝开窍于目，要从外面测知肝是否坚固，就应观察眼睛的大小。

黄帝说：讲得好。

岐伯说：脾脏捍卫全身，接受水谷的精微，并将其输送到身体的各个部位，所以了解唇舌味口的好坏，就可以知道脾病的吉凶。

黄帝说：讲得好。

岐伯说：肾脏主水液，通于耳而主外，人们用它来听到远处的声音，所以观察耳的听力的强

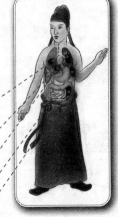

怎样从外在形体判断五脏的情况

判断依据	能测知的内脏
肩的上下动态和咽喉的高突凹陷情况	肺脏
观察两肩端骨距离的远近	心脏
观察眼睛的大小	肝脏
了解唇舌味口的好坏	脾脏
观察耳的听力的强弱	肾脏

弱，就可以测知肾脏的功能如何。

【原文】

黄帝曰：善。愿闻六腑之候。

岐伯曰：六腑者，胃为之海，广骸[1]、大颈、张胸，五谷乃容；鼻隧以长，以候大肠；唇厚、人中长，以候小肠；目下果[2]大，其胆乃横；鼻孔在外，膀胱漏泄[3]，鼻柱中央起，三焦乃约。此所以候六腑者也。上下三等[4]，脏安且良矣。

【注释】

①广骸：形容骨骼宽大。骸，骨骸，骨骼。②目下果：下眼睑。果，同"裹"。③"鼻孔"两句：谓鼻孔偏向外翻，则膀胱失于内固而小便滴漏。④上下三等：指面部的上、中、下三庭及身体的上、中、下三庭均匀正常。面部的上、中、下三庭，发际至印堂为上庭，鼻根至鼻尖为中庭，人中至下颏为下庭。人身体的上、中、下三庭，头面为上庭，头以下至腰部为中庭，腰以下至足部为下庭。

【译文】

黄帝说：讲得好。请您再讲讲从外在形体测候六腑的方法。

岐伯说：六腑当中，胃为水谷之海，凡是骨骼宽大，颈部粗壮，胸部开阔的，胃容纳水谷的量都很大；通过鼻窍的隧道长短，就可测知大肠的状况；通过嘴唇厚薄和人中沟的长短，可测候小肠的情况；下眼睑宽大的，其胆气刚强；鼻孔掀露于外，可知其膀胱不固，容易发生小便滴漏；鼻梁中央高起的，可知其三焦固密，功能没有异常。这就是通过人的外部形体测候六腑的方法。总的来说，人体的上、中、下三部协调匀称，则说明脏腑的功能稳定而正常。

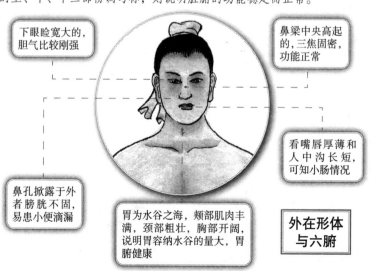

下眼睑宽大的，胆气比较刚强

鼻梁中央高起的，三焦固密，功能正常

看嘴唇厚薄和人中沟长短，可知小肠情况

鼻孔掀露于外者膀胱不固，易患小便滴漏

胃为水谷之海，颊部肌肉丰满，颈部粗壮，胸部开阔，说明胃容纳水谷的量大，胃腑健康

外在形体与六腑

◎决气：六气的功能◎

【导读】

　　决气，意为辨别人体之气。决，本义为打开缺口、引导水流，此处是分析、辨别的意思。气，在此指人体之气，具体又可分为六气，即精、气、津、液、血、脉。本篇主要分析了人体六气的生成、功能和病理特征，最后则说明"五谷与胃为大海"，就是说水谷精微与脾胃消化吸收，乃是六气化生的根源，所以篇名"决气"。

【原文】

　　黄帝曰：余闻人有精、气、津、液、血、脉，余意以为一气耳，乃辨为六名，余不知其所以然。

　　岐伯曰：两神相搏①，合而成形，常先身生，是谓精。

　　何谓气？

　　岐伯曰：上焦开发，宣五谷味②，熏肤，充身、泽毛，若雾露之溉，是谓气。

　　何谓津？

　　岐伯曰：腠理发泄，汗出溱溱③，是谓津。

　　何谓液？

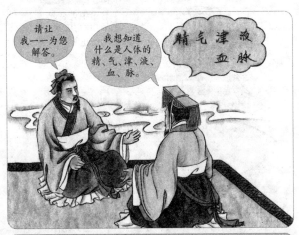

　　岐伯曰：谷入气满，淖泽注于骨，骨属屈伸。泄泽④，补益脑髓，皮肤润泽，是谓液。

　　何谓血？

　　岐伯曰：中焦受气取汁，变化而赤，是谓血。

　　何谓脉？

　　岐伯曰：壅遏营气⑤，令无所避，是

岐伯向黄帝讲解精、气、津、液、血、脉的相关知识。

谓脉。

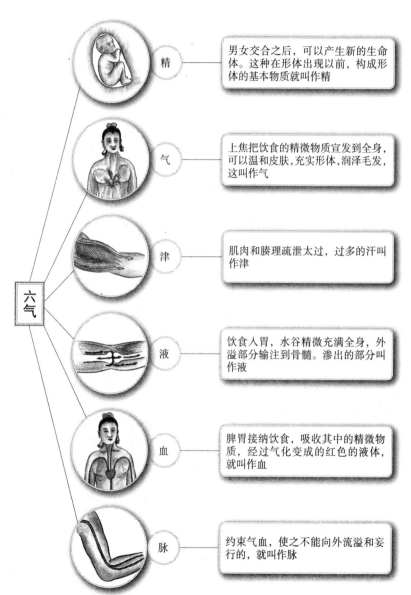

六气

精　男女交合之后，可以产生新的生命体。这种在形体出现以前，构成形体的基本物质就叫作精

气　上焦把饮食的精微物质宣发到全身，可以温和皮肤，充实形体，润泽毛发，这叫作气

津　肌肉和腠理疏泄太过，过多的汗叫作津

液　饮食入胃，水谷精微充满全身，外溢部分输注到骨髓。渗出的部分叫作液

血　脾胃接纳饮食，吸收其中的精微物质，经过气化变成的红色的液体，就叫作血

脉　约束气血，使之不能向外流溢和妄行的，就叫作脉

脉约束营气的作用。张介宾："壅遏者，堤防之谓，犹道路之有封疆，江河之有涯岸。俾营气无所回避，而必行其中者，是谓脉。"

【译文】

黄帝说：我听说过人体有精、气、津、液、血、脉的说法，我原以为这些不过是一种气而已，人们却把它分为六种，我不明白这样分的原因。

岐伯说：男女交合之后，可以产生新的生命体，这种在形体出现以前，构成形体的基本物质，叫作精。

什么叫作气呢？

岐伯说：上焦把饮食的精微物质宣发布散到全身，可以温和皮肤，充实形体，润泽毛发，就像雾露灌溉各种草木一样，这就叫作气。

什么叫作津呢？

岐伯说：肌肉和腠理疏泄太过，汗出过多，这样的汗就叫作津。

什么叫作液呢？

岐伯说：饮食入胃，水谷精微充满于周身，外溢部分输注到骨髓中，使骨骼关节屈伸灵活自如。渗出的部分在内可以补益脑髓，在外散布到皮肤，可以保持皮肤润泽的物质，就叫作液。

什么叫作血呢？

岐伯说：位于中焦的脾胃接纳饮食，吸收其中的精微物质，经过气化变成的红色的液体，就叫作血。

什么叫作脉呢？

岐伯说：像设堤防一样约束着气血，使之不能向外流溢和妄行的，就叫作脉。

【原文】

黄帝曰：六气者，有余不足，气之多少，脑髓之虚实，血脉之清浊，何以知之？

岐伯曰：精脱者，耳聋①；气脱者，目不明②；津脱者，腠理开，汗大泄③；液脱者，骨属屈伸不利，色夭，脑髓消，胫酸，耳数鸣；血脱者，色白，夭然不泽；脉脱者，其脉空虚。此其候也。

黄帝口：六气者，贵贱何如？

岐伯曰：六气者，各有部主④也，其贵贱善恶，可为常主，然五谷与胃为大海也。

【注释】

①精脱者，耳聋：张介宾，"肾藏精，耳者肾之窍，故精脱则耳聋"。②气脱者，

目不明：张志聪，"目之精明五色，气之华也，故气脱者目不明"。③津脱者，腠理开，汗大泄：汗为阳津，腠理疏泄而不能固密，则大汗不止。④各有部主：指六气各有所属的脏器，各有分布的部位。部，部位。主，统领。张介宾："部主，谓各部所主也。如肾主精，肺主气，脾主津液，肝主血，心主脉也。"

【译文】

黄帝问：精、气、津、液、血、脉六气在人体的有余和不足，如精气的多少、津液的虚实、血脉的清浊之类情况，怎样才能知道呢？

岐伯说：精虚，会使人耳聋；气虚，会使人的眼睛视物不明；津虚的，腠理开泄，使人大量出汗；液虚的，四肢关节屈伸不灵活，面色枯槁没有光泽，脑髓不充实，小腿酸软，经常耳鸣；血虚的，面色苍白，晦暗无光；脉虚的，脉管空虚下陷。这就是六气有余和不足的各种表现。

黄帝问：六气对人体的重要性的主次是怎样的呢？

岐伯说：六气分别由各自对应的脏器统领管辖，它们在人体中的重要性及功能的正常与否，都取决于其所归属的脏器的情况，但六气都是五谷精微所化生的，而这些精微物质又都是从胃中化生出来的，因此胃是六气化生的源泉。

◎五阅五使：五官与五脏的关系◎

【导读】

　　五阅，指五脏的外部征象。阅，察也。五使，指面部五气为五脏所使。本篇主要论述了以五官征象观察五气变化，以及五气受五脏所使的道理，故名为"五阅五使"。

　　本篇的主要内容包括：一、说明五脏之气和五官在生理上的密切联系，从五官气色可察知五脏的状况；二、具体叙述五脏与五气的联系规律，以及五脏病变在五官上的形态表现。

【原文】

　　黄帝问于岐伯曰：余闻刺有五官五阅①，以观五气②。五气者，五脏之使③也，五时之副④也。愿闻其五使当安出。

　　岐伯曰：五官者，五脏之阅也。

　　黄帝曰：愿闻其所出，令可为常⑤。

　　岐伯曰：脉出于气口，色见于明堂⑥。五色更出，以应五时，各如其常。经气⑦入脏，必当治理。

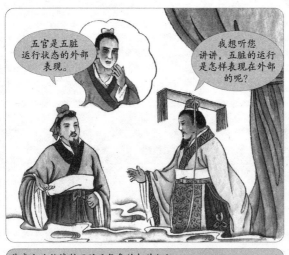

五官是五脏运行状态的外部表现。

我想听您讲讲，五脏的运行是怎样表现在外部的呢？

黄帝向岐伯请教五脏及气色的相关知识。

【注释】

①五官五阅：指外表五官与内里五脏相应，所以内里脏腑的功能正常与否能够在五官上表现出来。五官，指目、鼻、口、舌、耳。它们各有一定的功能职守，故称"官"。张介宾："官者，职守之谓，所以司呼吸、辨颜色、纳水谷、别滋味、听声音也。"五阅，指观察到的五脏的内在变化。

中
医
四
大
名
著

张介宾："阅，外候也，五脏主于中，五官见于外，内外相应，故为五脏之阅。"
② 五气：五脏之气，即肝青、心赤、脾黄、肺白、肾黑五种气色。③ 五脏之使：是说面部五官的气色为五脏所使出。使，奉令出行叫"使"。④ 副：在此有配合、相应的含义。⑤ 令可为常：意思是使它成为常规的方法。⑥ 明堂：指鼻。古时朝廷讲明政教之所叫"明堂"，位于四围正中。而鼻居面部中央，故借"明堂"以喻鼻。⑦ 经气：在此指经脉中的邪气。马元台："外经邪气入藏，必当从里以治之。"

【译文】

黄帝向岐伯问道：我听说针刺法中有"五官五阅"的方法，可以通过五官反映的五脏之气的外在状况，来观察五种气色。五种气色，是五脏的外在表现，并与五时气候相配合。我想听您讲讲，五脏的运行是怎样表现在外部的呢？

岐伯回答说：五官是五脏运行状态的外部表现。

黄帝：我想了解五官表现五脏变化状况的征象，并将它作为诊病的常理。

岐伯说：五脏的脉象反应在气口，气色表现在鼻部。五色交替显现，与五时相对应，而且各有一定的规律。如果有邪气由经脉传入内脏，治疗就必须从内脏入手。

【原文】

帝曰：善。五色独决于明堂乎？

岐伯曰：五官已辨，阙庭① 必张，乃立明堂。明堂广大，蕃蔽② 见外，方壁高基③，引垂居外，五色乃治，平博广大，寿中百岁。见此者，刺之必已，如是之人者，血气有余，肌肉坚致，故可苦以针。

【注释】

① 阙庭：《灵枢·五色》："阙者，眉间也""庭者，颜也。"古代宫庙及墓门所立双柱叫"阙"，以此喻面部的两眉之间。庭，即庭院，以此喻人的面部。② 蕃蔽：有屏障义。颊侧、耳门为面部之保护，故喻称为"蕃蔽"。《灵枢·五色》："蕃者，颊侧也。蔽者，耳门也。"蕃，本意为草木茂盛。茂盛之草木可成为人的屏障保护。蔽，遮蔽，隐蔽。③ 方壁高基：指面部方正，肌肉丰满，骨骼隆起。壁，指面部肌肉。基，指下颌部。马元台："耳四周之壁既方，地角之基又高。"

【译文】

黄帝说：讲得好。那么五色的表现仅是反映在鼻部吗？

岐伯说：五官之色，已经分明，眉间及额部的天庭部位必须开阔饱满，才可观察明堂的色泽变化。如果明堂宽阔，颊部和耳门部显露于外，面部肌肉方正丰厚，齿龈的本肉在外守护着牙齿，面部五色正常，五官的位置端正平阔，人就能拥有百岁的寿命。如果见到这样的人患有疾病，使用针刺一定能治愈，因为其气血充足，肌肉坚实，腠理致密，可以用针刺的方法治疗。

【原文】

　　黄帝曰：愿闻五官。

　　岐伯曰：鼻者，肺之官也；目者，肝之官也；口唇者，脾之官也；舌者，心之官也；耳者，肾之官也。

　　黄帝曰：以官何候？

　　岐伯曰：以候五脏。故肺病者，喘息鼻张；肝病者，眦青；脾病者，唇黄；心病者，舌卷短，颧赤；肾病者，颧与颜黑。

【译文】

　　黄帝问：五官与五脏的对应关系是怎样的呢？

　　岐伯说：鼻是肺脏的官窍，眼睛是肝脏的官窍，口唇是脾脏的官窍，舌是心脏的官窍，耳是肾脏的官窍。

　　黄帝问：由五官可以测知什么病变呢？

　　岐伯说：可以测候五脏的病变。肺脏有病时，喘息急促，鼻翼扇动；肝脏有病时，眼角发青；脾脏有病时，口唇发黄；心脏有病时，舌卷而短缩，两颧红赤；肾脏有病时，两颧及额部发黑。

【原文】

　　黄帝曰：五脉安出，五色安见，其常色殆者如何？

　　岐伯曰：五官不辨，阙庭不张，小其明堂，蕃蔽不见，又埤其墙①，墙下无基，垂角去外。如是者，虽平常殆，况加疾哉！

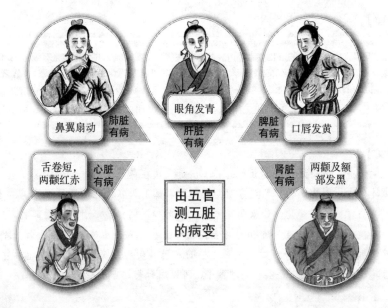

出五官测五脏的病变

【注释】

①埤：通"卑"，低矮，低小。

【译文】

黄帝问：五脏的脉象正常时，五色的表现也就正常，有的人气色和正常人一样，但一旦有病则会非常危险，这是为什么呢？

岐伯说：五官分野不清，天庭不开阔，鼻子狭小，颊部和耳门部狭窄而不饱满，耳周围和耳下的肌肉不丰厚，耳垂和下颏像削去了一块。这样的人，即使平时气色和脉象正常，也有着夭折的危险，何况是又患有疾病呢！

【原文】

黄帝曰：五色之见于明堂，以观五脏之气，左右高下，各有形乎？

岐伯曰：脏腑之在中也，各以次舍，左右上下，各如其度也。

【译文】

黄帝问：五色显现在鼻部，可以用来观察并推知五脏之气的变化，那么在鼻部的左右上下也各有一定的显现吗？

岐伯说：脏腑在胸腹的里面，各有一定的位置，那么反映在鼻部的体现五脏运行状态的五色，自然也有各自所属的部位了。

◎阴阳系日月：人体的阴阳之分◎

【导读】

阴阳，在本篇中包括自然界的阴阳、人体的阴阳和经脉的阴阳。本篇将自然界的阴阳和人体的阴阳相联系，根据日月相对转移的现象，说明了自然界阴阳盛衰和人体阴阳经脉的活动规律，所以篇名"阴阳系日月"。

本篇首先论述了人体各部和经脉与日月、天干、地支的阴阳配属关系，并据此提出人气所在，指出针刺时应忌刺经脉，以免损伤正气等注意事项。

【原文】

黄帝曰：余闻天为阳，地为阴，日为阳，月为阴，其合之于人，奈何？

岐伯曰：腰以上为天，腰以下为地，故天为阳，地为阴。故足之十二经脉，以应十二月[①]，月生于水，故在下者为阴；手之十指，以应十日，日主火，故在上者为阳。

【注释】

① "故足之"两句：足之十二经脉，指足三阴、足三阳经，左右共十二经脉；十二月，即一年中的十二个月份。因两足在腰以下，下为阴，月与日相对，则月属阴，所以把两者联系起来，认为足十二经与十二月相应。

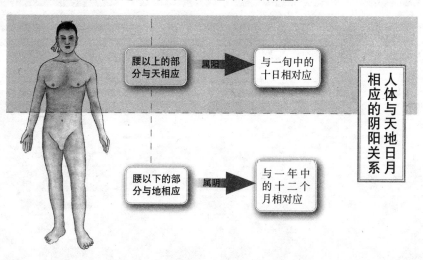

腰以上的部分与天相应　属阳　→　与一旬中的十日相对应

腰以下的部分与地相应　属阴　→　与一年中的十二个月相对应

人体与天地日月相应的阴阳关系

【译文】

黄帝问：我听说天为阳，地为阴，日为阳，月为阴，它们与人体是怎样相应合的呢？

岐伯说：人体腰以上的部分与天相应，属阳；腰以下的部分与地相应，属阴。所以，足部的十二条经脉，与一年中的十二个月相对应，月是禀受水性而产生的，属阴，所以与十二个月相对应的下肢经脉属阴；上肢的双手有十个手指，与一旬中的十日相对应，日是禀受火性而产生的，属阳，所以与十日相对应的上肢经脉属阳。

【原文】

黄帝曰：合之于脉，奈何？

岐伯曰：寅者，正月之生阳也^①，主左足之少阳；未者，六月，主右足之少阳；卯者，二月，主左足之太阳；午者，五月，主右足之太阳；辰者，三月，主左足之阳明；巳者，四月，主右足之阳明。此两阳合明，故曰阳明。申者，七月之生阴也，主右足之少阴；丑者，十二月，主左足之少阴；酉者，八月，主右足之太阴；子者，十一月，主左足之太阴；戌者，九月，主右足之厥阴；亥者，十月，主左足之厥阴。此两阴交尽，故曰厥阴。

甲主左手之少阳，己主右手之少阳。乙主左手之太阳，戊主右手之太阳。丙主左手之阳明，丁主右手之阳明。此两火并合，故为阳明。庚主右手之少阴，癸主左手之少阴。辛主右手之太阴，壬主左手之太阴。

【注释】

① "寅者"两句：寅为十二地支之一，古人将十二地支，按先后顺序，从寅开始，配属十二月，叫作"月建"，作为每一个月份的符号。正月寅是古代天文学家通过观察北斗星所指的方位定出来的。因北斗由七星组成，其中一至四星名魁，五至七星名杓，又称"斗柄"。斗柄在每年正月的黄昏时指向东北寅位，二月指向东方卯位，三月指向东南辰位，四月指向东南巳位……十一月指向北方子位，十二月指向东北丑位。正月为初春，为一年中阳气初生的时候，故曰"月之生阳也"。

【译文】

黄帝问：十二个月和十日是怎样与经脉相配合的呢？

岐伯说：一年有十二月，与十二地支相合，并与人体下肢的十二条经脉相应。寅为正月，此时阳气初生，与身体左侧下肢的足少阳胆经相对应；未为六月，与身体右侧下肢的足少阳胆经相对应；卯为二月，与身体左侧下肢的足太阳膀胱经相对应；午为五月，与身体右侧下肢的足太阳膀胱经相对应；辰为三月，与身体左侧下肢的足阳明胃经相对应；巳为四月，与身体右侧下肢的足阳明胃经相对应。正如前面所讲的那样，阳明处于太阳与少阳之间，两阳合明，

十二个月与经脉的关系

日期	身体部位	对应的经脉
正月	左侧下肢	足少阳胆经
二月	左侧下肢	足太阳膀胱经
三月	左侧下肢	足阳明胃经
四月	右侧下肢	足阳明胃经
五月	右侧下肢	足太阳膀胱经
六月	右侧下肢	足少阳胆经
七月	右侧下肢	足少阴肾经
八月	右侧下肢	足太阴脾经
九月	右侧下肢	足厥阴肝经
十月	左侧下肢	足厥阴肝经
十一月	左侧下肢	足太阴脾经
十二月	左侧下肢	足少阴肾经

一旬与经脉的关系

日期	身体部位	对应的经脉
甲日	左侧上肢	手少阳三焦经
己日	右侧上肢	手少阳三焦经
乙日	左侧上肢	手太阳小肠经
戊日	右侧上肢	手太阳小肠经
丙日	左侧上肢	手阳明大肠经
丁日	右侧上肢	手阳明大肠经
癸日	左侧上肢	手少阴心经
庚日	右侧上肢	手少阴心经
壬日	左侧上肢	手太阴肺经
辛日	右侧上肢	手太阴肺经

所以称为阳明。申为七月，此时阴气初生，与身体右侧下肢的足少阴肾经相对应；丑为十二月，与身体左侧下肢的足少阴肾经相对应；酉为八月，与身体右侧下肢的足太阴脾经相对应；子为十一月，与身体左侧下肢的足太阴脾经相对应；戌为九月，与身体右侧下肢的足厥阴肝经相对应；亥为十月，与身体左侧下肢的足厥阴肝经相对应。厥阴处于少阴与太阴之间，足少阴经同足太阴经的经气交会，必须经过足厥阴经，所以称为厥阴。

一旬有十日，与十个天干相合，并与人体上肢的十条经脉相应。甲日与身体左侧上肢的手少阳三焦经相对应，己日与身体右侧上肢的手少阳三焦经相对应。乙日与身体左侧上肢的手太阳小肠经相对应，戊日与身体右侧上肢的手太阳小肠经相对应。丙日与身体左侧上肢的手阳明大肠经相对应，丁日与身体右侧上肢的手阳明大肠经相对应。在五行的归类中，丙、丁都属火，两火合并，所以称为阳明。庚日与身体右侧上肢的手少阴心经相对应，癸日与身体左侧上肢的手少阴心经相对应。辛日与身体右侧上肢的手太阴肺经相对应，壬日与身体左侧上肢的手太阴肺经相对应。

【原文】

故足之阳者，阴中之少阳也；足之阴者，阴中之太阴也。手之阳者，阳中之太阳也；手之阴者，阳中之少阴也。腰以上者为阳，腰以下者为阴。

其于五脏也，心为阳中之太阳，肺为阴中之少阴，肝为阴中少阳，脾为阴中之至阴，肾为阴中之太阴。

【译文】

手在腰以上为阳，足在腰以下为阴。位于下肢的足三阳经，为阴中的少阳，阳气微弱；位于下肢的足三阴经，是阴中的太阴，阴气最盛。位于上肢的阳经，是阳中的太阳，阳气最盛；位于上肢的阴经，是阳中的少阴，阴气微弱。

五脏的阴阳属性，也可以用这个原理来说明：心位于膈上，属火，是阳中之太阳；肺居于膈上，属金，是阳中之少阴；肝位于膈下，属木，是阴中之少阳；脾位于膈下，属土，是阴中之至阴；肾位于膈下，属水，是阴中之太阴。

【原文】

黄帝曰：以治之，奈何？

岐伯曰：正月、二月、三月，人气①在左，无刺左足之阳②；四月、五月、六月，人气在右，无刺右足之阳；七月、八月、九月，人气在右，无刺右足之阴；十月、十一月、十二月，人气在左，无刺左足之阴。

【注释】

①人气：人体的正气。冬季和春季人气在左，夏季和秋季人气在右。②无刺左足之阳：正月不宜刺左足的少阳经，二月不宜刺左足的太阳经，三月不宜刺右足的阳明经。总的原则是不刺与月建相配合的经脉，以避免伤损正气。其余可依此类推。

【译文】

黄帝问：怎样把上述理论运用到治疗当中呢？

岐伯说：在一年的十二个月中，正月、二月和三月，人体的阳气分别偏重于身体左侧下肢的足少阳胆经、足太阳膀胱经和足阳明胃经，所以不宜针刺这些经脉；四月、五月和六月，人体的阳气分别偏重于身体右侧下肢的足阳明胃经、足太阳膀胱经和足少阳胆经，所以不宜针刺这些经脉；七月、八月和九月，人体的阴气分别偏重于身体右侧下肢的足少阴肾经、足太阴脾经和足厥阴肝经，所以不宜针刺这些经脉；十月、十一月和十二月，人体的阴气分别偏重于身体左侧下肢的足厥阴肝经、足太阴脾经和足少阴肾经，所以不宜针刺这些经脉。

【原文】

黄帝曰：五行以东方为甲乙木主春，春者，苍色，主肝。肝者，足厥阴也。今乃以甲为左手之少阳，不合于数，何也？

岐伯曰：此天地之阴阳也，非四时五行之以次行也。且夫阴阳者，有名而无形，故数之可十，离之可百，散之可千，推之可万，此之谓也。

【译文】

黄帝问：在五行归类中，方位中的东方和天干中的甲、乙都属木，木气旺于春季，在五色中主青色，在五脏中主肝脏，隶属肝的经脉是足厥阴肝经，现在却把甲对应于身体左侧上肢的手少阳三焦经，不符合天干对应五行的规律，这是为什么呢？

岐伯回答说：这里所讲的，是根据自然界阴阳变化的规律来配合天干地支，以此来说明十二经脉的阴阳属性，不是按照四季的次序和五行属性来配合天干地支的。此外，阴阳是一个抽象概念，而不是一种具体事物，所以它的运用非常广泛，同一个阴阳可以指一种事物，也可以扩展到十种、百种、千种、万种乃至无数的事物，说的就是这个道理。

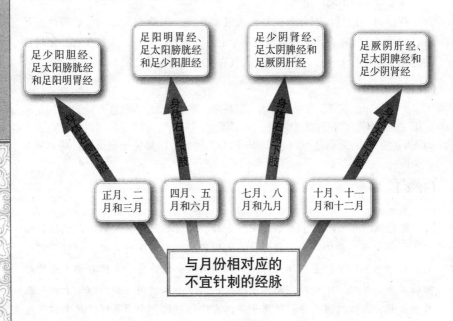

足少阳胆经、足太阳膀胱经和足阳明胃经

足阳明胃经、足太阳膀胱经和足少阳胆经

足少阴肾经、足太阴脾经和足厥阴肝经

足厥阴肝经、足太阴脾经和足少阴肾经

身体左侧上肢

身体右侧下肢

身体右侧下肢

身体左侧上肢

正月、二月和三月

四月、五月和六月

七月、八月和九月

十月、十一月和十二月

与月份相对应的不宜针刺的经脉

◎五变：五种特殊的病变◎

【导读】

　　本篇主要论述了疾病和体质的关系，以五种不同质地的树木遇到五种异常气候变化时的表现为例，说明了人由于体质不同而发生不同疾病的道理，所以篇名"五变"。

　　本篇的主要内容有：一、说明疾病的发生，虽是外邪侵袭所致，但主要还是取决于人的体质强弱；二、分析风厥、消瘅、寒热、痹证、积聚五种病证的不同病变和诊候方法。

【原文】

　　黄帝问于少俞曰：余闻百疾之始期也，必生于风雨寒暑，循毫毛而入腠理。或复还，或留止，或为风肿汗出，或为消瘅，或为寒热，或为留痹，或为积聚。奇邪淫溢，不可胜数，愿闻其故。夫同时得病，或病此，或病彼，意者天之为人生风乎，何其异也？

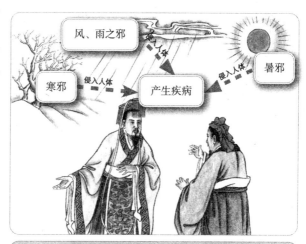

少俞向黄帝讲解当人体违反了自然规律时就会产生不同的病变。

　　少俞曰：夫天之生风者，非以私百姓也。其行公平正直，犯者得之，避者得无殆，非求人而人自犯之。

【译文】

　　黄帝向少俞问道：我听说许多疾病刚开始的时候，必定由风、雨、寒、暑外感而引起，邪气沿着毫毛而侵入到腠理。有的能够从体表出来，有的则

235

会停留在体内，或发为风肿而出汗，或发为消瘅，或发为寒热，或成为留痹，或成为积聚。因时令反常而浸淫泛溢于人体的病邪，引起的病证难以尽数，希望听您讲讲其中的缘故。至于有时人们同时得病，有的患这种病，有的患那种病，我认为是自然气候对人的影响不同，否则，为什么会有各种不同的病变呢？

少俞回答说：大凡自然界出现的各种气候，并不偏私于某个人，它的出现公平正直，冒犯它的就会得病，避开它的就不会发生危险。这不是风邪主动伤人，而是人们自己去触犯了它，因而生出病来了。

【原文】

黄帝曰：一时遇风，同时得病，其病各异，愿闻其故。

少俞曰：善乎哉问！请论以比匠人。匠人磨斧斤，砺刀削，斫材木。木之阴阳，尚有坚脆。坚者不入，脆者皮弛。至其交节，而缺斤斧焉。夫一木之中，坚脆不同。坚者则刚，脆者易伤。况其材木之不同，皮之厚薄，汁之多少，而各异耶？夫木之早花先生叶者，遇春霜烈风，则花落而叶萎。久曝大旱，则脆木薄皮者，枝条汁少而叶萎。久阴淫雨，则薄皮多汁者，皮溃而漉。卒风暴起，则刚脆之木，枝折杌伤①。秋霜疾风，则刚脆之木，根摇而叶落。凡此五者，各有所伤，况于人乎？

【注释】

①杌伤：即树枝折断，木干损伤。杌，指树干。张介宾："木之无枝者也。"

【译文】

黄帝说：有些人在同一时刻遭遇到风邪，又同时患病，可是他们的病证却不相同，希望听您讲讲其中的缘故。

少俞说：这个问题问得很好！请让我以匠人伐木来做比喻吧。匠人磨砺刀斧，用来砍削木材。树木有向阳面和背阴面，所以就有坚硬和松脆的不同。坚硬的地方刀斧不容易砍入，松脆的地方因为外皮松弛而容易砍入。遇到有树节的地方，甚至会把刀斧都碌缺了刃口。在同一种木材中，就有坚脆的不同。坚硬处就难砍，松脆处就易砍，何况各种不同的木材，树皮有厚薄，汁液有多少，性质各不相同。大凡树木花开得早而先生叶子的，遇到春霜或大风，就会花落而树叶枯萎。如果遇到长期的烈日干旱，性脆皮薄的树木就会枝条少汁而树叶枯萎。如果碰上长期的天阴下雨，皮薄汁多的树木就会外皮溃烂而渗水。如果突然刮起了暴风，木质刚脆的树木的枝干就会断折受伤。如果秋天将下寒霜而又有剧烈的风刮起，就会使木质刚脆的树木根部摇动而叶子坠落。上述五种情况，各有其不同的损伤原因和损伤程度，何况人呢？

【原文】

黄帝曰：以人应木奈何？

少俞答曰：木之所伤也，皆伤其枝。枝之刚脆而坚，未成伤也。人之有常病也，亦因其骨节皮肤腠理之不坚固者，邪之所舍也，故常为病也。

【译文】

黄帝问：人的情况和树木的这些情况是如何对应的呢？

少俞回答说：树木受伤，都是伤其树枝。凡是树枝刚脆而坚实的，都不会受伤。人容易患病，也是因为骨节、皮肤、腠理不坚固，邪气容易侵犯并留居在体内。

【原文】

黄帝曰：人之善病风厥漉^①汗者，何以候之？

少俞答曰：肉不坚，腠理疏，则善病风。

黄帝曰：何以候肉之不坚也？

少俞答曰：腘肉不坚，而无分理。理者粗理，粗理而皮不致者，腠理疏。此言其浑然者。

【注释】

① 漉：汗出淋漓的样子。

【译文】

黄帝问：有些人容易患风气厥逆而汗出不止的疾病，应该怎样诊察呢？

少俞回答说：凡是肌肉不坚实，腠理疏松的人，都容易为风邪侵袭而患风厥病。

黄帝问：怎样候察出肌肉不坚实呢？

少俞回答说：这是说肩、肘、大腿等部位的肌肉不坚实，并且没有分理。肌肉不坚实，就会分理粗疏，皮肤不致密，腠理疏松。这就是判断肌肉不够结实的依据。

【原文】

黄帝曰：人之善病消瘅者，何以候之？

少俞答曰：五脏皆柔弱者，善病消瘅。

黄帝曰：何以知五脏之柔弱也？

少俞答曰：夫柔弱者，必有刚强^①，刚强多怒，柔者易伤也^②。

黄帝曰：何以候柔弱之与刚强？

少俞答曰：此人薄皮肤而目坚固以深^③者，长冲直扬^④，其心刚，刚则多怒，怒则气上逆，胸中蓄积，血气逆留，髋皮充肌⑤，血脉不行，转而为热，热则消肌肤，故为消瘅。此言其人暴刚而肌肉弱者也。

【注释】

①"夫柔弱者"两句：丹波元简，"柔弱者必有刚强，谓形质弱而性气刚也"。②"刚强"两句：此谓测知五脏柔弱，是从性情粗暴、多怒的方面看。柔者容易病消瘅。③坚固：视物坚定。深：眶骨高耸，眼珠深凹。④长冲直扬：横眉竖目，举目扬眉貌。冲，当为"衡"，指眉毛。⑤髋皮充饥：即腹部皮肤肌肉充胀。髋，同"宽"，充塞的意思。

【译文】

黄帝问：有些人容易患消瘅病，应该怎样诊察呢？

少俞回答说：五脏都很柔弱的人，都容易发生消瘅病。

黄帝嗯：怎样知道五脏的柔弱呢？

少俞回答说：大凡五脏柔弱的人，必定心性刚强，心性刚强则多怒，所以五脏柔弱的人就容易受到损伤。

黄帝问：怎样候察五脏柔弱与心性刚强呢？

少俞回答说：这种人皮肤脆薄，但是眼睛生得坚固深入，眉毛竖起，心性刚暴，心性刚暴就容易发怒，怒则使气上逆，而积蓄在胸中，血与气交阻停留而运行不畅，充满于肌肉皮肤之间，使血脉不得畅流而生郁热，热则销铄肌肤皮肤，而成为消瘅。这说的就是性情刚暴而肌肉脆弱的人。

【原文】

黄帝曰：人之善病寒热者，何以候之？

少俞答曰：小骨弱肉①者，善病寒热。

黄帝曰：何以候骨之小大，肉之坚脆，色之不一也？

少俞答曰：颧骨者，骨之本也②。颧大则骨大，颧小则骨小。皮肤薄而其肉无䐃，其臂懦懦然③，其地色炲④然，不与其天同色，污然⑤独异，此其候。然臂薄者，其髓不满，故善病寒热也。

【注释】

①小骨弱肉：张介宾，"骨属肾，肉属脾，皆至阴之所在也。阴不足，则阳邪易以入之，故善病寒热"。②颧骨者，骨之本也：张介宾，"目下颊骨曰颧，周身骨骼大小，可验于此"。张志聪："夫肾主骨。颧者，肾之外候也，故颧骨为骨之本。"③懦懦然：柔软无力的样子。④炲：黑色。⑤污然：污垢不洁的样子。

【译文】

黄帝问：有些人容易患寒热病，应该怎样诊察呢？

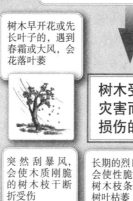

病名	病因
风厥病	容易患风厥病的人，多是肌肉不坚实，腠理疏松
消瘅病	容易患消瘅病的人，五脏都很柔弱
寒热病	容易患寒热病的人，骨骼细小，肌肉脆弱
痹病	容易患痹病的人，多为腠理粗疏而肌肉不坚实者
肠中积聚	容易患肠中积聚的人，通常都皮肤薄弱，肌肉不结实

人受外邪入侵而致病的情况

人的体质不同，容易得的疾病也不同。人得病的原理与树木的变化很相似

树木早开花或先长叶子的，遇到春霜或大风，会花落叶萎

长期的天阴下雨，会使皮薄汁多的树木外皮溃烂而渗水

树木受自然灾害而遭受损伤的情况

突然刮暴风，会使木质刚脆的树木枝干断折受伤

长期的烈日干旱，会使性脆皮薄的树木枝条少汁而树叶枯萎

秋季下寒霜而且刮大风，会使木质刚脆的树木根摇叶落

少俞回答说：凡是骨骼细小，肌肉脆弱的人，都容易患寒热病。

黄帝问：应该怎样候察骨骼的大小、肌肉的坚脆、气色的不同呢？

少俞回答说：面部的颧骨是全身的骨骼之本。颧骨大则全身的骨骼也大，颧骨小则全身的骨骼也小。皮肤薄弱，则肌肉不能隆起，两臂虚弱而无力，面部下巴的气色晦浊无神，与天庭的气色不一致，好像蒙着一层污垢，这就是诊候骨、肉、色的方法。同时，如果臂部肌肉薄弱，其骨髓必定不充实，所以容易患寒热病。

【原文】

黄帝曰：何以候人之善病痹者？

少俞答曰：粗理而肉不坚者，善病痹。

黄帝曰：痹之高下有处乎？

少俞答曰：欲知其高下者，各视其部。

【译文】

黄帝问：怎样诊察容易患痹病的人呢？

少俞回答说：腠理粗疏而肌肉不坚实，则容易患痹病。

黄帝问：痹病的发生有一定的部位吗？

少俞回答说：要想知道痹病部位的上下内外，必须观察身体各个部位的情况。

【原文】

黄帝曰：人之善病肠中积聚者，何以候之？

少俞答曰：皮肤薄而不泽，肉不坚而淖泽，如此则肠胃恶，恶则邪气留止，积聚乃作。脾胃之间，寒温不次，邪气稍至，稸积留止，大聚乃起。

【译文】

黄帝问：有些人容易患肠中积聚，应该怎样候察呢？

少俞回答说：皮肤薄弱而缺乏润泽，肌肉不结实而缺乏滑泽，这样的人肠胃功能不好。肠胃功能不好，邪气就容易停留而成积聚，以致伤及脾胃的正常功能。如果在脾胃之间，寒温不调，即使邪气轻微地侵入，也会蓄积停留，最后形成积聚病。

【原文】

黄帝曰：余闻病形，已知之矣，愿闻其时。

少俞答曰：先立其年，以知其时。时高则起，时下则殆①。虽不陷下，当年有冲通②，其病必起，是谓因形而生病。五变之纪也。

【注释】

①时高则起，时下则殆：凡遇生旺之时，疾病可以好转，若遇衰下之时，疾病就会危险。②冲通：意思是说年运之气与人体不相适应，就会感触而发病。张介宾："虽非衰克陷下之时，而年有所冲，则气有所通，其病亦因而起。"

【译文】

黄帝说：关于各种疾病的症状，我已经知道了，希望再听您讲讲疾病与时令的关系。

少俞回答说：首先要确定一年的气候变化情况，然后再掌握各个时令的气候。凡是在气候对疾病有利之时，其病都会好转；气候对疾病不利之时，病情就会恶化。有时虽然某一时令的气候变化并不剧烈，但因该年气候对其人体不利，也会引发疾病，这就是由于形体素质不同而发生各种疾病。这就是五变的纲要。

◎ 五味：食物的五味 ◎

【导读】

　　五味，指酸、苦、甘、辛、咸五种味道。本篇主要论述了五味对五脏的所入，总结出了其规律是"五味各走其所喜"，并叙述了五谷、五畜、五果、五菜的五味属性，以及五味对于五脏疾病的宜忌，所以篇名"五味"。

　　本篇所论体现了中医学"药食同源"，药物治疗与饮食疗法并重的思想，具有重要的养生指导价值。

【原文】

　　黄帝曰：愿闻谷气有五味，其入五脏，分别奈何？

　　伯高曰：胃者，五脏六腑之海也。水谷皆入于胃，五脏六腑皆禀气于胃。五味各走其所喜。谷味酸，先走肝；谷味苦，先走心；谷味甘，先走脾；谷味辛，先走肺；谷味咸，先走肾。谷气津液已行，营卫大通，乃化糟粕，以次传下。

【译文】

　　黄帝问：希望听您讲讲，五谷有酸、苦、甘、辛、咸五种味道，食物进入人体后，五味如何分别进入五脏呢？

　　伯高说：胃是五脏六腑所需水谷精微汇聚的地方。饮食五谷进入人体后都要进入胃中，五脏六腑都要从胃接受水谷所化生的精微之气。食物的五味同五脏的关系，是按五味、五脏的五行属性相联系的，饮食五味分别进入各自所喜爱的脏器内。

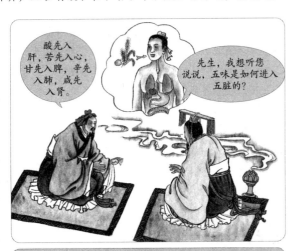

黄帝向伯高请教五味与五脏的关系。

味酸，首先进入肝内；味苦，首先进入心内；味甘，首先进入脾内；味辛，首先进入肺内；味咸，首先进入肾内。饮食五谷所化生的津液，在体内流行而布散全身，营气和卫气就会旺盛通畅，剩余的部分就化成糟粕，由上而下随着二便而排出体外。

【原文】

黄帝曰：营卫之行奈何？

伯高曰：谷始入于胃，其精微者，先出于胃之两焦，以溉五脏。别出两行，营卫之道。其大气^①之抟而不行者，积于胸中，命曰气海。出于肺，循喉咽，故呼则出，吸则入。天地之精气^②，其大数常出三入一^③。故谷不入，半日则气衰，一日则气少矣。

【注释】

① 大气：此处指宗气。② 天地之精气：即天之阳气和地之精气。③ 出三入一：人吸入的自然界之气，被人体吸收利用的与被呼出体外的大致比例是一比三，即吸收一份，排出三份，故曰出三入一。但历代注家对此解释各异。马元台、张介宾认为是指谷食之气呼出三分，天地之气吸入一分而言。杨上善则说："气海之中，谷之精气，随呼吸出入也。人之呼也，谷之精气，三分出已；及其吸也，一分还入，即须资食充其肠胃之虚，以接不还之气。"任谷庵："五谷入于胃也，其糟粕津液宗气分为三隧，故其大数常出三入一。盖所入者谷，而所出者，乃化糟粕，以次传下，其津液溉五脏而生营卫，其宗气积于胸中，以司呼吸，其所出有三者之隧道，故谷不入半日则气衰，一日则气少矣。"

【译文】

黄帝问：营气和卫气是如何运行的呢？

伯高说：饮食五谷进入胃后，所化生的精微部分从胃出来而分别到达上焦和下焦，通过肺而灌溉营养五脏。水谷精微在输布于全身时，分出两条途径，其中所化生的精纯部分是营气，在脉中运行，所化生的运行迅猛、滑利的部分是卫气，在脉外运行，这就是营气和卫气的运行道路。水谷精微的另一部分与吸入的清气结合而形成宗气，宗气不像营气、卫气一样周流全身，而主要是积聚在胸中，所以胸中也称为气海。宗气出自肺，沿着咽喉上行，呼则出，吸则入，保证人体正常的呼吸运动。天地的精气，在体内代谢的大致情况是，宗气、营卫和糟粕三方面都输出，而另一方面又要从天地间吸入空气与摄入饮食，以补给全身营养的需要。所以，人如果半天不进饮食，就会感到气有所衰退，一天不进饮食，就会感到气少了。

【原文】

黄帝曰：谷之五味，可得闻乎？

伯高曰：请尽言之。五谷：秔米①甘，麻②酸，大豆咸，麦苦，黄黍③辛。五果：枣甘，李酸，栗咸，杏苦，桃辛。五畜：牛甘，犬酸，猪咸，羊苦，鸡辛。五菜：葵④甘，韭酸，藿⑤咸，薤⑥苦，葱辛。

五色：黄色宜甘，青色宜酸，黑色宜咸，赤色宜苦，白色宜辛。凡此五者，各有所宜。

五宜：所言五宜者，脾病者，宜食粳米饭，牛肉枣葵；心病者，宜食麦，羊肉杏薤；肾病者，宜食大豆黄卷，猪肉栗藿；肝病者，宜食麻，犬肉李韭；肺病者，宜食黄黍，鸡肉桃葱。

五禁：肝病禁辛，心病禁咸，脾病禁酸，肾病禁甘，肺病禁苦。

肝色青，宜食甘，粳米饭、牛肉、枣、葵，皆甘。

心色赤，宜食酸，犬肉、麻、李、韭，皆酸。

脾色黄，宜食咸，大豆、豕肉、栗、藿，皆咸。

肺色白，宜食苦，麦、羊肉、杏、薤，皆苦。

肾色黑，宜食辛，黄黍、鸡肉、桃、葱，皆辛。

【注释】

① 秔米：即粳米，属土，味甘，入脾。秔，"粳"的异体字。② 麻：即芝麻。③ 黄黍：即黍米，又称黄米，味辛，入肺。④ 葵：即冬葵。一种蔬菜，味甘，入脾。⑤ 藿：指豆叶，味咸，入肾。⑥ 薤：俗名野蒜，可食。

病变部位		面色		宜食食物	
肝脏		发青	甘味		
心脏		发赤	酸味		
脾脏		发黄	咸味		
肺脏		发白	苦味		
肾脏		发黑	辛味		

五脏发生病变的面色与宜食食物

【译文】

黄帝问：您能给我讲讲饮食的五味吗？

伯高说：我愿意详细地讲述一下这些情况。在五谷中，粳米味甘，芝麻味酸，大豆味咸，小麦味苦，黄米味辛。在五果中，枣子味甘，李子味酸，栗子味咸，杏子味苦，桃子味辛。在五畜中，牛肉味甘，狗肉味酸，猪肉味咸，羊肉味苦，鸡肉味辛。在五菜中，冬葵味甘，韭菜味酸，豆叶味咸，野蒜味苦，大葱味辛。

五种病色所适宜服用的五味是，黄色适宜甘味，青色适宜酸味，黑色适宜咸味，赤色适宜苦味，白色适宜辛味。大凡这五种病色，分别有适宜服用的食物之味。

上述五色所适宜服用的五味，分别代表五脏病变所应选用的适宜食物。脾脏病变，宜食粳米饭、牛肉、枣、冬葵等；心脏病变，宜食麦、羊肉、杏、野蒜等；肾脏病变，宜食大豆、黄卷、猪肉、栗子、豆叶等；肝脏病变，宜食芝麻、狗肉、李子、韭菜等；肺脏病变，宜食黄米、鸡肉、桃子、葱等。

五脏病变的禁忌如下：肝脏病变禁忌辛味，心脏病变禁忌咸味，脾脏病变禁忌酸味，肾脏病变禁忌甘味，肺脏病变禁忌苦味。

肝脏病变面色发青，宜食甘味食物，粳米饭、牛肉、大枣、冬葵，都是甘味食物。

心脏病变面色发赤，宜食酸味食物，狗肉、芝麻、李子、韭菜，都是酸味食物。

脾脏病变面色发黄，宜食咸味食物，大豆、猪肉、栗子、豆叶，都是咸味食物。

肺脏病变面色发白，宜食苦味食物，麦、羊肉、杏、野蒜，都是苦味食物。

肾脏病变面色发黑，宜食辛味食物，黄米、鸡肉、桃子、葱等，都是辛味食物。

◎五味论：五味对人体的影响◎

【导读】

五味，即饮食五味，酸、咸、辛、苦、甘。本篇主要论述了五味与人体经络脏腑的关系，以及因五味偏嗜太过而出现的病理变化和由此引起的各种病症，所以篇名"五味论"。

本篇所论体现了要保持饮食营养均衡的法则，具有重要的养生指导意义。

【原文】

黄帝问于少俞曰：五味入于口也，各有所走，各有所病。酸走筋，多食之，令人癃；咸走血，多食之，令人渴；辛走气，多食之，令人洞心；苦走骨，多食之，令人变呕；甘走肉，多食之，令人悗心。余知其然也，不知其何由，愿闻其故。

少俞答曰：酸入于胃，其气涩以收，上之两焦①，弗能出入也。不出即留于胃中，胃中和温，则下注膀胱。膀胱之胞②薄以懦，得酸则缩绻，约而不通，水道不行，故癃。阴者，积筋之所终也③，故酸入而走筋矣。

【注释】

①之：行，走。两焦：即上、中二焦。②胞：皮。③"阴者"两句：阴者，指前阴而言。积筋，即诸筋或宗筋。人的前阴，就是人身诸筋终聚之处。杨上善："人阴器，一身诸筋终聚之处。"张介宾："阴者，阴气也；积筋者，宗筋之所聚也。"

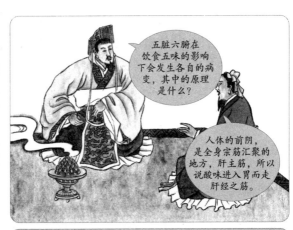

五脏六腑在饮食五味的影响下会发生各自的病变，其中的原理是什么？

人体的前阴，是全身宗筋汇聚的地方，肝主筋，所以说酸味进入胃而走肝经之筋。

少俞向黄帝讲解人因食五味太过而产生身体不适的原因。

【译文】

黄帝向少俞问道：

饮食五味进入人体后，分别进入相应的脏腑经络，五脏六腑在其影响下也会发生各自的病变。如酸味进入筋，食用酸味过多，会使人小便不通；咸味进入血液，食用咸味过多，会使人口渴；辛味进入气分，食用辛味过多，会使人内心有熏灼之感；苦味进入骨骼，食用苦味过多，会使人发生呕吐；甘味进入肌肉，食用甘味过多，会使人感到心胸烦闷。我已知道这些情况，却不知道是什么原因造成的，希望能听您讲讲其中的道理。

少俞回答说：酸味入胃以后，由于酸味涩滞，具有收敛的作用，只能行于上、中二焦，而不能迅速吸收转化而排出。不能排出就流注并停滞在胃中，如果胃中温暖调和，就能促使它下注膀胱。膀胱的皮薄而柔软，遇到酸味便会收缩卷曲，导致膀胱出口处也紧缩而约束不通，影响水液的排泄，从而形成小便不利的病证。人体的前阴，是全身宗筋汇聚的地方，肝主筋，所以说酸味进入胃而走肝经之筋。

【原文】

黄帝曰：咸走血，多食之，令人渴，何也？

少俞曰：咸入于胃，其气上走中焦，注于脉，则血气走之。血与咸相得则凝，凝则胃中汁注之。注之则胃中竭，竭则咽路^①焦，故舌本干而善渴。血脉者，中焦之道也，故咸入而走血矣。

【注释】

① 咽路：咽喉通道。

【译文】

黄帝问：咸味善走血分，食用咸味过多会使人口渴，这是什么道理呢？

少俞说：咸味入胃后，其所化生之气向上走行于中焦，再由中焦而输注于血脉，与血相合。咸与血相合，就会使血液浓稠，血液浓稠就需要胃中的津液不断地补充调和。这样胃中的津液就会不足，胃液干竭，影响咽部的津液输布，就会使得咽部和舌根部均感到干燥，因而出现口渴的现象。血脉是中焦化生的精微输布周身的通道，血液也出于中焦，咸味上行于中焦，所以咸味入胃后，就走入血分。

【原文】

黄帝曰：辛走气，多食之，令人洞心，何也？

少俞曰：辛入于胃，其气走于上焦，上焦者，受气而营诸阳者也。姜韭之气熏之，营卫之气不时受之，久留心下，故洞心。辛与气俱行，故辛入而与汗俱出。

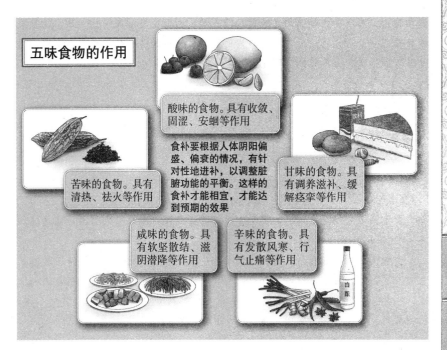

五味食物的作用

酸味的食物。具有收敛、固涩、安蛔等作用

苦味的食物。具有清热、祛火等作用

食补要根据人体阴阳偏盛、偏衰的情况，有针对性地进补，以调整脏腑功能的平衡。这样的食补才能相宜，才能达到预期的效果

甘味的食物。具有调养滋补、缓解痉挛等作用

咸味的食物。具有软坚散结、滋阴潜降等作用

辛味的食物。具有发散风寒、行气止痛等作用

【译文】

黄帝问：辛味善走气分，食用辛味过多会使人内心有熏灼之感，这是什么道理呢？

少俞说：辛味入胃后，它所化生之气走行于上焦，上焦的功能是将来自中焦的水谷精微布散到腠理体表而卫护于外。如果食用过量的葱、姜、蒜、韭之类的辛味食物，就会熏蒸上焦，使营卫之气受到刺激和影响，如果辛味久留于胃中，就会出现内心熏灼的感觉。辛味常与卫气同行，所以辛味入胃以后促使卫气到达体表而出汗，辛味也会随汗液而排泄出来。

【原文】

黄帝曰：苦走骨，多食之，令人变呕，何也？

少俞曰：苦入于胃，五谷之气，皆不能胜苦。苦入下脘，三焦之道皆闭而不通，故变呕。齿者，骨之所终也，故苦入而走骨，故入而复出，知其走骨也。

【译文】

黄帝问：苦味善走骨，食用苦味的东西过多会令人呕吐，这是什么道理呢？

少俞说：苦味入胃后，五谷的其他气味都不能胜过它。当苦味进入下脘后，三焦的通路都受其影响而使气机阻闭不通利，三焦不通，则胃内的食物不得通调和输散，胃气受到苦味的影响而功能失常，因而上逆形成呕吐。牙齿是骨骼的外露部分，苦味经过牙齿进入体内而走骨，然后又随呕吐通过牙齿而出，由此就可以知道苦味走骨的道理了。

【原文】

黄帝曰：甘走肉，多食之，令人悗心，何也？

少俞曰：甘入于胃，其气弱小，不能上至于上焦，而与谷留于胃中者，令人柔润者也。胃柔则缓，缓则虫动，虫动则令人悗心。其气外通于肉，故甘走肉。

【译文】

黄帝问：甘味善走肌肉，食用甘味过多，会使人感到心胸烦闷，这是什么道理呢？

少俞说：甘味入胃后，其所化生之气小而柔弱，不能达于上焦，而经常与食物一同停留在胃中，所以胃气也柔润。胃柔则胃功能迟缓减弱，容易化湿生虫，寄生虫因食甘味而在胃中蠕动，所以人会感到心中烦闷。此外，甘味入脾，脾主肌肉，甘味外通于肌肉，所以说，甘味善走肌肉。

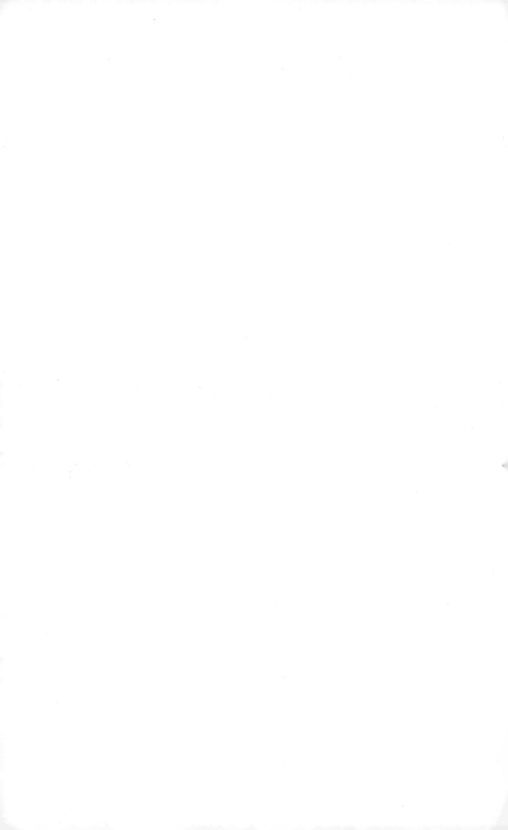